第3回「栄養とエイジング」国際会議

長寿と食生活

The Third International Conference on
Nutrition and Aging

木村修一・小林修平　監修
日本国際生命科学協会　編
編集代表　桑田　有・町田　千恵子

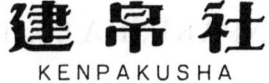
KENPAKUSHA

The Third International Conference on
Nutrition and Aging

Longevity and Dietary Life

Supervised by

Shuichi Kimura, Shuhei Kobayashi

Edited by

ILSI JAPAN

© International Life Sciences Institute of Japan, 2000

Kojimachi R·K Bldg. 2- 6 -7, Kojimachi, Chiyoda-ku, Tokyo 102-0083, Japan

Published by
KENPAKUSHA Co., Ltd.

4 - 2 -15, Sengoku, Bunkyo-ku, Tokyo 112-0011, Japan

序　文

　「栄養とエイジング」の第1回国際会議はILSI-Japanの創立10周年を記念して1991年に京王プラザホテルで開催されました。

　ILSI-Japanを創設された故小原哲二郎先生の熱い期待を込めた国際会議であり，「日本人がなぜ長寿国に仲間入りできたのか」を，食生活との関連で疫学的にとらえて論ずると共に，この領域での内外のトップクラスの研究者による研究発表とディスカッションがなされました。小原先生にとって最後のイベントになったこの会議は大きな成功を収め，先生の嬉しそうなお顔が脳裏に残っています。ILSI会長のMalaspina博士も，日本でこの会議を行ったことの意義が十分達せられたと喜んでおられ，国の内外から大きな評価を得たのでした。

　そのせいもあってか，Malaspina会長をはじめとする本部役員から「栄養とエイジング」国際会議はぜひ長寿国世界一の日本でやってほしいという強い要請で，第2回の会議が再び日本で行われることとなり，1995年に角田俊直前会長を中心に，昭和女子大学キャンパスで行われました。第1回の会議で取り上げた課題の一部を継承し，特に健常人が健康で長生きするための食生活に焦点を合わせてのセッション，すなわち，①生理学的加齢現象と栄養問題，②高齢社会における食生活と成人病問題を取り上げ，エイジングにおける消化管の生理的機能や免疫機能，運動の役割，微量栄養成分の意義など，エイジングに関する基本的な課題についてディスカッションを展開することができました。また，アジアをはじめとして各国から代表をお招きして，将来への展望について「パネルディスカッション」を設け，国際的な連帯を深めました。

　ILSI-Japanが，この2回にわたる会員手作りの「栄養とエイジング」国際会議を成功させたという実績は，われわれに自信を与えてくれただけでなく，客観的にも「栄養とエイジングに関する国際会議は日本で行うもの」というイメージを与える結果となったようです。

　このような経緯で，今回第3回「栄養とエイジング」国際会議を日本で行うことになったわけです。折悪しく，日本経済の不景気の風のあおりで，財務的には苦しい状況にありましたが，会員の理解と献身的なボランティア精神で，この第3回の会議も十分な成果を上げることができました。ILSI本部からの後押しのあったことも大きな要因であったことをつけ加えておきたいと思います。会期は短くなりましたが，内容は前回，前々回よりさらに高まったと自負できるほどに充実できたと思っています。

　今回の基調講演は，我が国を代表する学者である西澤潤一先生と星　猛先生にお願いしましたが，そのユニークな内容は参加者に感銘を与え，会議を盛り上げていただきました。西澤先生は「超高齢化社会と科学技術の役割」というテーマで，独自の視点からグローバルな環境・エネルギー・食糧問題を論じ，いま最もホットな地球温暖化などを抑制するために，これから科学技術の果たすべき方法を先生自らの研究を通して解決するすべを示唆する壮大な計画……夢を聞くことができました。また星先生は「健康長寿および健康老死達成の基本的考え方」というテーマで，これからの高齢者の生き方についての考え方を変える必要がある。そのためにはどうするかを先生自らの研究の中から示す論を展開され，いずれの基調講演もその研究の切り口のユニークさと若々しい発想を示され，参加者におおいに知的刺激を与えました。

　また，今回は4つのセッションを設けましたが，第1回から基本的テーマとして取り上げている生理学的加齢現象と栄養問題および高齢社会における食生活と生活習慣疾患の問題に関する課題に沿って，「加齢と生体諸機能」「食パターンの変遷とエイジング」「食生活，運動と生活習慣病」「ヘルスクレームに対する各国の対応」としました。

「セッション1：加齢と生体諸機能」では高齢者特有の栄養代謝の問題が取り上げられ，脳機能，免疫機能の低下がもたらす障害とそれを防ぐ栄養的方法，運動トレーニングの効果，などについても論議されました。

　「セッション2：食パターンの変遷とエイジング」では，各国からの報告をもとに，それぞれの国での現況と問題点が活発に論議され，ことに近隣諸国の状況を理解することができ，お互いの交流のきっかけになる上でも有意義でした。

　「セッション3：食生活，運動と生活習慣病」では，慢性疾患の予防に運動および食生活がいかに重要かについて，専門的な立場からの報告があり，特に加齢に伴う糖尿病の発症を予防するため，そして癌発生の予防にどのような栄養的配慮が必要かについて報告があり，会場の参加者自身にとっても身近な問題だけに，耳を傾けている光景が印象的でした。

　「セッション4：ヘルスクレームに対する各国の対応」はいま世界的にホットな論点であり，熱気を感ずるセッションでした。それぞれの国でどのように取り組まれているか，そして何が問題になっているのかが紹介され，ヘルスクレームの定義やあり方などについてのディスカッションがあり，向かっている方向はかなり共通していることを知ることができました。

　また，ポスターセッションでは46組の研究発表があり，活発なディスカッションが行われ，前回にも増して充実していることを感じさせられました。

　さて，振り返ってみると，この会議がこれだけ充実したことの背景には，第1回国際会議を始められた小原先生をはじめ，第2回国際会議を成功させた角田俊直前会長が築いてきた実績があったことを忘れてはならないと思っています。また関係された役員の方々の努力，さらには事務局のスタッフのこれに注いだエネルギーは，なみなみならぬものがありました。また，この会議の実際の運営や，このプロシーディングの作成には，会員各位，ことに栄養とエイジング部会の会員の結集された努力があったことを記録にとどめ，感謝の意を表したいと思います。

　最後に，ILSI会長のMalaspina博士やワシントン本部の皆さん，そして連帯していただいたILSI-EuropeをはじめとするILSI-branchに対しても謝意を表したいと思います。

　「栄養とエイジング」に関する研究は次の世紀において，さらに重要な課題となるに違いありません。次の目標を見据えて，さらに力を合わせて前進したいものです。

　2000年4月

日本国際生命科学協会

会　長　**木村修一**

目　次

序　章

1. 超高齢化社会と科学技術の役割……………………………………（西澤潤一）1
2. 健康長寿および健康老死達成の基本的考え方………………………（星　　猛）10
   (1) 人間の統合的生命力の経年経過　10／(2) 最近の平均寿命の延びと長寿化傾向　10／(3) 健康的な老年期に対する栄養科学的視点　11／(4) 健康老死に向けた養生の道　12

第1章　加齢と生体諸機能

1. 高齢化と栄養代謝………………………………（クラース・ヴェステルタープ）15
   (1) エネルギー必要量と年齢　15／(2) エネルギー必要量と運動トレーニング　17／(3) エネルギー必要量と習慣的活動レベル　18／(4) 考察と結論　18
2. 長寿を阻む食の破壊と健康障害……………………………………（坂田利家）20
   (1) はじめに　20／(2) 食調節系を制御する脳の情報処理機構　20／(3) 話題の食調節物質とその脳内作用　22／(4) 中枢制御による末梢のエネルギー代謝　23／(5) エネルギー代謝調節における脳内ヒスタミン神経系の役割　24／(6) 未来への展望　24
3. ビタミンEと免疫応答に関する最近の研究成果
   ………………………（シミン・ニクビン・メイダニ，アリソン・A．ビハーカ）27
   (1) はじめに　27／(2) ビタミンE欠乏　27／(3) ビタミンEの補足　29／(4) ビタミンEとエイジング　31／(5) ビタミンEと癌　33／(6) 感染症　34／(7) ビタミンE効果の作用機序　35／(8) 結論　36

第2章　食パターンの変遷とエイジング

1. オーバービュー………………………………………………………（小林修平）43
2. 加齢による食習慣の傾向の変化――韓国の場合
   ………………（ヤンジャ・リー・キム，ヨン・ジュン・チュン，ミー・キュン・キム）47
3. ベトナムの高齢者の栄養摂取量，食習慣，栄養状態のレビュー
   ……………………………………（ハー・ヒュー・コイ，グエン・ティー・ラム）54
   (1) 各時代におけるベトナム人の栄養摂取量　54／(2) ベトナムの高齢者の食習慣，栄養摂取量および栄養状態　57／(3) 結論　63
4. 高齢者の食生活の変化――インドネシアの場合　…………（R．ボエディ・ダーモジョ）64
   (1) はじめに　64／(2) 高齢者の健康状態　64／(3) 高齢者介護における社会文化的・社会経済学的側面と社会政策　65／(4) 健康的な高齢化のコンセプト　65／(5) 高齢者層の栄養状態に関する調査　66／(6) 高齢者の食習慣の変化　67／(7) 結論と勧告　69
5. タイの食習慣および老化過程の変化する傾向……………………（プラニー・ポンパウ）71

6．高齢者の栄養の変化——米国における経験
　　……………………………………（エディン・A. カーキック，ジョン・E. モーリー）77
　⑴ 加齢による食欲減退　77／⑵ タンパク質・エネルギー欠乏　78／⑶ 脱水
　(dehydration)　78／⑷ 筋肉質量減少症　78／⑸ NHANES研究　79／⑹ ホモ
　システイン　80／⑺ 高齢者用食品ガイドピラミッド　80
7．食生活の相違と老化プロセス——欧州の場合
　　（ウィジャ・A. ファン・スタヴェレン，リセット・(C)P.G.M. デ・グルート，アネミーン
　・ハーヴェマン・ニース）85
　⑴ はじめに　85／⑵ 調査計画と方法　85／⑶ 結果　86／⑷ 考察　88
8．日　本…………………………………………………………………（柴田　博）92
　⑴ 日本人の長寿への栄養要因の貢献　92／⑵ 日本人の高齢者の余命を規定す
　る栄養要因　94／⑶ 生活機能や主観的QOLへの栄養の影響　96／⑷ 栄養改善
　のための介入研究　97

第3章　食生活，運動と生活習慣病

1．慢性疾患の予防——運動と栄養………………………（ナンバール・ゾフーリ）99
　⑴ 序論　99／⑵ 肥満　99／⑶ 冠動脈性心疾患　100／⑷ 高血圧症　101／
　⑸ 悪性腫瘍　101／⑹ 糖尿病　102／⑺ 骨関節症　103／⑻ 骨粗鬆症　103／
　⑼ サルコペニア　104／⑽ 結論　104
2．エイジングと糖代謝 ……（沈　鎮平，井原　裕，津浦佳之，山田祐一郎，清野　裕）110
　⑴ 耐糖能障害とエイジング　110／⑵ GKラットのエイジングと膵β細胞数
　111／⑶ GKラットのエイジングと酸化ストレス　111／⑷ 慢性高血糖と酸化ス
　トレス　113／⑸ 酸化ストレスと膵β細胞機能　113／⑹ α-tocopherolと耐糖
　能　114／⑺ 結語　115
3．がん発生予防とフードファクター ……………………………（津金昌一郎）117
　⑴ 食事因子によるがん予防の科学的基盤　117／⑵ 食事因子と胃がん予防　120
　／⑶ 今後の研究　122

第4章　ヘルスクレームに対する各国の対応

1．オーバービュー ……………………………………………………（細谷憲政）125
2．日本におけるヘルスクレーム ……………………………………（平原恒男）127
　⑴ 機能性食品の概念の誕生　127／⑵ 法制化と特定保健用食品の市場　127／
　⑶ 解決すべき問題　129
3．米国における健康表示 ……………………………………（フレッド・L. シニック）130
　⑴ 米国でのヘルスクレーム表示の歴史　130／⑵ 食品と医薬品の区分　131／
　⑶ ヘルスクレームを持つ食品カテゴリー相互の相違点　131／⑷ 有効性評価の
　基準　132／⑸ 証拠を評価し，重みづけするプロセス　134／⑹ FDAへの請願
　プロセス　135／⑺ 広告で使用されるヘルスクレーム　136／⑻ 消費者の知る
　権利と産業界の知的工業所有権　136

4．欧州のヘルスクレームに関する考察
　………………………（ミッシエル・J．アントワーヌ，ブリジット・フラミオン）137
　(1) 法規制における欧州の調和化　137／(2) FUFOSEプロジェクト　139／
　(3) まとめ　140
5．英国におけるヘルスクレーム …………………………（ディビッド・P．リチャードソン）141
　(1) はじめに　141／(2) 食品のクレームに関する実行規約　142／(3) ヘルスク
　レームの実証　143／(4) 証拠の実証と企業秘密　143／(5) 規約管理機関　143／
　(6) 最新化および次の段階　144／(7) 今後の実際的な方法　144／(8) 健康に関す
　る消費者の認識　145／(9) むすび　145
6．中国の機能性食品の管理規定 ………………………………（ジュンシ・チェン）147
　(1) 伝統的な中国医学における機能性食品の概念　147／(2) 中国での機能性食品
　の管理規定　147／(3) 承認された健康食品の例　149
7．オーストラリアにおける健康表示の展望 …………………（リチャード・J．ヘッド）150
　(1) オーストラリアの背景　150／(2) 変化の時？　150／(3) 葉酸塩のパイロット
　プロジェクト　150／(4) 重要な課題　151／(5) なぜ葉酸塩のパイロットプロ
　ジェクトなのか　151／(6) 今後は？　151

索　引…………………………………………………………………………………153

序章

1. 超高齢化社会と科学技術の役割

西 澤 潤 一*

　私が今までにやってきた仕事を整理してみますと，世界中の人々の意思の疎通を良くさせよう，人間の知恵を十分に現代の世の中のために活用しよう，さらに，人間の生活に必要なエネルギーをなるべく小さくし，より大きな効果を得るようにしよう，ということに集約できると思います。最初からこれらのことを意識して仕事をやってきたわけではありませんでしたが，幸いにして今後，非常に重要になると考えられる問題に対して，ある程度の貢献をすることができたと思っています。私は，エネルギーという観点からみると，いつも同じような立場で路線を走ってきたような気がします。その意味で，私がやってきたことをご紹介することによって，老人のありかたの一例をお示ししたいと思います。

　21世紀には，情報通信が人間生活の中で大きな範囲を占めるようになると思いますが，そのベースとしては，やはりエネルギーと食糧が無視することのできない大きな意味を持っているだろうと考えます。さて，エネルギーに関してですが，一人の人間が一日に使うエネルギー量は西暦1900年ごろから増え始めました。1700年代に発明された蒸気機関は，社会的には非常に大きな影響を及ぼしましたが，使用エネルギー量の増加に関しては，それほど大きな影響を与えませんでした。生活を便利にしたのはトーマス・エジソンです。発電をし，つないである線を通して希望者に配るという発明によって，電気を使ってモーターを回す，あるいはヒーターで温度を上げるというような，非常に多面的な生活の改善がなされました。その結果，使用エネルギーがかなり増えました。その後，スティーブンソンが発明した蒸気自動車から発展して，ダイムラー・ベンツがガソリンエンジンを発明しました。さらにそれを基にして，ヘンリー・フォードが車を非常に安く供給することに成功しました。これが革命的なエネルギー消費の増大を招いたわけです。急速に一人の人間の使うエネルギーが増え，大体数十倍になりました（図1）。

　エネルギー消費増加のカーブと人口増加のカーブとは，よく似ています。これが，科学技術が人類に害毒を流すと言われた最大の理由です。さて，人口も1900年ごろから急速に増加し始めました。まず間違いなく，生活が改善されたので乳幼児死亡率が下がり，人口が増加し始めたのです。今，世界の人口は62億人といわれていますが，いずれにしても，21世紀に向けてかなり急速な勢いで人口が増え続けるということになろうと思います（図2）。1900年を基準にすると，人口はすでに10倍近くなっています。一人の人が数十倍のエネルギーを使うようになったことと考えあわせると，全消費エネルギーは当時に比べて数百倍になったわけです。人間の生活の中で，科学技術が果たした役割には種々の問題がありますけれども，乳幼児の死亡率を下げたという，極めて人道的な面が基調にあったことも考えるべきでしょう。

　人口が増え始めたころ，すなわち19世紀末に，

---

*岩手県立大学学長

序　章

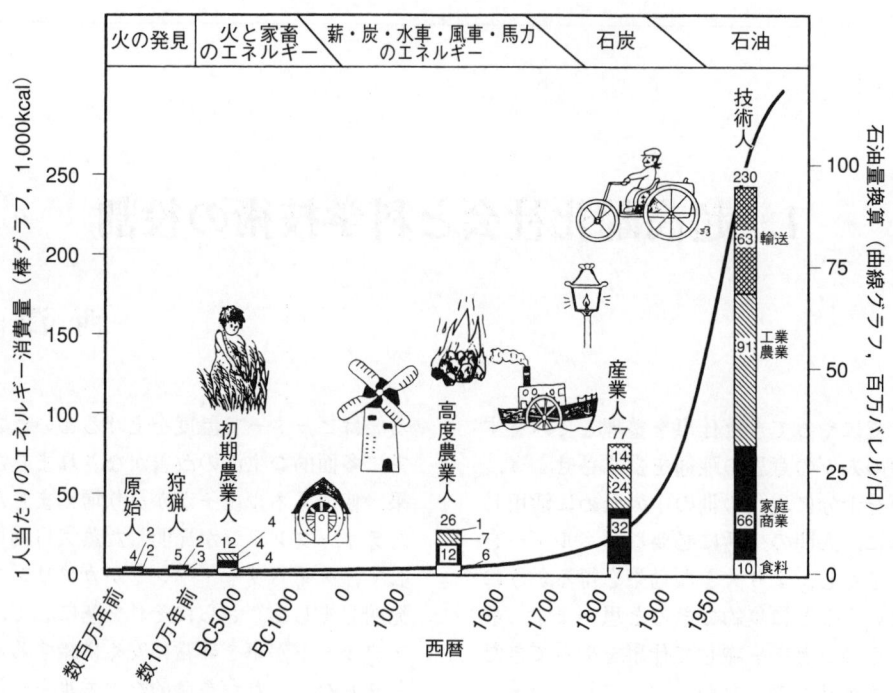

図1　人類とエネルギーのかかわり（出典：(NIRA)「エネルギーを考える」）

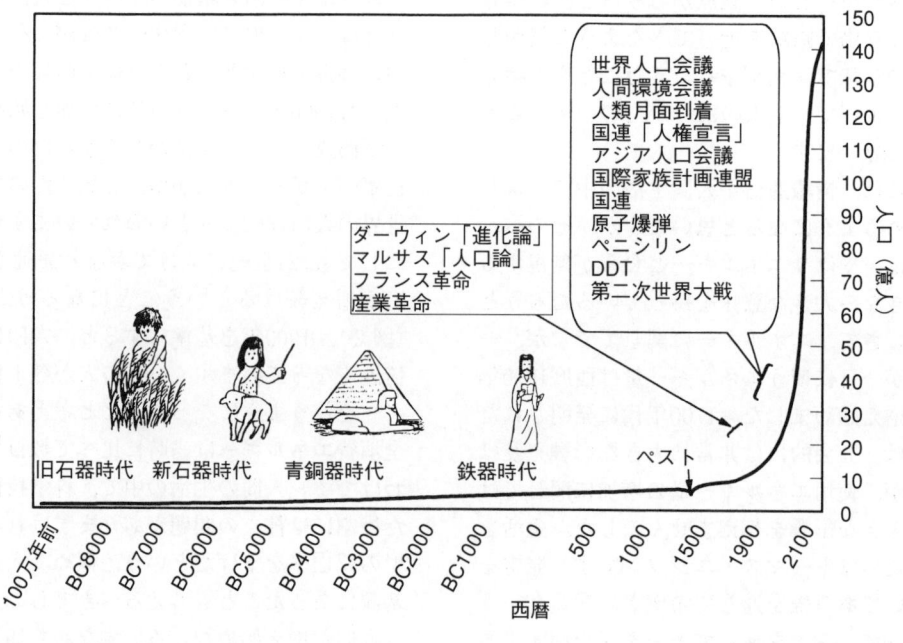

図2　加速する人口増加（出典：村松　稔「人口を考える」，国連発表「世界人口白書」等）

マルサスが「人口論」という本を書きました。その中でマルサスは，科学技術が進歩した結果，乳幼児の死亡率が下がり人口が急増を始めましたが，このままでは地球上に人類が住めなくなるのではないかという心配をしています。そのようなときに，社会主義経済学者であるエンゲルスは，問題を解決するためのいろいろな手段は科学技術者が提供してくれるであろうから，決して乳幼児の死亡率が下がったことを恐れる必要はないのだ，と言ったわけです。科学技術者が，エンゲルスの極めて重要な考え方に十分な対応ができなかったことが，今日の難しい問題を引き起こしたのだと思います。いずれにしても，科学技術はヒューマニズムにのっとって仕事をしています。特に東洋では，インダストリーという言葉を人間社会のために使うという意味を込めた漢字を使っています。自然を人と社会のために役立てる，というのがインダストリーであり，エンジニアリングである，というのが東洋の考え方です。ぜひ，このような考え方を現実の世の中に適用していくべきだと考えます。

先ほども述べたように，石油，石炭を大量に使うようになり，一人当たりのエネルギー消費量が100年前に比べて約数十倍になりました。横軸に西暦年をとり，縦軸にエネルギー消費量を対数目盛をとって実際の数値を入れてグラフを描くと直線になります。石油，石炭の消費量は二酸化炭素放出量と同じですから，一定の割合で二酸化炭素の放出量が増えているのです。文献を整理し，毎年の統計データを調べると，このようなことがわかってきます。石油や石炭が燃えると，最終的には二酸化炭素となって大気中に放出されます。その一部は植物の同化作用により吸収され，材木になります。しかしその量は大したことがなく，大部分の二酸化炭素は大気中に残ります。地球上にまだ生物が存在しなかったころは，大気中の二酸化炭素含有量は90％とか98％だったと言われています。当然，動物は生存不可能でした。時代が下がり，植物が進化・発生して巨大なシダ類や藻が繁茂し，大気中の二酸化炭素を吸収しました。これらの植物が地殻変動その他により地下に埋没して，シダは石炭になり，藻は石油になったと考えられています。その当時，植物があまりにも繁茂したために大気中の二酸化炭素は現在よりもはるかに少なく，酸素が多い状況でした。そこに動物が発生しました。動物は植物とは逆に，大気中から酸素を吸収し，二酸化炭素を放出します。動物は植物を食べ，体の中で酸化・燃焼してエネルギーを得て，その結果できた二酸化炭素を呼吸作用で空気中に出します。そのため，再び大気中の二酸化炭素が増え始めました。二酸化炭素と酸素の収支バランスがとれていた時代もありましたが，人間があまりにも大量の石油，石炭を使うので，それに伴い大量の二酸化炭素が大気中に放出されるようになりました。横軸に西暦，縦軸に大気中の二酸化炭素量を対数目盛でとり，数値を入れてグラフを描くと，大気中の二酸化炭素増加しつつあることがわかります。これを解析接続法で延長してみると，大気中の二酸化炭素量が4％になるのは西暦2200年ごろです（図3）。人間は呼吸作用により，ヘモグロビンを用いて身体の各部から二酸化炭素を運び，肺で放出します。ところが，大気中に多量の二酸化炭素が存在していると，それが逆に肺でヘモグロビンに結合してしまい，酸素は結合できなくなって身体の中に酸素が補給されなくなります。ちょうど，出てくるものと入ってくるものが等しくなるのが，大気中の二酸化炭素が4％の時です。そうなると，人間はいくら呼吸をしても二酸化炭素の出ていく量と入ってくる量が同じになり，生理的に死の状態になります。乱暴な推定方法ですが，約200年後にはそうなります。いずれにしても，せっかく地下に石油，石炭という形で埋まっている二酸化炭素を掘り出し，燃焼させて大気中に放出しているのです。何十年かすると埋蔵された石油はもうなくなるという話もあり，そうなったら大気中の二酸化炭素量は90％，98％といわれた値にどんどん近づくと思われます。ただ，そこまでは行かないだろうとも考えられます。というのは，地球内部の温度が下がってきているので，炭素が炭酸塩の形で地下に埋没されている量が昔よりは多いだろうということです。したがって，埋蔵されている炭素が全て二酸化炭素として放出されて大気中の濃度が90％から98％になることはないと思いますが，その辺のと

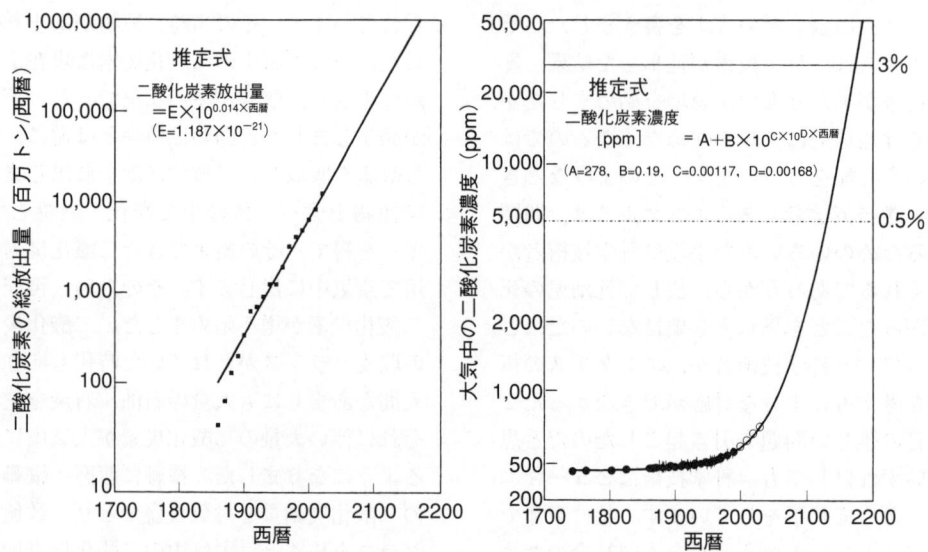

図3　石油・石炭使用による大気中への炭酸ガス放出と大気中密度の年変化
（日本エネルギー経済研究所によるデータ・他）

ころはまだよくわかっておりません。しかし，4％という値は簡単に超えてしまうだろうと考えなければいけないわけです。植林をすればよい，という方もおられます。しかし，材木の中に取り込まれている炭素の量は石油，石炭の炭素含有量のおそらく千分の一くらいではないかと思います。つまり，1m³の石油，石炭を燃焼したときに放出される二酸化炭素を植物の同化作用によってふたたび捕え材木の中に入れようと思うと，1m³の石油，石炭に対して1,000m³の材木を用意しなければいけないのです。そして，これを大事に使って，腐らせてはいけないのです。膨大な量の材木を，我々は保存しなければいけなくなってくるわけです。もちろん，木を植えることには意味がないというのではなく，大変重要なことなのですが，これにあまり多くを期待することはできないと言いたいのです。

最近，深い海の底からメタン・ハイドレートが検出されました。イギリス沖でオランダの船が爆発・沈没したので，その原因を調査したのだそうです。その結果，異常気象のため海流が乱れて，海底にあったメタン・ハイドレートが浮上し，このメタン・ハイドレートは高圧中のみ安定に存在しうる分子なので，海面に近づき圧力が減ったと

きに爆発炎上し，そばを通っていた船が沈没したということがわかりました。それ以降，世界中から，海底，あるいは湖底にメタン・ハイドレートが発見されたという報告が相次いでいます。メタン・ハイドレートを石油，石炭の代わりに使えばいいだろう，と言う方もおられます。しかし，どういうメカニズムで炭素が吸収され，メタン・ハイドレートになったか，という変化の状態を科学的に把握しない限り，これに依存しようというのは人間としていささか謙虚さが足りないと私は考えております。プリンストン大学に在籍しておられるある日本人の研究者が，このメタン・ハイドレートが海底に非常にたくさん存在しているということを考慮して，コンピュータ・シミュレーションをしたところ，大気中の二酸化炭素が4％を超えるのは約50年後だという結果が出たそうです。これは恐るべき数値です。我々の生活自体が極めて危険な状態となる可能性があるわけで，一般市民がこのような心配をしなくてすむような解決方法を考えるべきだと私は考えております。

私は半導体の研究を続けてきましたが，大変光栄なことにアメリカの学会から2000年6月に表彰を受けることになりました。さて，図4は我々が作った新しい半導体，パワーデバイスの特性を整

1. 超高齢化社会と科学技術の役割

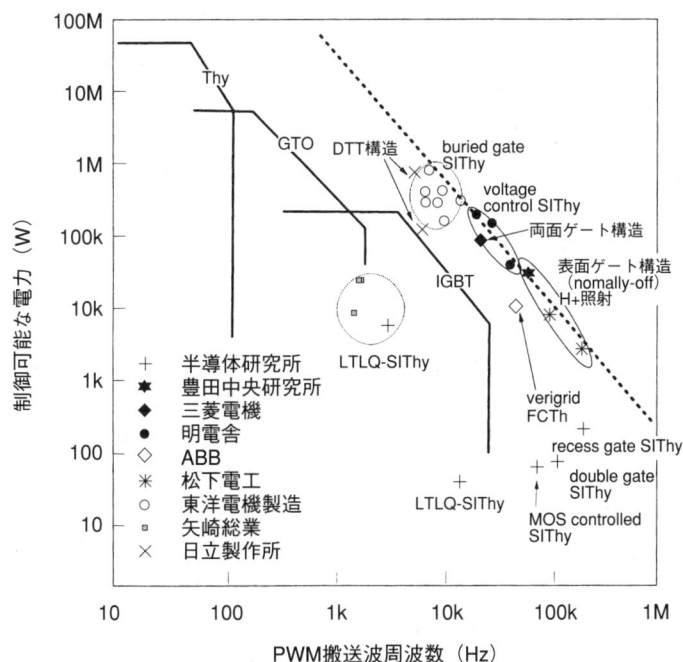

図4　電力用半導体デバイスの最高動作周波数と制御できる電力の大きさ

理して示したものです。元々の図は，ゼネラル・エレクトリック社の研究者が発表したものです。横軸は周波数，つまり，交流にしたときに1秒間に何回電流の向きが反転するかを現しています。60Hzというのは，右に電流が流れて，次に左に流れて元に戻るという過程を1秒間に60回繰り返すことを表しています。日本の東半分は50Hzを使用しています。主要周波数はだいたい同じようなところにあります。パワーデバイスは直径10cm程度の板ですが，これを使い，どれぐらいのパワーまでいじれるかを具体的に製品ごとに示してみました。現在よく使われているGTOとかIGBTは，図の中央部にあります。なるべく速く電流を反転させることと，なるべく大きな電力がひとつのデバイスから出せるということが重要なので，右上にあるものほど性能が良いということになります。ご覧のように，相当良いものがすでにできています。実は我々の研究室では，直流を交流に変換することを研究していました。直流は一方向だけに流れっぱなしの電気であり，交流は1秒間内で何十回も電流の向きが変わります。直流を交流に変換するというのは，なかなか難しい課題でした。

しかし，チャレンジをしてみた結果，非常に良い結果がでました。これが結果的にパワーデバイスの開発に結びつきました。最初に研究室を訪れたのは，アメリカのゼネラル・エレクトリック社の研究所の方です。ところで，私が光ファイバー通信に関する2ページの論文を発表したときに最初に来られたのも，同じくアメリカのベル電話研究所の電送研究部長でした。こういう新しい技術に対して，アメリカ人が大変アクティブな対応をするということに，私は大変びっくりしました。この電力研究部長が私に訊いたのは，この変換効率はどれぐらいかということでした。人間は非常にたくさん道具を使っていますが，その中で99%の効率が実現できたものは3つしかありません。最初のひとつは変圧器です。アメリカ人はスタインメッツの功績だと言いますし，イギリス人はマイケル・ファラデーの功績だと言います。どちらが正しいかをここで議論しても仕方がありませんが，今，大型の変圧器は99%の効率で動いています。2番目にできたのは，1950年，交流を直流に変換する装置，PINレクティファイヤー・ダイオード，つまり行ったり来たりする電気を片方向にだけ流

れるようにする装置で，23歳の大学院生だった私が特許をとりました。ゼネラル・エレクトリック社でもほとんど同じ研究をしていたのですが，私たちの特許の出願は，わずか17日ですが彼らよりも早かったのです。3番目が，直流を交流に直す装置SIサイリスタです。99％の効率で動く装置は電気の世界にだけ，3つあります。

さて，エジソンが発明した，発電した電気を送電線を使って供給するというシステムは，社会に大きく貢献しましたが，エジソンの会社は実はつぶれてしまいました。現在は，送電するときには電圧を高くし，電流を減らして送ります。電圧を高くしなければ電流は減りません。何十万ボルトというような電圧で電気を送れば，非常に細い送電線で大きなエネルギーが送れます。ところが，エジソンは直流で電気を送ろうとしました。変圧器は交流でなければ動かないので，変圧器が使えません。太い線で電気を送らなければならないために，エジソンの電気会社はつぶれてしまったわけです。そのエジソンの仕事の後を追いかける形で，交流で電気を送っていたウェスティングハウスという人の仕事は大変順調に展開し，現在でもその名前はアメリカの会社に残っています。つまり，ウェスティングハウスが成功した理由は，交流電気を送電したので変圧器を使えたためです。

さて，太陽電池で発電すると低い電圧の直流電気が発生します。電気を遠方に送るときは，先ほども述べたように交流で高い電圧にして送電線で送ります。そのためには，まず，SIサイリスタ，つまりスタティック・インダクション・サイリスタを使って低圧の直流を交流に変換しますが，これは99％の効率でできます。次に，変圧器を通して高圧交流にします。それを再びSIサイリスタとかPINダイオードで直流にしてやれば，直流高圧になります。最初に直流を交流に変換するときに1％，間の変圧器で1％，交流を再び直流に変換するときに1％，全部あわせてもロスはわずか3％です。

水力発電は送水管の中を通して水を落下させ，その力でタービンを回します。ここでできるのは，高圧交流の電気です。これを直流に変換して高圧直流で送ると，大変遠くまで送ることができます。

さきほど述べたことと矛盾すると思われるでしょうが，本来，交流電気はあまり遠くまで送れません。どれぐらいの距離を送れるかということを専門家に聞きましたら，30kmだそうです。実際には，いろいろ工夫して500kmぐらいまでは送っているようですが，本当は30km以内にとどめたいのだそうです。直流にすればどれぐらい送れるのかと質問しましたら，1万kmだそうです。1万kmというのはなかなか実感が伴いませんが，地球の円周の4分の1です。フランスでメートル法の単位を定めたときに，その基準として地球の円周を4万kmとするとしたからです。すなわち，東京を中心にして1万kmの長さの糸を持って地球の表面をぐるっと回してみますと，地球の半分がその中に入ります。つまり，地球の半分の地域から東京にエネルギーを持ってこられるのです。もちろん1万km運んできますと，常温超伝導ができないかぎり，若干の損失は生じます。標準的な太さの電線では，約15％のロスが生ずるそうです。しかし，現代のいろいろな道具の中で15％のロスというのは，決して大きいものではありません。もちろん，もっと近いところから電気を持ってくればもっと少ないロスですむわけです。つまり，標準的な太さの電線で1万km運んでも，何とか使い物になるということだと思います。たとえば，ナイアガラ滝は東京から1万km圏内に入ります。非常に大きな水力の余剰があるところとしては，東南アジアのラオス，あるいはインダス川，ガンジス川の上流などが考えられます。そういうところで水力発電をやり，東京に電気を運んでくることが十分に可能になるのです。高圧直流を高圧交流に変換し，変圧器でさらに低圧交流にして工場に送ることができます。各家庭には，100Vの電圧にして配ればよいわけです（図5）。余談ですが，24kHzというような高い周波数を使えば，電気機械の大きさが約20分の1になります。こういう非常に高い周波数まで使えるようになると，二次的な効果もあるということがおわかりいただけると思います。

ところで，このシステムの中で二酸化炭素はどこで発生しているのかといいますと，この中では二酸化炭素はまったく出てきません。水力発電は環境破壊を起こすという，ひとつの迷信がありま

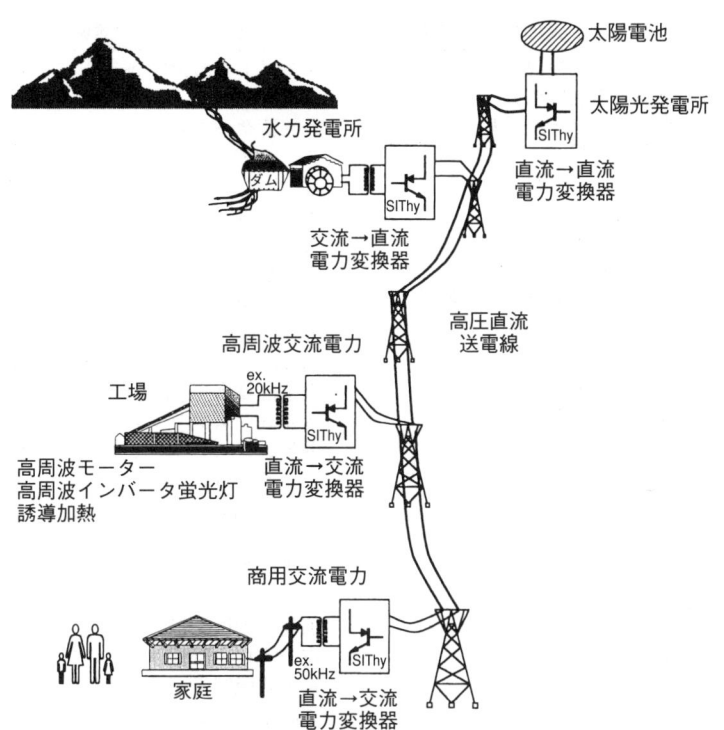

図5　直流・交流変換を利用して1万kmの電力送電を行う仮想図

す。例えば，三峡ダムについてもアスワン・ハイ・ダムについても議論がありました。非常に大量の貯水をするから環境の破壊が起こるわけです。日本に只見川という川がありますが，この川にはダムが階段状に作られており，タンデムに次から次へと発電をしております。多段式ダムで段階的に発電しますと，ダム貯水量は10分の1ぐらいに減らすことができます。つまり，貯水量が多いアスワン・ハイ・ダムや三峡ダムは，実は洪水防止や灌漑が目的であり，エネルギーを取るためではありません。エネルギーを取るためのダムは大量の貯水は必要なく，落差さえあればよいのです。その意味で，この只見川水系の発電システムは世界に誇るシステムだと私は考えています。沼沢沼というところでは，余剰電力を使って水を貯水池に上げておき，電力が足りないときに水を落下させて電気を作るということまでしています。将来のエネルギー・システムのために，大変模範的な開発がなされた水系です。このようにすれば，大きなエネルギーを二酸化炭素の発生なしに供給できます。また，貯水量も少なくてすむので，環境に及ぼす影響はそれほど大きくないと私は思います。

それでは一体，このようなことをやったときに将来どれぐらいのエネルギーが期待できるか，簡単な計算をしてみました。世界中の余剰水力を全部集め，そのうちの1％が発電に使えると仮定して計算すると，現在，人間が世界中で消費している全エネルギーをまかなうことができます。すなわち，電気として使っているものだけではなくて，化石燃料を燃焼させて使っている分まで十分にカバーできるという計算になります。私が計算したのでは信用してくださらない方もあるかと思いますが，OPECへ行ってこの話をしたときに，オランダから専門家が10人ほど来ており，自分たちも前に試算をしたことがあるがその通りである，ということを言ってくれました。このようなことを，これからやっていこうと考えています。私は70歳を超えており，老人です。こういう形で社会に貢献をしていくということが，実は超高齢化社会において必要になると私はひそかに思っています。ダグラス・マッカーサーが愛唱した詩にある

序　章

表1　海外文献に紹介された日本人の独創的成果

年	人名	成果
1885	長井長義	エフェドリン発見
1889	北里柴三郎	破傷風菌の純粋培養
1894	高峰譲吉	タカジアスターゼ発見
1897	志賀　潔	赤痢菌の発見
1901	高峰譲吉	アドレナリン発見
1902	木村　栄	Z項発見
1903	長岡半太郎	土星型原子模型
1903	高木貞治	有利虚数体におけるアーベル数体
1908	池田菊苗	グルタミン酸調味料製法特許
1909	高峰譲吉	タカジアスターゼ製法特許
1909	田原良純	フグ毒テトロドトキシンの発見
1910	鈴木梅太郎	オリザニンの発見
1911	野口英世	スピロヘータ培養
1912	真島利行	ウルシオール構造決定
1915	山極勝三郎／市川厚一	人工癌
1917	本多光太郎	KS鋼
1917	鳥潟右一ら	電話同時送受信
1919	江口元太郎	エレクトレット
1920	高木貞治	類体論
1922	小熊　桿／木原　均	ヒトの染色体数
1926	八木秀次	八木アンテナ
1928	仁科芳雄	コンプトン散乱法則
1928	岡部金治郎	マグネトロンの新しい発振モード
1930	加藤与五郎／武井　武	フェライト強磁性の発見／磁場冷却
1932	松前重義	無装荷ケーブル
1932	三島徳七	MK磁石鋼
1934	本多光太郎／増本　量／白川勇記	新KS鋼
1935	湯川秀樹	中間子理論
1936	松尾貞郭	航空機よりの電波反射
1939	桜田一郎ら	ポリビニールアルコール
1943	小川健男	$BaTiO_3$強誘電現象
1943	朝永振一郎	超多重時間理論
1945	野副鉄男	七員環化合物
1950	渡辺　寧／西澤潤一	PINダイオード／PNIPトランジスタ／イオン注入法
1950	大脇健一	進行波オッシロスコープ
1950	高橋信次	X線トモグラフ
1952	福井謙一	フロンティア電子理論
1953	西島和彦	ストレンジネスの概念
1957	江崎玲於奈	エサキダイオード
1957	渡辺　寧／西澤潤一	レーザ・半導体レーザ
1964	佐々木市右エ門／西澤潤一	ファイバー光通信／GRIN光伝送路
1968	吉田　進	トリニトロン
1971	嶋　正利	マイコン用ワンチップIC
1984	利根川　進	T細胞受容体の遺伝子分離

表2　日本の開発（森谷正規による）

項目	区分	年	結果
グルタミン酸調味料	新	1908	成功
写真電送	改良	1928	成功
無装荷ケーブル	新	1936	成功
フェライト	新	1937	半成功
零戦	改良	1939	成功
ポリビニールアルコール	新	1939	成功
石炭液化	改良	1943	半成功
テレビジョン受像	独立	1926	成功
電子顕微鏡	改良	1942	成功
pinダイオード	新	1958	半成功
高周波バイアス磁気記録	独立	1950	成功
電子計算機(真空管)Fujic	改良	1956	
トランジスタラジオ	独立		成功
トランジスタテレビ	独立		成功
パラメトロン	新		失敗
NC工作機	改良		成功
新幹線	新		成功
合成皮革	新		成功
トリニトロン	新	1968	成功
郵便自動区分機	新	1968	成功
電子式卓上計算機	改良	1964	成功
電子式腕時計（水晶式）	新	1969	成功
家庭用VTR	改良	1965	成功
クリーンヒーター	新	1969	成功
炭素繊維製品	改良	1973	成功
サチコン	新	1973	成功
ダイシングソー	改良	1975	成功
自動焦点カメラ	改良	1977	成功
普通紙複写機	改良	1970	成功
NMR-CT	改良	1982	成功
カード電卓	新	1983	成功
液晶ディスプレー	改良		成功

ようですが，人間は将来に向かって希望を抱いて走り続けている限り，その人間は老人ではない，という言葉があります．私も，そのマッカーサーの言葉をひとつの指標として，命ある限り走り続ける覚悟です．

日本人には創造性がないとよく言われます．日本は，明治になって科学を外国から導入したのですが，早くも長井長義という先生が薬品の合成をしました．北里柴三郎先生はドイツに留学し，破傷風菌の培養に成功して治療薬を創りました．このように，科学は極めて急速に展開しました．初期には日本人が海外で行った仕事が主ですが，少し経つと海外で勉強した人々が日本に帰国してから行った仕事が増えました（表1）．食品や栄養の分野は日本人の貢献が比較的多かった分野であ

り，明治以来100年の間に日本から出たイノベーションはたくさんあります。ところが残念なことに，この中で日本で工業化された製品はほとんどありません。グルタミン酸調味料，すなわち味の素は日本で工業化された非常にめずらしい例です。概して，外国で工業化されたものが多いのです。戦前，日本に不足していたのは独創力ではなく，むしろ工業化力でした。日本から出た新製品の表をみますと，戦前ではグルタミン酸調味料産業くらいしかありません。戦後第一号は，私が作ったPINダイオードです（表2）。さて，戦後日本から新しい製品がたくさん出ましたが，残念なことに，その種はほとんど全部外国のものです。種は外国であっても，日本で新しい工業製品を出すことは大事ですが，できれば戦前の基礎研究における創造性という力を再び取り戻し，種から製品まですべて日本の物がかなりの数出てきてもいいと思います。是非，日本をそういう国にしていかなければなりません。そのときに初めて日本は，国際的に立ちうる国になると私は信じています。私もそういう意味で，これからも世界の人たちのために貢献ができるような仕事を，ひとつでも多く展開していくつもりです。

序　章

2. 健康長寿および健康老死達成の基本的考え方

星　　猛*

(1) 人間の統合的生命力の経年経過

ヒトを含めた動物の生命は1個の受精卵に発し，旺盛な遺伝子発現に依存する生体形成とともに各種生理機能の発達が進み，その機能の有機的統合によって独立生命体として生きる生命力が獲得される。生体機能の統合には，個体としての生命力維持に向けた合目的性が明確となり，生命維持に必要な身体の諸条件は生体特有のホメオスタシスにより安定的に維持されるようになる。そのような生理機能の統合によって発揮される生命力の強さを定量的に測定する方法はないが，年齢による有病率または死亡率の変化と鏡像関係にあるととらえると，発育と共に強くなり，やがてピークに達し，その後は次第に低下してついには消滅する放物線状の経年経過をとるものとみることができる。そのような生体の生命力の経年的変化（曲　線）をYates[1]は"homeodynamic vitality curve"（動的統合生命力曲線-仮訳）と呼んでいる。

動的統合生命力曲線は，上昇期にある発育（発達）期，成熟し高いレベルを維持している成熟期，次第に低下していく老年（衰）期の3相に分けられる。その全経過は，重力の場の中を飛行する弾丸の描く弾道曲線（Newtonian trajectory）に似ていることからYatesは生物学的弾道曲線（biological trajectory）とも称している。すなわち，生命力はその発現の初期から老化機構の影響の中であたかも弾丸が重力の影響を受けつつ飛行するのと同様，その影響を受けつつ経年経過をたどるとみることができる。ヒトの場合，生命が維持される期間は理想的には100年とするのが一般的であるが，不可逆的な老化による生理機能の予備力，調節能の低下によって成熟期以降は統合的生命力は次第に低下し，ある限界レベル，すなわちピーク時の1/4～1/7にまで低下した時に統合の破綻が起こり，死に至ると考えられる。生命が維持されている間は，特別な疾病の状態にない限り生命あるいは健康維持に基本的に必要な内部環境の恒常性，それを維持する生体機能のホメオスタシス，生体エネルギーおよび熱産生，生体機能を担う機能分子の遺伝子発現などは，ある程度の衰退はあっても全て維持されている。このような自然の統合の破綻の結果は，病によらざる自然死ということができる[2]。

今日，老化制御に関する多くの知見が主として細胞老化研究により得られてきているが，この生命力の発達・老化の基本的パターンを人為的に変えることは，少なくともヒトでは不可能である。しかしながら，理想的な生命力曲線をたどり自然死に近い形で死ぬ人はごく少数で，大多数は天寿を全うせずに何らかの病気で死んでいる。健康科学あるいは公衆衛生学の立場からは，いかにこの統合的生命力を健全に保ち，天寿まで健康を維持して理想的な生命の終焉を迎えるようにするか，健康的老化（healthy aging）と健康老死（healthy dying）に向けた知識を集積し，それを大衆化していくことが重要であると考えられる。

(2) 最近の平均寿命の延びと長寿化傾向

今日，世界の多くの国で国民の平均寿命は年々延びてきており，人口の高齢化は地球規模で進行している（global longevity）。国際連合が1999年

*しずおか健康長寿財団理事長，東京大学・東北大学・静岡県立大学名誉教授

を国際高齢者年と宣言して，高齢者の健康・福祉，人権，労働を含めた社会構造の諸問題を考える年として諸活動を始めているのにはそのような傾向が背後にある[3]。国民の平均寿命の延びは，特に生命力の完成していない乳幼児の死亡率および若年者の急性疾患による死亡率の低下が大きく関与している。一般に社会経済条件，特に保健・医療体制や栄養条件が改善されるとそれらは低下し，平均寿命は延びていく。今日，日本の平均寿命は男女とも世界最長であるが，それでも理想的統合生命力曲線から期待される年齢より約20年短く，理想的人間寿命の100歳に向けてまだ延び続ける可能性がある。

近年のもうひとつの顕著な傾向は，長寿者（超高齢者）の急増である。北欧の人口統計は1960年を境に100歳老人人口が急増し始め，現在もその増加傾向は続いていることを示している[4]。日本でも，1965～1970年から同様の傾向が出現しているが，日本での最近の10年当たりの増加率は北欧のそれよりはかなり大である。高齢者の死因としては，免疫力の低下による感染，特に肺炎が最も大きな問題であったが，抗生物質の普及が高齢者の生命延長に大きく貢献している。今日，我が国の国民の三大死因は癌，心不全（主に心筋梗塞），脳卒中で，感染症は少数になってきているが，超高齢者については依然肺炎，敗血症は問題であり[5]，それは免疫系の破綻による。

理想的な統合生命力曲線から外れて早期に生命を失う原因としては，外的因子と内的因子の2つに大別できる。外的因子（外邪）としては，病原微生物，有害化学物質，災害などによる物理的傷害因子などがあるが，これらは社会の整備によってかなり防ぎうる。内的因子としては，遺伝子の欠損または変異によるものと，生活の様態，習慣に起因するものとがある。成熟期以降に発生する疾病の多くは遺伝的素因が基礎にある場合が多いが，疾病の多くは多因子性で，発病を遺伝子診断で予測することは現段階では困難であるが，複数の関連遺伝子の異常を同定するgenomics診断の研究が進みつつある[6]。将来，genomics診断が進歩し，癌や循環器疾患その他の疾患の素因が発病前に予知できるようになれば，より的確な予防的措置をとりつつ生活をすることにより，理想的生命過程から外れる人を減らすことが可能になると思われる。現段階でも，一般に素因を有する人は比較的若い壮年期，初老期に発病する傾向がみられるが，積極的に治療し，その後はより的確な予防的措置や生活様式をとることによって理想的な生命活動（社会的活動を含めて）を持続し，理想的な生涯を終える人も多々いる。

(3) 健康的な老年期に対する栄養科学的視点

成熟期以後の健康を阻害する内的因子として最も一般的かつ重要な問題は，あるべきヒトとしての身体的活動と栄養補給から外れた生活に起因する体内の代謝の異常である。特に，インスリン抵抗性を主体としたX症候群（シンドロームX）[7]や耐糖能異常（Ⅱ型糖尿病前駆状態）で，これらは心臓，脳，その他の組織の血管系，神経系，免疫系の異常を誘発し，多くのいわゆる成人病の原因となる。

健康的老化のための生活のあり方を模索するひとつの方法として，世界の長寿者の多く住む地方や村の住民の生活の調査が参考になる[8]。そのような調査から一般的に言えることは，よく働くことと，比較的多くの野菜や果物を摂っていることである。古来の養生訓でも，常に身を動かし，常に軽やかに歩き，日中は忙しく働くことを勧めている。また，世界的に健康長寿食として知られている地中海食や日本食は，比較的多彩な野菜を利用している。問題は，今日の高度に発達した工業社会にあって文明を享受している状態では，Ⅱ型糖尿病前駆状態にある人がかなりの比率で存在することである。健康や寿命はholisticな問題であるため，日常の身体的・精神的活動と食生活を中心とした多面的な対策が必要である。

動物，特にゲッ歯類の飼育実験では食餌摂取量制限が寿命を延長させることが一般的に認められている[8]。この現象は老化の酸化ストレス説と関連づけて合理的なものとして説明されている。しかし実験動物は特殊に系統化され，かつ特殊な生活様式（ケージ内生活）をとっていることから，このことを直ちにヒトに当てはめることには疑問

があり，議論のあるところでもある。腎臓や塩代謝調節系に異常のない健常人に対する食塩制限の問題についても同様の問題がある。最近のAlderman ら[9]の米国人約20,000人の20年にわたる第一次国民健康栄養調査研究(the First National Health and Nutrition Examination Survey : NHANES-I)の報告によると，予期に反し，食塩摂取量，カロリー摂取量共に少ないほど，循環器疾患その他の原因による死亡率が高いことを示している。したがって，その著者らは少なくとも米国国民の長寿化については食塩制限およびカロリー制限を正当化する根拠はないと述べている。

一方，動物性脂肪の摂取量の多い西欧先進国や米国では心臓血管疾患やある種の癌（西欧型癌；大腸直腸癌，乳癌，前立腺癌，皮膚癌など）が多く，それらの発生率は脂肪の摂取量と相関関係があることが知られている。典型的な地中海食を摂っていたギリシャでは，かつてこれらの癌が著しく少なかったが，次第に食の西欧化が進むと共に他の西欧先進諸国と同様になりつつある[10]。日本でも同様で，かつて西欧型と呼ばれていた癌や虚血性心疾患が増えつつある。しかし日本ではイソフラボノイド，ポリフェノール，リグナン，アリール化合物などの植物性非栄養素機能物質を比較的多く摂取しており，動物性脂肪の摂取も少なく，依然として日本人の食習慣は高齢期栄養には利点が多いと認められている。これら植物性の機能性物質に関しては，それらの持つ抗酸化性のみならず，特に茶葉ポリフェノールに関しては，発癌プロモーション，癌細胞増殖，癌細胞転移の各過程の抑制作用や，抗アテローム化作用，血小板凝集抑制作用を有することが細胞生物学的研究，分子生物学的研究で明らかにされつつある[11]。動物性機能物質としては，アルデヒド，糖化タンパク終末産物による生体機能タンパクの架橋形成抑制作用[12]や，タウリンの免疫系保護作用[13]が特に注目されている。発育期，成熟期の栄養に関しては五大栄養素のバランスのとれた摂取が基本的に重要であるが，高齢期（老年期）の栄養に関しては，細胞防護，機能系保護の非栄養素機能成分の摂取が特別に重要な意味を持つようになる。

(4) 健康老死に向けた養生の道

人間は誰しも健康なまま歳をとり，死の直前まで食事や談笑もでき，苦痛もなく，眠るように死ぬのが理想と考えており，また多くの人がそれを願っている。そのような死に方を健康老死（healthy dying），または病なき自然死と称することができるが，理想的な統合的生命力曲線が臨界点に達するまで，人体では全一的に統合された生命維持機構が働いているため，生理学的には可能な死に方であるといえるし，現実に宗教家，芸術家，実業家，政治家などにそのような，またはそれに近い死に方をしている人が多くみられる。高齢化，長寿化の進む社会にあっては，できるだけ寝たきり老人，痴呆老人，あるいは要介護老人の発生を防ぎ，健康老死で死ぬ人の割合を多くすることが緊要な課題であるといえる。

今日，日本での医療費の消費は65〜70歳にピークがみられる[14]。したがって，壮年期から初老期にかけての疾病抑制と寝たきり防止の対策が重要である。寝たきり老人が日本で比較的多いことに関しては，安静を重んじ，入院日数の長い日本の医療のあり方や，日本のリハビリテーション，介護のあり方にも問題があるが，健康科学の立場からはその原因疾患罹病率を下げる知識の蓄積とその普及が重要である。寝たきりの原因としては，脳血管障害（脳梗塞など）と骨粗鬆症が特に問題となるが，前者については老年期の高血圧を制御し，抗アテローム性動脈硬化や血小板凝集抑制性の食品成分をよく摂ることを心がけ，かつ脳の血流を増やす脳活動を高く維持することが重要である。これらは非薬物的に行うのが理想であるが，特にリスク因子のある人では薬物（降圧剤，ビタミンE,C，アスピリン等）の使用が勧められる。骨粗鬆症およびそれに起因する老人の骨折は，高カルシウム摂取民族（北欧や米国）にむしろ多く，低カルシウム摂取民族（アジア諸国）にむしろ少ないという興味ある傾向がみられる[15]。骨塩量を維持する最も重要な因子は骨に対する重力刺激であるが，その他に植物性食品から摂取されるイソフラボノイド，ビタミンK_2，および海産貝類に多い亜鉛などの摂取も骨代謝において骨塩を保持するように働くことが知られている[16]。また老年

期では一般に低栄養状態になりがちであるが，タンパク質栄養にも特に注意すべきであることが指摘されている[17]。

健康老死の達成をめざす生き方については，それに近い形で生涯を終えた人々の生活から学ぶべきことが多い。米国では人口の割りに超100歳老人が多いが，最近のアメリカの元気な100歳老人の特徴[18]も注目に値する。それによると，自分の健康を信じ，健康的な生活習慣を実行しており，人生に対し楽観的で，多種類のものを食べ，コーヒー，茶，アルコールも適度に摂っている，生涯にわたって肉体的・精神的活動を保ち，よく学び続けている等の特徴を示している他に，ポジティブ思考で他人を尊敬し，他人のために役に立つことをし，社会との接触を持ち，それに興味を持っており，統合性，独立性を示しているなどの特徴も持っている。またエージレスの精神を持ち，生涯仕事や趣味に情熱を持ち続けることも重要と思われる。後半の特徴は古来の日本あるいは中国の養生訓ではあまり強調されておらず，西欧文化またはキリスト教との関連が深い精神的（spiritual）な問題であるが，今後我が国においてもこのような精神的なものをもっと養生訓の中に強調していく必要があると思われる。

文　献

(1) Yates, F.E.: Self-organizing systems. In: The logic of life, (ed. by Boyd, C.A.R. and Noble, D.). Oxford University Press, Oxford/New York/Tokyo, pp. 189-218, 1993.
(2) Friess, J.F.: Aging, natural death and the compression of morbidity. N. Engl. J. Med., 305：130-135, 1980.
(3) United Nations: General assembly, 8th September, 1997.
(4) Jeune, B. and Kannisto, V.: Emergence of centenarians and super-centenarians. In: Longevity: To the limits and beyond. Springer-Verlag, Berlin/Heiderberg, pp. 77-89, 1997.
(5) 広川勝晃：免疫系の加齢変化．新老年学，第2版（折茂　肇編）．東大出版会，東京，pp. 159-171, 1999.
(6) Jacob, H.J.: Functional Genomics: Application to hypertension research and molecular medicine in the 21st century. Abstract of 2 nd Shizuoka Forum on Health and Longevity. Shizuoka Research Institute, Shizuoka, pp. 18-19, 1997.
(7) Reaven, G.M.: Role of insulin resistance in human disease. Diabetes, 37：1595-1607, 1988.
(8) Austad, S.N.: Why we age. John Wiley & Sons, New York, 1997.
(9) Alderman, M.H., Cohen, H. and Madhavan, S.: Dietary sodium and mortality: The National Health and Nutrition Examination Survey (NHANES-I). Lancet, 351：781-785, 1998.
(10) Trichopoulou, A., Lagiou, P. and Papas, A.M.: Mediterranean diet: Are antioxidants central to its benefits? In: Antioxidant status, diet, nutrition and health (ed.by Papas, A.N.). CRC Press, Baca Raton/London/New York, pp. 107-117, 1998.
(11) 林　仁昆，伊勢村　護，中村好志・他：静岡県立大学シンポジウム「茶葉成分および関連物質の生体作用の細胞生物学的，分子生物学的研究」抄録集．静岡県立大学，静岡，1998.
(12) Hipkiss, A.R., Preston, J.E., Himsworth, D.T.M., et al.: Pluripotent protective effects of carnosine, a naturally occurring dipeptide. In: Toward prolongation of the healthy life span. Ann. New York Acad. Sci., 854：37-53, 1998.
(13) Redmond, H. P., Frcsi, M. C. R., Stapleton, P. P., et al.: Immunonutrition: The role of taurine. Nutrition, 14：599-608, 1998
(14) 佐々木英忠，関沢清久，矢内　勝・他：老年者の終末期医療．日本医事新報，3807：43-51, 1997.
(15) 山本吉蔵，萩野　浩：骨粗鬆症と四肢の骨折．医学のあゆみ，152：321-324, 1990.
(16) 山口正義：骨粗鬆症の予防と栄養．黒船出版，静岡，1999.
(17) Bonjour, J. P., Schurch, M.A. and Rizzoli, R.: Nutritoional aspects of hip fractures. Bone, 18：139S-144S, 1996.
(18) Ebersole, P. and Hess, P.: Toward healthy aging, 5th ed. Mosby, St. Louis, 1998.

第1章 加齢と生体諸機能

1. 高齢化と栄養代謝

クラース・ヴェステルタープ*

〈要約〉

　成人の食物摂取量は年齢と共に減少する。若年者に比べ，高齢者は身体的活動度と基礎代謝率が低いため，エネルギー必要量が少ない。ほとんどの栄養素の摂取量は総エネルギー摂取量に依存することが知られているので，高齢者におけるこの低エネルギー摂取は必須栄養素の望ましくない低摂取をもたらす可能性がある。エネルギーターンオーバーの減少は，活動的細胞の量の減少によって，あるいはその結果として起こる。したがって，本稿では次の疑問について論じる。①各年齢層で運動トレーニングが習慣的活動に及ぼす影響はどのようなものか，および，②比較的高い習慣的活動度レベルの者では，加齢に伴う体組成の変化は遅くなるのか。

　本稿では，身体的活動度と二重標識水法によって得た体組成のデータに焦点を当てる。疑問点①に答えるものとしては，今日までに，運動トレーニングの負荷がエネルギー消費と体組成に及ぼす影響を調べた5つの運動介入研究がある。疑問点②に答えるために，1983年から1998年の間に著者らの研究室で試験した成績があり，対象は白人である。ただし，20歳未満の人，body mass index (BMI) が17未満および41を超える人，妊婦，授乳婦，エネルギー制限食を摂っており，かつ/または競技運動を含む身体的活動プログラムに参加している人は除外した。

　運動負荷トレーニングは若年対象者の自発的活動度に影響せず，その結果，エネルギー必要量は上昇した。それとは対照的に，高齢者は運動トレーニングを自発的身体的活動を減じることによって相殺したので，合計のエネルギー必要量は変化しなかった。除脂肪体重指数 (kg/m^2) は，身体的活動度レベルと正に相関し，年齢と負に相関した。年齢の影響を消去すると，身体的活動度と除脂肪体重との相関は消失した。すなわち，活動度の増加は除脂肪体重高値と相関しなかった。

　ここに示したデータは，高齢者においては運動トレーニングはエネルギー必要量に影響せず，加齢に伴う除脂肪体重の減少が，比較的高い習慣的活動度レベルの対象者の場合には遅くなることはないことを示唆している。高齢者における運動トレーニングの利点は，持久力，柔軟性，動きの範囲，およびバランスコントロールであり，これらはすべて加齢がもたらす個々人の可動性の低下を遅らせる効果がある。エネルギー必要量の減少により，エネルギー摂取量は必然的に減少する。したがって，若年成人の栄養に比べ，高齢者の栄養は必須栄養素に関して，より高い注意が必要である。

(1) エネルギー必要量と年齢

　エネルギー必要量は，エネルギー摂取量の推定値ではなくエネルギー消費量の実測値に基づくべきである[1]。食物摂取量の測定は，例えば記録忘れや食べた量の過小見積もりなど，しばしばエ

*Klaas R. Westerterp : Department of Human Biology, Maastricht University, PO Box 616, 6200 Maastricht, The Netherlands

表1 対象者の特徴および年齢と性別によるエネルギー消費量

年齢層（歳）		身長(m)		体重(kg)		BMR(MJ/d)		ADMR(MJ/d)		PAL	
	n	平均	標準偏差	平均	標準偏差	平均	標準偏差	平均	標準偏差	平均	標準偏差
女性											
20～39	79	1.67	0.06	72	21	6.2	1.1	10.8	2.0	1.75	0.22
40～59	27	1.68	0.06	82	30	6.4	1.3	11.1	2.8	1.75	0.21
60～74	21	1.61	0.06	65	9	5.4	0.6	8.9	1.2	1.68	0.28
75＋	40	1.61	0.09	62	13	5.2	0.6	7.5	2.6	1.22	0.18
合計	167										
男性											
20～39	99	1.80	0.06	85	23	7.9	1.3	14.0	4.8	1.79	0.23
40～59	61	1.77	0.06	90	19	7.7	1.1	14.4	2.7	1.90	0.28
60～74	37	1.74	0.07	80	13	7.0	1.1	11.1	1.9	1.60	0.25
75＋	37	1.70	0.05	72	9	6.4	0.9	9.2	1.9	1.40	0.26
合計	234										

BMR：基礎代謝率，ADMR：平均1日代謝率，PAL：身体的活動レベル（ADMR/BMR）．

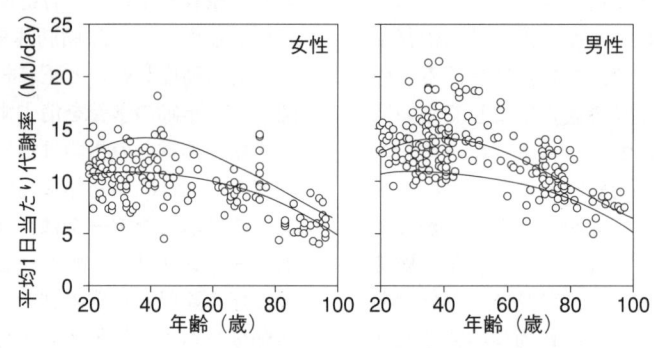

図1 平均1日当たり代謝率と年齢の相関関係

ラーを起こしやすい[2]。二重標識水法が日常生活条件下でのエネルギー消費量の測定に用いられるようになってから，この方法は高齢者を含む全年齢層のエネルギー必要量測定のためのゴールドスタンダードとなった。ここに，1983年以来，我々の研究室で試験した白人被験者のエネルギー消費量と体組成のデータを提示する。20歳未満の人，医学的理由・減量あるいは体重増量のために特殊な食事を摂っている人，競技運動を含む身体的活動プログラムに参加している人，妊婦，授乳婦，および疾病罹患者は試験対象から除外した（表1）。

エネルギー消費を年齢に対してプロットした図1にみられるように，エネルギー必要量には大きな個人差がある。全年齢層で個人差はおよそ2倍にもなる。平均的に，エネルギー消費は女性より男性のほうが高い。全体としては，平均1日代謝率は加齢と共に下降し，この下降は男女間で類似している。平均的な女性の平均1日代謝率は，20歳時で11MJ/day，90歳時で5.5MJ/dayである。平均的な男性では，それぞれ14MJ/dayおよび7MJ/dayである。したがって，非常な高齢者の平均エネルギー必要量は，若年成人の半分である。

平均1日代謝率の個人差およびその変化は，体格と身体的活動の関数である。体格，より正確に言えば除脂肪体重が基礎代謝率の決定因子であり，基礎代謝率は平均1日代謝率の主な構成要素である。身体的活動によるエネルギー消費は，ヒトの行動に強い影響を受ける平均1日代謝率の最も大きい変動要素である。除脂肪体重と身体的活動は，

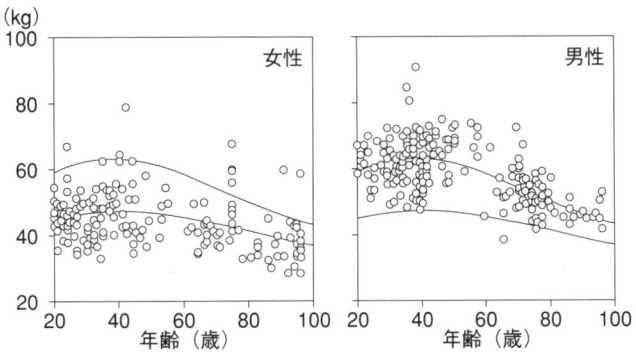

図2 ファットフリーマスと年齢との相関関係

表2 平均1日代謝率に対する影響を測定した運動介入研究

介入の内容	対象者	年齢（年）	ADMR（%）
1日1時間のジョギングを9週間	女2／男3	24〜33	27±17
1時間サイクリング5回を4週間	10男	10〜11	12±6
サイクリング3回を8週間	女5／男6	56〜78	3
1週間50kmまでのジョギングを40週間	女5／男8	28〜41	21±9
ウエイトトレーニング2回を18週間	男12	23〜41	9±8

ADMR：平均1日代謝率.

同年齢の個人間の平均1日代謝率の違い，したがってエネルギー必要量の違い，および，加齢による平均1日代謝率の変化を説明する変数である。

除脂肪体重は身体的活動，エネルギーバランス，および年齢の関数である。これら変数は相互に関連し合っているため，それぞれの影響を明らかにすることは容易ではない。正のエネルギーバランスの時には，余分なエネルギーは75対25の割合で脂肪と除脂肪成分として貯えられる。負のエネルギーバランスの時には，脂肪の量が限界的な量を割っていない場合，または摂取量が消費量よりもはるかに低い場合でなければ，不足分は同様の比率で脂肪と除脂肪成分によって補われる[3]。平均して中年期までは正のエネルギーバランスにあり，除脂肪体重はわずかな上昇を見せる（図2）。さらに，加齢と共に除脂肪体重の全般的な減少がみられる。このクロスセクショナル（横断的）データは，40歳ごろに除脂肪体重が最大値になることを示している。除脂肪体重は女性より男性のほうが高い。縦断的データは，除脂肪体重の下降率は年齢を重ねるほど早まり，男性での下降率のほうがいくぶん高いことを示している[4]。図2のとおり，クロスセクショナルデータも同様の現象を示している。

(2) エネルギー必要量と運動トレーニング

平均1日代謝率（図1）で示されているように，どの年齢層においても除脂肪体重には大きな個人間格差がある。基本的な疑問は，個々人のエネルギー必要量の主な決定因子である除脂肪体重は何かに影響されるのかどうかということである。例えば運動トレーニングによって，加齢による除脂肪体重の下降を遅らせることは可能なのだろうか。運動トレーニングの効果としては2つ考えられる。それは，除脂肪体重の維持，したがって平均1日代謝率の主な要素としての基礎代謝率の維持，および，平均1日代謝率の最も大きい変動要素としての運動によるエネルギー消費の増加である。総体的な効果は，平均1日代謝率の維持あるいは増加であり，結果的にエネルギー必要量の増加であり，これは必須栄養素の低摂取のリスクを減じる。

Tothらは高齢者における運動の体組成への影響を検証した研究をレビューした[5]。彼らは，運動の影響は運動の様式の関数であると結論した。

2カ月間以上続けられた介入研究を選ぶと，有酸素運動は脂肪量を0.4～3.2kg減少させ，レジスタンス運動は脂肪量を0.9～2.7kg減少させた。レジスタンス運動は除脂肪体重を1.1～2.1kg増やしたが，有酸素運動の除脂肪体重への影響はなかった。有酸素運動による脂肪量の減少はトレーニング時間の長さに関連したが，レジスタンス運動の体組成への影響はトレーニング時間の長さに関連しなかった。したがって，次の疑問は，高齢者は加齢に伴う筋肉量の減少を有意に遅らせるのに十分なだけのレジスタンス運動を日課として取り入れることができるのか，である。

　平均1日代謝率への運動トレーニングの直接的な影響を調べた研究の数は限られている（表2）[6]。運動の様式としてジョギングを用いた2つの研究で，ジョギングは他の運動様式より平均1日代謝率に最も大きな影響を与えた。屋内運動の影響は小さかったが有意であった。しかし，ひとつだけ例外があり，それは高齢者を対象とした試験であった。この研究で用いられた，VO_2max 85%で1週間当たり3時間の運動レベルは高齢者にとっては激しすぎて，当日の残りの時間中，高齢者を疲弊させてしまったと推測されている。しかし，Meijerらは中等度の強度のトレーニングプログラム構成で，高齢者における同様の現象を示している[7]。高齢者以外では，運動トレーニングは自発的（非トレーニング）活動に影響しない。高齢者では代償の効果が現れ，その結果，運動トレーニングが平均1日代謝率およびエネルギー必要量の増加に結びつかないのである。

(3) エネルギー必要量と習慣的活動レベル

　高齢者では平均1日代謝率に対する運動トレーニングの影響がみられないという事実は，活動的ライフスタイルが加齢に伴うエネルギー必要量の変化に影響しないことを意味するわけでは必ずしもない。対照と比較した運動介入研究は，図1に示した平均1日代謝率の加齢に伴う変化に比べれば短期間の研究である。著者らは，比較的高い習慣的活動レベルは体組成とエネルギー必要量の加齢に伴う変化を遅らせると仮定した[8]。個々人の活動レベルを比較するために，平均1日代謝率を基礎代謝率の倍数として表すことによって，（身体的活動レベル＝平均1日代謝率／基礎代謝率）二重標識水法で得た平均1日代謝率を体格について補正した。対象者の体組成の比較を可能にするために，脂肪重量と除脂肪体重を指数として，すなわち脂肪重量指数および除脂肪体重指数として表した（脂肪重量指数＝脂肪重量／身長^{2}であり，除脂肪体重指数＝除脂肪体重／身長^2）である（脂肪重量と除脂肪体重はkg，身長はmで表す）。この方法によって，著者らは，ボディマスインデックス（BMI＝除脂肪体重指数＋脂肪重量指数）と同様に，個々人の身長差について補正した。解析された対象者の特性は表1のとおりである。

　加齢は，活動度レベルの低値および除脂肪体重の低値と相関していた。年齢の影響を消去すると，身体的活動度と除脂肪体重の相関はなくなった。除脂肪体重および脂肪重量に関しては，比較的高い身体的活動度レベルの高齢者と低い活動度レベルの高齢者に違いはなかった。より高い習慣的活動度レベルが，除脂肪体重，したがって平均1日基礎代謝率の主要素である基礎代謝率の，加齢に伴う減少を遅らせることはない。もちろん，より高い習慣的活動度レベルの対象者における平均1日代謝率，したがってエネルギー必要量は，彼らの身体的活動度レベルが高いために，より低い活動度レベルの人に比べて高い。

(4) 考察と結論

　加齢に伴うエネルギー必要量の減少は，除脂肪体重の低下と身体的活動度の低下の反映である。これまで考えられたひとつの仮説は，加齢に伴って高い身体的活動度レベルを維持することは筋肉量または除脂肪体重の減少を遅らせるかもしれないというものであった。逆に言えば，除脂肪体重のより多い者は，加齢に伴って高い身体的活動度レベルを維持することを容易だと思うかもしれない。したがって，対象集団を横断的に見た場合，特定の年齢において身体的により活動的な対象者は，より高い除脂肪体重指数を示すことが予想される。ところが驚くべきことに，年齢の影響を消去すると，身体的活動度と除脂肪体重の相関はなかった。明らかに，習慣的活動度レベルと除脂肪

体重指数の間には相関がなく，活動度レベルの上昇は除脂肪体重の減少の遅延を伴わなかった。60歳を超える高齢者におけるより高い活動度レベルは，20歳から50歳の男性についてすでに示されているのと同様に，より低い体脂肪量と相関しなかった[9]。除脂肪体重と脂肪量に関する限り，比較的高い身体的活動度レベルの高齢者と低い活動度レベルの高齢者とに差がないと結論しなければならない。言葉を変えれば，60歳を超える高齢者においては，体格と肥満は身体的活動レベルと関係していないように思われる。

興味深い現象は，高齢者における運動トレーニングが平均1日代謝率と身体的活動度に及ぼすインパクトである。GoranとPoehlmanは，対照と比較した研究において，運動トレーニングは平均1日代謝率を増加させないことを示した[10]。負荷されたトレーニング活動が，それに伴って起きた自発的身体活動の低下によって帳消しにされたのである。若年者を対象に実施されたこれまでの研究のすべてで，運動の介入は自発的身体活動度に影響せず，その結果，総エネルギーの正味消費量は増加した。これは高齢者ではみられないことである。これに対する説明として，「運動は高齢者に疲労をもたらし，その結果，運動後の自発的活動を減じ，中等度のトレーニングでさえも効果の相殺を招く」とするのは，単純すぎるようにみえる。Meijerらは，運動の記録に三叉軸加速度計を用い，高齢者は，運動トレーニングセッションが始まる前ですら，身体的活動を抑えることによって運動トレーニングにそなえることを示した。

結論として，エネルギー摂取量はエネルギー必要量の減少の結果として必然的に下降する。ほとんどの栄養素の摂取量は総エネルギー摂取量に依存することが知られているので，高齢者におけるより低いエネルギー量摂取は，タンパク質，ミネラル，およびビタミンの望ましくない低摂取をもたらす可能性がある。したがって，若年成人の栄養に比べ，高齢者の栄養は必須栄養素という点で，より注意が必要である。

文 献

(1) FAO WHO UNU : Energy and protein requirements. WHO Tech. Rep. Ser., WHO, Geneva, p. 724, 1985.
(2) Goris, A. H. C. and Westerterp, K. R. : Underreporting of habitual food intake is explained by undereating in highly motivated lean women. J. Nutr., 129 : 878-882, 1999.
(3) Westerterp, K. R., Donkers, Fredrix E. W. H. M, and Boekhoudt, P. : Energy intake, physical activity and body weight ; a simulation model. Br. J. Nutr., 73 : 337-347, 1995.
(4) Forbes, G. B. and Reina, J. C. : Adult lean body mass declines with age : some longitudinal observations. Metabolism, 19 : 653-663, 1970.
(5) Toth, M., Beckett, T. and Poehlman, E. : Physical activity and the prgressive change in body composition with aging : current evidence and research issues. Med. Sci. Sports Exerc., 31 : S590-S596, 1999.
(6) Westerterp, K. R. : Alterations in energy balance with exercise. Am. J. Clin. Nutr., 68 (Suppl.) : 970S-974S, 1998.
(7) Meijer, E. P. Westerterp, K. R. and Verstappen, F. T. J. : Effect of exercise training on total daily physical activity in elderly humans. Eur. J. Appl. Physiol., 80 : 16-21, 1999.
(8) Westerterp, K. R. and Meijer, E. P. : Physical activity and parameters of aging : a physiological perspective. J. Gerontol.
(9) Westerterp, K. R., Meijer, G. A. L., Kester, A. D. M, and Wouters, L. : Hoor ten F. Fat-free mass as a function of fat mass and habitual activity level. Int. J. Sports Med., 13 : 163-166, 1992.
(10) Goran, M. I. and Poehlman, E. T. : Endurance training does not enhance total energy expenditure in healthy elderly persons. Am. J. Physiol., 263 : E950-E957, 1992.

2. 長寿を阻む食の破壊と健康障害

坂田　利家[*]

(1) はじめに

　加齢に伴う疾病，なかでもcommon diseaseに対する病態や治療に対する考え方は，最近の医学の進歩によって大きく変わってきたし，また変わろうとしている。なかでも，脂肪細胞に関する話題がにわかに活気づいてきた。これまで脂肪組織といえば，中性脂肪を蓄える単なるエネルギーの貯蔵庫としてしかみなされていなかった。それだけに，脂肪細胞が種々の生理活性物質を合成・分泌する活発な機能的細胞だという発見，そしてその急速な進歩には目を見張るものがある。その際だったトピックスのひとつは，common diseaseの根幹をなす肥満遺伝子（*ob*遺伝子）が発見されたことである。そのコードタンパクはleptin（痩せるの意）と命名され，脂肪細胞から分泌される[1]。leptinは脳に働いて食欲を抑えるとともに，エネルギー消費も亢進させる[2]。生体のエネルギー代謝機能を恒常的に維持するという観点からすると，このleptinの発見は歴史に残る業績といってよい。それだけに，その与えたインパクトは臨床的にも計り知れない意義がある。

　生体のエネルギー供給は，外界からエネルギー基質を取り入れることでまかなわれる。菌類では栄養分の吸収，植物では光合成が必要なように，動物には捕食が必要である。捕食を継続することによって，初めて動物の生存とその維持が可能になる。この捕食行動の開始と停止，さらには生体保持に必須な熱源の恒常的な維持を統御する系，それが食欲の調節系である。だから，この調節系の機能は動物種を超えて保持されている。高等動物の中枢神経系に関与する遺伝子は数千～数万単位で想定されているが，そのうち摂食行動の関連遺伝子として判明しているものは数十個にすぎない[3]。食欲調節の責任遺伝子は果たして何種類必要なのか，まだよくわかっていない。Leptinとその受容体分子が明らかにされてからは，食調節系の研究にもその衝撃は波及し，新たな摂食促進物質や抑制物質が次々に同定され，食欲をとりまく脳内情報伝達系に関する詳細な仕組みも急速に明らかにされつつある。ただ，残念ながらその成果が少なくとも遺伝子レベルでcommon diseaseの病態を解明するまでには，現在のところ至っていない。ヒトにみられるような高次脳機能に由来する食調節系の障害は，ヒトがヒトたる由縁の病的異常である。だからこそ，不健康に破壊された我々の食習慣や病的に歪んだ食環境は，加齢に伴う健康障害により一層深刻な打撃をもたらすといわねばならない。

　本稿ではまず，common diseaseの病態解析には欠かせない食欲のしくみについて，最新の知見を混じえて概説し，次いで我々が直面している危機的食環境，なかでも加齢に伴う健康障害への影響といった問題にも触れたい。

(2) 食調節系を制御する脳の情報処理機構
1) 視床下部を中心に形成される神経回路網

　生体の内外環境に変化が起こると，生体はすばやくその情報を取り入れ，恒常性維持に必要な行動や生体反応を起こす。この調節系の主座は視床下部にある。これに生体内の体液性情報，体性感覚情報，内臓感覚情報，それに外在性情報などが加わって形成される神経回路網は，視床下部機能

---

[*]大分医科大学医学部第一内科学教室

とあいまって，これらの生体情報を受容し統合していく。具体的に説明すると，視床下部の室傍核（paraventricular nucleus：PVN）では飲水行動や神経内分泌，背内側核（dorsomedial hypothalamus：DMH）では性行動，視床下部前野（anterior hypothalamus：AH）と視索前野（preoptic area：POAH）では体温，視交叉上核（supra chiasmatic nucleus：SCN）では概日リズムといった諸機能の調節が行われている[4]。免疫組織学的な手法により，後述するような多種の神経ペプチドが視床下部には存在し，各種受容体のサブタイプが不均一に分布することも確認された。食調節に関与する神経回路網は，このように視床下部内だけでも複雑に絡み合い，その機能を制御していることがわかる。

2) 視床下部の満腹中枢と摂食中枢

食調節に関しては，視床下部の諸核を破壊した実験結果から，視床下部腹内側核（ventromedial hypothalamus：VMH）やPVNには満腹感を増し，食行動を抑制する機能があることが明らかになった。一方，視床下部外側野（lateral hypothalamic area：LHA）やDMHには空腹感を助長し，摂食行動を促進する機能が存在する[4]。食欲を調節する視床下部の中枢核には，末梢循環や髄液中の液性情報物質を受容する化学感受性ニューロンが存在する。一方，血液-脳関門を形成する視床下部神経組織の一部はtight junctionを欠く特異な細胞構築なので，血液や脳脊髄液中に含まれる代謝産物，ホルモン，ポリペプチド，サイトカイン，成長因子といった液性因子は，容易に神経細胞に到達できる[4]。つまり，食欲は物質で調節されるという脳の仕組みが明らかになってきた。

VMHにはATP-sensitive Kチャネルとsulfonylurea（SU）受容体が存在している。グルコース代謝による細胞内のATP濃度上昇に応じてKチャネルが閉鎖され，K^+が細胞内に増加することによって細胞膜を脱分極させる。その結果，voltage-dependent Caチャネルは活性化され，細胞内のCa濃度が上昇する。SU受容体はこのATP感受性Kチャネルにカップルした受容体で，同じくKチャネルを閉鎖することにより膜電位を脱分極させる。心臓や膵と同じ機序で，グルコースの上昇に応じてVMHの神経細胞が脱分極し，当該ニューロンは興奮する。逆にLHAには，グルコースで活動が抑制されるグルコース感受性ニューロンが同定されている[4]。グルコース感受性ニューロンでは，グルコースによって生じたATPがNaポンプを活性化し，Na^+を細胞外に流出させ，膜電位を過分極させる。このため，グルコースはこの感受性ニューロンの活動を抑制する。同ニューロンはグルコース以外の血中物質にも応答することが知られている[4]。このような液性情報に依存する調節系を，我々は食欲の代謝調節系と呼称している[5]。

3) 高次脳の認知調節系で制御される食行動

食行動は重要な本能行動である。その制御系は視床下部を中心に脳全体に張り巡らされた神経回路網により，エネルギー代謝動態と密接に連動して調節されている。このエネルギー調節系と連関して駆動する系を，食欲の代謝調節系と呼ぶことは先に述べた。視床下部にある食欲調節系の中枢には，扁桃体（amygdala：AMG）や大脳皮質連合野などからの情報が入力されてくる。AMGの主な機能には，例えば嫌悪刺激となる食物の摂取時に，その食物特有の味（外界感覚情報の意味づけ）と食物摂取後の不快感（情動体験）を関連づけて学習する（連合記憶）といった働きがある[4]。AMGを破壊すると，有名なクルバービューシー症候群が誘発される。

前頭前野背外側部は視覚，聴覚，体性感覚などの外界感覚情報が入力しており，食物報酬を認識するニューロンも存在する。前頭眼窩野には血中グルコースの濃度変化など，体液性情報の変化に応答するニューロン群が存在する[4]。これらの中枢はいずれも食物の認知，さらにはその報酬としての価値，こういった脳機能を識別することに関与している。この目的のために，視覚，嗅覚，味覚など多数の感覚機能が動員される。「赤くて丸い」，「いい匂い」，「美味しい」といった食物関連の情報は集合整理され，過去に学習した記憶との照合過程を経て，確かに食物だという判別段階にまで統合される。そこで食物は「赤くて丸い，いい匂いの，美味しいリンゴ」と命名されるわけである。認知とは，この感覚受容から命名に至る脳

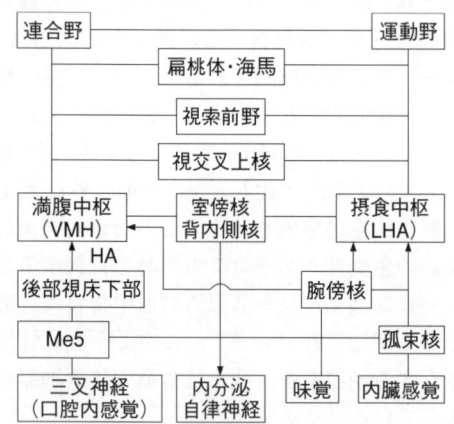

図1　食欲調節の神経回路網

VMH：ventromedial hypothalamic nucleus（視床下部腹内側核），LHA：lateral hypothalamic area（視床下部外側野），Me5：mesencephalic trigeminal nucleus（三叉神経中脳路核），HA ヒスタミン．

の情報処理過程をいう。脳の中では、既述した大脳皮質連合野がこの機能を司っている。我々はこの過程を食行動の認知調節系と呼んでいる[5]。視床下部との間で情報交換された信号が、これらの高次脳で空腹感や満腹感を認知できるのも、以上のような高次脳の仕組みによっている。つまり、高次脳機能は食行動をより精巧に、しかも合目的的な行動として遂行する上で欠かせない[4]。以上の食行動調節の脳内神経回路網を図1に示した。

(3) 話題の食調節物質とその脳内作用

1) Leptin 情報のシグナル伝達

① Neuropeptide Y（NPY）と corticotropin releasing hormone（CRH）ニューロン系

肥満遺伝子産物である leptin の発見に伴って、その摂食行動調節やエネルギー消費調節の機能が統合的に解釈できるようになり、leptin 情報を受容する脳内食行動調節系にも新たな展開が加わってきた[1],[6]。Leptin の視床下部内レセプター（Ob-Rb）は VMH, DMH, 弓状核（arcuate nucleus：ARC），後部視床下部に存在する腹側前乳頭核（ventral premammillary nucleus：PMV）に特に密に認められ、これらより少ないが PVN, LHA にも存在する[7]。機能的な視点からすると、ARC

と DMH に存在するレセプターが重要な役割を果たしている[6]。視床下部以外では脳幹部の腕傍核（parabrachial nucleus：PBN），孤束核（nucleus tractus solitarii：NTS），最後野（area postrema：AP）などに存在する。

PVN には CRH 産生ニューロンがあり、ARC には NPY 産生ニューロンや proopiomelanocortin（POMC）産生ニューロンが存在する。CRH は下垂体ホルモンを放出させる作用の他に、それ自身でも強力な摂食抑制作用を発現する。食欲を抑制性に作動しているヒスタミン神経系とも相互に促進性の情報伝達を行っている。PVN からは遠心性の交感神経系と迷走神経系へ直接に神経投射しているので、末梢に対するエネルギー代謝調節系としての役割も大きい。Leptin は PVN の CRH mRNA 発現を上昇させるので、食欲を抑制性に調節していると考えられる[8]。食欲促進物質の中でも、NPY は強い摂食促進作用を発揮し、leptin 受容体のある ARC にその細胞体は存在する。NPY ニューロンは、その60％が A1ノルアドレナリン線維と共存することがわかっている。Leptin 産生やその Ob-Rb に障害のある *ob/ob* マウス，*db/db* マウス，それに Zucker fatty（*fa/fa*）ラットといった遺伝性肥満動物、さらには streptozotocin（STZ）誘発性の糖尿病ラットでは NPY が上昇し、過食が発現してくる。この現象は leptin の作用不全が原因とみなされている。事実、*ob/ob* マウスに leptin を投与すると、ARC の NPY mRNA 発現が低下する。しかし、その NPY 単独欠損マウスでは情動行動に変化がある以外、摂食行動や体重に変化は認められない[9]。言い換えると、NPY 以外の脳内物質の関与、さらには NPY 多起源説が否定できない由縁はここにある。Leptin による NPY と CRH に対する制御の詳細な機序は文献[6]を参照してほしい。

② POMC ニューロン系，melanocortin-4 受容体（MC4-R），そして NPY/agrp ニューロン系

POMC ニューロンは、摂食抑制物質の α-melanocyte stimulating hormone（αMSH）を産生・放出している。αMSH は MC4-R に結合し、食行動を抑制する。POMC ペプチド産生細胞は

leptin受容体のOb-RbがARCの吻側腹外側部に存在し，POMCニューロンの30％近くはOb-Rbを保有するという[10]。事実，leptinの投与でARCのPOMC mRNA発現が増加する。一方，POMCペプチドニューロンはPVNにも神経投射し，CRHの分泌動態を制御している。NPYニューロンはagouti関連蛋白（agouti related-gene protein：agrp）含有ニューロンと共存して脳内に広く分布しているが[11]，NPY/agrpニューロン系はY_1受容体を介してPOMCの産生分泌を抑制するとともに，POMCのシナプスレベルでもその機能を抑制性に調節している。MC4-Rは脳に広く分布しており，視床下部では満腹中枢のVMHやPVN，さらにはヒスタミンニューロンの細胞体が存在する結節乳頭核（tuberomammillary nucleus：TMN）で，密に分布していることがわかっている。MC4-R欠損マウスでは遅発性均整型の肥満を発症するが[12]，内因性リガンドのagrpを過剰発現させたトランスジェニックマウスでも肥満が発症してくる[13]。MC4-Rの受容体拮抗薬（SHU-9119）は摂食促進性に，作動薬（MT-II）では摂食抑制性に作用することも確認されている[14]。遺伝性肥満のyellowマウス（A^y）は，agoutiタンパクが脳内で異所性に過剰発現するため，肥満を発症する。AgoutiタンパクはMC4-Rを占拠し，この受容体機能を阻害する。食欲亢進と肥満が誘発されるのは，このためである。最近になって，MC4-Rのフレームシフト変異がヒト肥満家系でも発見されている[15],[16]。POMC遺伝子に関しても遺伝子変異の臨床例が2例報告され，エクソン2および3の部分変異による小児の肥満発症が確認されている[17]。以上のような実験事実から，CRH，NPY，POMC，agrp，脳内神経ヒスタミン[18]等はleptinの下流に存在し，leptin情報を伝達する脳内の調節物質とみなされている。POMCおよびAGRPニューロン系に関する詳細な記述は文献[19]にゆずる。

③ 注目される新規な食調節物質

最近報告された新規な食調節物質として，glucagone-like peptide-1（GLP-1）[20]，melanin-concentrating hormone（MCH）[21]，orexins A, B[22]が注目されている。これらのニューロン系はいずれもLHAに細胞体があり，脳内の投射先はNPY/agrpニューロン系と似た分布を示す。GLP-1は摂食を抑制性に調節している。中枢内に投与すると，PVNとAMGの中心核でそのc-fos発現が亢進してくる[20]。MCHとorexins A, Bは脳内投与で摂食が誘発され，絶食後に血中濃度が上昇するので，食欲促進物質とみなされている。ob/obマウスではいずれのmRNAも発現が上昇している。最近の報告によると，MCHノックアウトマウスでは寡食とやせが発症してくるという[23]。MC4-Rを介した調節系は不明な点が多いが，MCHはいずれのMC-Rに対しても親和性を欠いている。Orexins A, Bとleptinは ARCを介して負のフィードバックループを形成し，食行動を相反性に調節している。しかし，orexinsの摂食誘発は作用強度が弱く，我々の実験結果によると，有意に摂食亢進を発現させるとは言い難い。主要な生理的摂食調節物質か否かについては，今後の検討を待たねばならない。

(4) 中枢制御による末梢のエネルギー代謝

Leptin作用のいまひとつの重要な点は，その下流で作動する食欲調節物質の動態が，視床下部-交感神経系を介して，褐色脂肪組織（brown adipose tissue：BAT）の熱産生に影響することである。BATには脱共役タンパク（uncoupling protein：UCP）が存在し，体温維持のための非ふるえ熱産生や食事誘導性熱産生に関与している。ATP産生と脱共役して熱放散することで，過剰なエネルギーの消費にも寄与している。交感神経系の活動が亢進すると，β3受容体を介してBATの熱産生は増加する。視床下部ではVMH，PVN，POAなどのようにBAT交感神経系に神経投射する中枢核が多い。なかでもVMHを刺激すると，BATに分枝する交感神経は活動を著しく亢進する。BATの熱放散機能は生体のエネルギー恒常性維持の上からも極めて重要であるが，ヒトを含む大型動物では成熟と共にBATそのものが退縮するので，UCPの機能的意義は長い間不明であった。しかし，BATにあるUCP1と高い相同性が保持され，生体に幅広く分布しているUCP2[24],[25]，筋肉で特異的に発現するUCP3が新た

に同定された[26]。これらの UCP family はヒトでもその存在が確認されており，エネルギー代謝調節系としての意義が注目されている。Leptin を始め，甲状腺ホルモン[27]，TNF-α[28] などのサイトカイン，遊離脂肪酸などは UCP family の制御因子として注目されており，肥満，糖尿病[29]，飢餓[29]，運動などによって変動することもわかっている。最近，脳に特異的に発現する新たな UCP も同定された。BMCP1 や UCP4 と命名されたが，その機能的意義はまだよくわかっていない。

(5) エネルギー代謝調節における脳内ヒスタミン神経系の役割

脳内のヒスタミン神経系は，既述したように後部視床下部の TMN に起始細胞体があり，エネルギー代謝調節に与る脳内の中枢核，なかでも満腹中枢の VMH や PVN との間には密な線維連絡が存在する。神経ヒスタミンは，VMH と PVN の H_1 受容体を介して食行動を抑制性に調節している[30]。ヒスタミン神経系は飢餓状態や糖欠乏状態で賦活化されることから，エネルギー代謝動態を調節する重要な働きをしている[31]。ヒスタミン神経系は SCN や POA にも投射しており，概日リズム[32]や体温の調節系[33]にも関与している。三叉神経中脳路核（Me5）は，咀嚼筋や歯根膜からの固有感覚を受け取る中継路核である。ヒスタミン神経系は Me5 を介して咀嚼機能を調節すると共に，咀嚼そのものが視床下部ヒスタミン神経系を賦活化させ，満腹感の形成に寄与している[34]。神経ヒスタミンは交感神経を介して末梢脂肪組織の脂肪分解を促進し，同時に脂肪合成を抑制することも明らかになってきた。

このように見てくると，視床下部ヒスタミン神経系は食行動に関連した多くの生理機能にかかわっていることがわかる[30]。遺伝性肥満モデルの Zucker (*fa/fa*) rat では，このヒスタミン神経系の機能が欠如している[35]。ヒスタミンによる摂食調節や体温調節が障害されており，ヒスタミン合成酵素も低レベルである。この Zucker 肥満ラットにみられるヒスタミン機能低下は，同ラットの Ob-Rb 異常に起因している可能性が強い。事実，leptin の重要な作用部位である DMH は TMN に直接神経投射しているし，leptin を中枢投与すると，視床下部神経ヒスタミンの代謝回転が亢進してくる[18]。leptin 情報の入力系との関係でいうと，Ob-Rb が存在する PMV を介する系も無視できない。PMV は今なお生理的機能の不明な中枢核であるが，PMV を取り囲むように近接する TMN との間には，密な神経連絡が存在する。ヒスタミン合成酵素（histidine decarboxylase）をこの自殺基質の α-fluoromethylhistidine（FMH）で阻害して神経ヒスタミンを枯渇させると，leptin 投与による摂食抑制作用が減弱してくる[18]。言い換えると，神経ヒスタミンは leptin 作用が視床下部で発現するための標的物質のひとつとして作用しており，食行動やエネルギー代謝調節にとっては key substance とみなされる。行動，体温，自律神経系および内分泌系を協調的に調節し，生体の恒常性維持に寄与しているのである。

(6) 未来への展望

長寿を全うするためには，食行動のほどよい自己調節が必須になってくる。食欲を調節する主座は脳にあり，それも物質によって調節されている。このことはすでに述べた。ところが，地球上の動物の中で，ヒトだけはこの仕組みが鈍くなり，働き難くなっている。その原因は，ヒトがヒトたる由縁の大脳の進化（大脳の皮質化現象）による。お腹がいっぱいなのに，美味しそうなケーキを見るとつい手が出てしまう，これがヒトに特有な食生活なのである。ヒトの食欲は物質で調節されるというよりも，見栄えや，考えたり，想像したり，悲しんだり，といった食行動とは本来無関係なできごとで強い影響を受ける。

では，ヒトの脳機能はなぜそのように変異してきたのだろうか。そのひとつは，我々が置かれている現在の食環境にある。都市化された社会では食物が氾濫し，お金さえ出せば食には瞬時にありつけ，それも昼夜を問わない。食材本来の味を生かし，なおかつ栄養バランスのとれた健康的な食事よりも，人工的な濃いめの味付けで，しかも高カロリーで見栄えのよい料理が好まれる。このような環境下では，食本来の機能は発揮され難くなる。つまり，ヒトの脳の働きは，置かれた環境か

らの歪んだ刺激に支配されやすい。

　野生の動物では，agingと共に，その摂取エネルギー量が減少していく。餌の獲得には若さが必要だからである。つまり，agingがその個体の摂取エネルギー量を自動的に規定する仕組みなのである。ところが，食の獲得に力が必要でなくなった我々には，この自然の掟が通用しない。ヒトの食生活はagingに逆行するかのように，食物の摂取量を減らしきれない環境で営まれているからである。人類は有史以来飢餓と戦い，その桎梏から解放されることを目指して営々と努力してきた。しかし，食欲を調節する脳の仕組みをみる限り，脳の機能を狂わせた元凶は，実はこのような食環境を産み出した我々の浅知恵にある，そう言わざ るをえない。

　最近わかったことだが，leptinにはヒスタミン神経系を賦活化する働きがあり，視床下部の神経ヒスタミンは*ob*遺伝子の発現を抑制する[30]。つまり，食環境因子を上手に操作すれば，common diseaseを発症させやすい生得的な体質のハンディキャップも，克服できるように脳は働くことができる，そう教えてくれる結果でもある。人類の知恵を浅知恵で終わらせないためにも，我々の歪んだ食環境を少しでも本来の姿に戻すことである。この食環境との調和を確保できてこそ，長寿への道が開け，common diseaseを克服する次世代への展望は開けてくる。

文　献

(1) Zhang, Y. et al.: Positional cloning of the mouse obese gene and its human homologue. Nature, 372：425-432, 1994.
(2) Halaas, J.L.et al.: Physiological response to long-term peripheral and central leptin infusion in lean and obese mice. Proc. Natl. Acad. Sci. USA, 94：8878-8883, 1997.
(3) Comuzzie, A. G. and Allison, D. B: The Search for Human Obesity Genes. Science, 280：1374, 1998.
(4) 大村　裕，坂田利家：脳と食欲．共立出版，東京，1996.
(5) 坂田利家：肥満治療のめざすもの．歪んだ認知の修復．医学のあゆみ，141：255-258, 1987.
(6) Flier, J. S. and Flier, E. M.: Obesity and the hypothalamus: Novel peptides for new pathways. Cell, 92：437-440, 1998.
(7) Elmguist, J. K. et al.: Distribution of leptin receptor mRNA isoforms in the rat brain. J. Comp. Neurol., 395：533-547, 1998.
(8) Schwartz, M. W. et al.: Identification of targets of leptin action in rat hypothalamus. J. Clin. Invest., 98：1101-1106, 1996.
(9) Erickson, J. C. et al.: Sensitivity to leptin and susceptibility to seizures of mice lacking neuropeptide Y. Nature, 381：415-421, 1996.
(10) Schwartz, M. W.: Leptin increases hypothalamic proopiomelanocortin mRNA expression in the rostral arcuate nucleus. Diabetes, 46；2119-2123, 1997.
(11) Tina, M. et al.: Coexpression of agrp and NPY in fasting-activated hypothalamic neurons. Nat. Neurol., 1：271-272, 1998.
(12) Huszar, D. et al.: Targeted disruption of the melanocortin-4 receptor result in obesity in mice. Cell, 88：161-141, 1997.
(13) Graham, M. et al.: Overexpression of agrt leads to obesity in transgenic mice. Nat. Genet., 17：273-274, 1997.
(14) Fan, W. et al.: Role of melanocortinergic neurons in feeding and the agouti obesity syndrome. Nature, 385：165-168, 1997.
(15) Yeo, G. S. et al.: A frameshift mutation in MC 4-R associated with dominantly inherited human obesity. Nat. Genet., 20：111-112, 1998.
(16) Vaisse, C. et al.: A frameshift mutation in human MC 4-R is associated with a dominant form of obesity. Nat. Genet., 20：113-114, 1998.
(17) Krude, H. et al.: Severe early-onset obesity, adrenal insufficiency and red hair pigmentation caused by POMC mutations in humans. Nat. Genet., 19：155-157, 1998.
(18) Yoshimatsu, H. et al.: Hypothalamic neuronal histamine as a target of leptin in feeding behavior. Diabetes. (in press)

(19) 坂田利家：メラノコルチンと脳機能．肥満研究，4：33-41, 1998.
(20) Turton, M. D. et al. : A role for glucagon-like peptide-1 in the central regulation of feeding. Nature, 379 : 69-72, 1996.
(21) Qu, D. et al. : A role for melanin-concentrating hormone in the central regulation of feeding behaviour. Nature, 380 : 243-247, 1996.
(22) Sakurai, T. et al. : Orexins and orexin receptors : a family of hypothalamic neuropeptides and G protein-coupled receptors that regulate feeding behavior. Cell, 92 : 573-585, 1998.
(23) Shimada, M. et al. : Mice lacking melanin-concentrating hormone are hypophagic and lean. Nature, 396 : 670-674, 1998.
(24) Fleury, C. et al. : Uncoupling protein-2 : a novel gene linked to obesity and hyperinsulinemia. Nat. Genet., 15 : 269-272, 1997.
(25) Hidaka, S. et al : Molecular cloning of rat uncoupling protein 2 cDNA and its expression in genetically obese Zucker fatty (*fa/fa*) rats. Biochim. Biophys. Acta, 1389 : 178-181, 1998.
(26) Gong, D. W. et al. : Uncoupling protein-3 is a mediator of thermogenesis regulated by thyroid hormone, beta 3 -adrenergic agonists, and leptin. J. Biol. Chem., 272 : 24129-24132, 1997.
(27) Masaki, T. et al. : Enhanced expression of uncoupling protein 2 gene in rat white adipose tissue and skeletal muscle following chronic treatment with thyroid hormone. FEBS Lett., 418 : 323-326, 1997.
(28) Masaki, T. et al. : Tumor necrosis factor-α regulates in vivo expression of the rat UCP family differentialy. Biochim. Biophys. Acta, 1436 : 585-592, 1999.
(29) Hidaka, S. et al. : streptozotocin treatment upregulates uncoupling protein 3 gene in the rat heart. Diabetes, 48 : 430-435, 1999.
(30) Sakata, T. and Yoshimatsu, H. : Hypothalamic neuronal histamine : Implications of homeostatic maintenance in its control of energy metabolism. Nutrition, 13 : 403-411, 1997.
(31) Oohara, A. et al. : Neuronal glucoprivation enhances hypothalamic histamine turnover in rats. J. Neurochem., 63 : 677-682, 1994.
(32) Doi, T. et al. : Hypothalamic neuronal histamine regulates feeding circadian rhythm in rats. Brain Res., 641 : 311-318, 1994.
(33) Fujimoto, K. et al. : Hypothalamic histamine modulates adaptive behavior of rats at high environmental temperature. Experientia, 46 : 283-285, 1990.
(34) Fujise, T. et al. : Satiation and masticatory function modulated by brain histamine in rats. Proc. Soc. Exp. Biol. Med., 217 : 228-234, 1998.
(35) Machidori, H. et al. : Zucker obese rats : Defect in brain histamine control of feeding. Brain Res., 597 : 298-303, 1992.

3. ビタミンEと免疫応答に関する最近の研究成果

シミン・ニクビン・メイダニ*, アリソン・A. ビハーカ**

(1) はじめに

　ビタミンEはヒトや動物にとって欠くことのできない栄養素として古くから認識されていた。最近になってビタミンEには，アルツハイマー病からエイジングに至るさまざまな生理学的なプロセスにおける潜在的な治療的効果のあることが明らかになってきた。ビタミンEは生体内で多機能を有しているが，なかでも抗酸化剤としての役割は最もよく知られているだろう。

　ビタミンEはすべての細胞の生体膜において，最も効果的に連鎖を断ち切る脂溶性の抗酸化剤である。ビタミンEはとりわけ免疫細胞の膜で高濃度に見いだされる。なぜならば，免疫細胞の膜に多価不飽和脂肪酸が高濃度に存在しており，これにより膜が酸化傷害を被る危険性を特に高めるからである(Coquette, et al., 1986, Hartman and Kayden, 1979)。免疫細胞は膜脂質がフリーラジカルの傷害を受けると，究極的には負荷に対して通常に免疫応答する能力にダメージを受けることになるかもしれない。ビタミンE欠乏は不適切な免疫応答と関連することが，これまでにヒトや動物の研究成果としていくつか報告されている。一方で，推奨値よりも高用量では免疫応答を高めるという報告も過去になされている。

　本稿では，ビタミンE欠乏と補足の両面から免疫応答に対する効果について述べ，その効果の臨床的な意義を問うこととする。ビタミンEがおよそ無関係な免疫応答のプロセスに対してなぜ効果をもたらすのかについての仮説や，あるいはこれらの効果がどのように我々の生活の改善と結びつくのかについても議論する。

(2) ビタミンE欠乏
1) 実験動物

　ビタミンE欠乏は通常の免疫応答を破綻させ，結果的に負荷によって致死率や罹病率を高めることが，家畜や実験動物の研究により示されている。体液性，あるいは細胞性両方の免疫機能はビタミンE欠乏により影響を受ける (Bendich, 1990)。Tengerdyら(1993)は，ビタミンE欠乏マウスはビタミンEを十分量与えられたマウスに比較して，ヒツジ赤血球を免疫したときのプラーク形成細胞数とヒツジ赤血球凝集反応の力価，それぞれを指標とした体液性免疫能が低下していることを示した。この免疫能の低下はビタミンEを補足することで正常に回復したが，化学合成抗酸化剤であるN, N-diphenyl-p-phenylenediamineを補足しても効果は認められなかった。ビタミンEの欠乏がT細胞の機能低下とB細胞の若干の機能低下を引き起こすこともBendich (1998a)によって報告された。

　ビタミンE欠乏動物では貪食能が低下することが報告された (Bendich, 1990, Dillard, et al., 1982)。ビタミンE欠乏ラットの腹腔内の多形核白血球は補足ラットのそれらに比較して走化性が低下し，IgGがコートされたパラフィンの油滴やアルブミンの消化能が低下した。これらのパラメータはその後ビタミンEを筋注すると正常化した (Harris, et al., 1980)。さらに，ビタミンE欠乏ラットのマクロファージの膜はビタミンEが充足した飼料を摂取したラットのそれに比較して主要組織適合分子の発現量が少なかった (Gebremichael, et al., 1984)。ビタミンE欠乏のイヌの

---

*Simin Nikbin Meydani and **Alison A. Beharka : Jean Mayer USDA Human Research Center on Aging at Tufts University

研究では，コンカナバリンA（Con A）に対するリンパ球の幼若化反応が低下した。これは反応性が低下しているリンパ球の細胞表面から洗い出されたであろう血清成分に起因すると報告者は述べている（Langweiter, et al., 1981）。

Eskewら（1985）は，ラットのビタミンE欠乏はリンパ球の増殖とニワトリ赤血球の抗体依存型の溶解をそれぞれ弱めることを示した。彼らはビタミンEのこの効果は，おそらく酸素の中間体の形成が増加したことに起因すると考察している。彼らの別の報告（1986）では，ビタミンE欠乏とオゾンの曝露とが組み合わさったときにいろいろな細胞性免疫応答にいかなる影響を及ぼすかについて研究しており，ビタミンE欠乏やオゾンそれぞれが単独では抗体依存性の細胞傷害性に有意な影響はなかったが，組み合わせて処理すると有意にその細胞障害性が弱まることを認めた。脾細胞のマイトジェン反応では，そのようなビタミンE欠乏とオゾンとの相互作用は認められなかった。したがって，免疫機能を最適にするビタミンE要求量はおそらく，脂肪の過酸化や酸化ストレスが増加している状況下ではいっそう高まるように思われる。同様に，ビタミンE欠乏が免疫応答に及ぼす影響は，8％コーン油食と8％ココナッツ油食をそれぞれ摂取したマウスの比較研究でより対照的な結果となった（Corwin and Schloss, 1980a, Corwin and Gordon, 1982）。ある種のウイルス感染の重症度を決めるのに，宿主のビタミンEレベルが重要であるかもしれないことも報告されている。

2）ヒト

ビタミンE欠乏症は末梢神経の疾患や運動失調症によって特徴づけられているが，ヒトではまれである。というのも，ビタミンEはさまざまな食品から得ることができ，容易に体内に蓄積され，ただちに再使用されるからである（Farrel, 1980）。欠乏が本当に起こるとすれば，その原因はふつう吸収不良である。これは脂肪の吸収不良，あるいはリポタンパクの代謝の遺伝的異常によって起こる。したがって，成人を対象としてビタミンE欠乏が免疫学的パラメータに及ぼす影響を真っ向から研究している例はほとんどない。

Kowdleyら（1992）は，消化管の吸収不良が原因となった重篤なビタミンE欠乏患者に対して，3カ月にわたり100IU/dayのビタミンEの経口投与を施した。その後，50mg/dayの筋注を5日間，さらにその後週3回の投与を行った。ビタミンE投与の前後で，Con Aやフィトヘマグルチニン（PHA）に対するT細胞応答や遅延型の過敏反応（DTH），そしてインターロイキン（IL）-2のレベルを測定した。ビタミンE欠乏状態にある患者はDTHやマイトジェン応答性，そしてIL-2産生のいずれも低下した。これらすべてのT細胞応答はビタミンEの補足で是正した。

成人とは反対に新生児，特に未熟児は，ある程度のビタミンE欠乏症にあると言われている（Oski, 1980）。同時に新生児の免疫系は，未熟児の場合特に，抗原の負荷に対して十分に応答しないのである。例えば新生児の好中球は，通常の成人に比較して殺菌活性や走化性が低い（Chirico, et al., 1983）のだが，これらの活性は未熟児では特に低い。Millerら（1979）は，未熟児の好中球は満期産児のそれに比較して，走化性刺激に向かう能力が低下していることと同様に，貪食能や酸化代謝反応，そして細菌の殺傷能力が低下していることを示した。

新生児においてビタミンEレベルが増加することは，好中球の機能を改善させることにつながる。Chiricoら（1983）は，健常な満期産児の生後2, 3, 4, 7, 10, そして13日目にビタミンEを20mg/kg筋注した。そして，これら被験者の生後2, 5, 14, そして30日目の好中球の殺菌活性と走化性の活性を，生理食塩水を筋注した児のそれらと比較した。ビタミンEを筋注された児はコントロールと比較して5日齢の貪食能が亢進した。報告の中で彼らは，ビタミンEの処置の効果は5日目でのみ認められたにすぎないが，生後1週間は新生児にとって最も重要な期間であることから，この効果は臨床的に重要な意味を持つかもしれないと示唆している。

ビタミンE欠乏症はある疾病との関連性において診断されてきた。そして，ビタミンEのような抗酸化作用のあるビタミンの体内における状態の変化が，これら疾病の進行に共通のファク

ターとして役割を演じているとの仮説が提唱されている(Liang, et al., 1996)。Sokolら(1984)は正常の、あるいは低いビタミンEの状態にある慢性の胆汁分泌不全患児と、慢性の胆汁分泌不全はないが一卵性のβ-リポタンパク血症に起因したビタミンE欠乏を起こしている患児、これら2群の被験者に対してビタミンE療法の効果を検討した。ビタミンEを充足させることにより、両群の患児の好中球の走化性の欠損を修復できた。

ビタミンEの欠乏はHIVの感染者についても報告されている。Passiら(1993)は、200人のHIV陽性患者について調査し、HIV陽性患者はコントロールに比較して、血漿ビタミンEレベルが低値であることを報告した。しかしながら、HIVが関連したビタミンE欠乏は、ビタミンの不十分な摂取によるものではないようである。100人の無症候性HIV感染者の男性の食事歴をみると、ビタミンEを含んだ多数の必須栄養素を、おおむね適切な、あるいはしばしば高い平均値でもって摂取していたが、これら被験者の18〜74%で血中のビタミンEレベルが低値か、あるいはやや低値を示していた(Beach, et al., 1992)。HIV感染からAIDS発症への進行とビタミンEレベルの間の関連性がもしもあるならば、それを明らかにする研究をさらに深めていく必要があるだろう。しかしながら、すでにAIDSが進行している患者の研究では、血清のビタミンEレベルと病状の重症度とが裏腹の関係にあることが観察されている(Tavier, et al., 1994)。現在の推奨食事許容量(RDA)よりもはるかに高いレベルのビタミンEを摂取することが、AIDS患者の血中のビタミンレベルを適切に維持し、結果的に患者の免疫機能の維持につなげるためにも必要である(Baum, et al., 1992)。

(3) ビタミンEの補足
1) 動物実験
ビタミンEは、推奨値よりも高用量を補足した場合に、免疫応答の促進や疾病に対する抵抗性を高めるという、数少ない栄養素のひとつである。体液性あるいは細胞性の免疫応答は、いずれもビタミンEの補足により影響を受けるようである。

さらに重要なのは、現在の推奨値よりも高用量を補足しても安全と思われることである(Bendich, 1993, Bendich and Machlin, 1988b, Meydani, et al., 1994, Meydani,et al.,1997a)。ビタミンEを補足されたウサギはコントロール食を摂取したウサギに比較して、腸チフスワクチンやブドウ球菌、O-レンサ球菌溶血素に対する抗体を、ピーク時の抗体価は二処理間で差がないものの、より早期に産生した(Segagni)。これが報告されたのは、さかのぼること1955年のことである。1978年には、市販の飼料(ビタミンEレベル43mg/kg)を摂取したニワトリにビタミンEを補足(150〜300mg/kg)したところ、大腸菌の感染に伴う生存率が上昇したことが報告されている(Tengerdy, et al., 1978)。この生体防御機能の亢進現象は、凝集反応の力価の上昇や血中からの大腸菌の早期の消失と相関していた。類似した結果がヒツジ赤血球を免疫したニワトリでも得られている。

体液性免疫に加えて、ビタミンEの補足は細胞性免疫にも改善効果をもたらすことが示されている。CorwinとSchloss(1980a, 1980b)は、ビタミンEがマイトジェンとしてマウスのリンパ細胞に直接的に働き、またリポ多糖(LPS)、ConAとPHAのような他のマイトジェンが誘導するリンパ細胞の増殖を促進することを報告した。彼らはまた、ビタミンEのマイトジェニックな効果の機作を、他の抗酸化剤との比較を手がかりにさらに探った(Corwin and Schloss, 1980a, 1980b)。

in vitroでのリンパ球の増殖応答の促進に、トコフェロールキノン(トコフェロールの酸化物)はトコフェロールと同程度の効果があった。したがって、トコフェロールのマイトジェニックな効果は、抗酸化機能のみにその理由を帰することはできない。しかし、これらはプロスタグランジン(PG)のもたらす機能をサポートする説明とはならない。なぜならば、インドメタシンを加えてもリンパ球の増殖に何の影響も与えないし、α-トコフェロールをin vitroで添加した実験ではPGE$_2$の生合成量が減少しなかったからである。

Bendichら(1986)は、高血圧自然発症ラット(SHR)のミオパシー(筋障害)を防ぐために15mg/kgの食餌性のビタミンEは適当量であったが、

PHAとConAに対するリンパ細胞の最適な増殖を得るためにははるかに高レベル（50〜200mg/kg）のビタミンEを必要とすることを示した。マウスにおいて，食餌性のビタミンEはヘルパーT細胞の活性を高めることが過去に示されている（Tanka, et al., 1979）。ゲッ歯類とニワトリの最適な免疫応答を維持するのに必要な食餌由来のトコフェロールは，正常な成長と生殖に必要な推奨レベルよりも高いかもしれないことが，これらの研究から示されている。最近の研究では，Moriguchiら（1990）がラットに100〜2,500ppmのビタミンEを補足するとConAとLPSに対する脾細胞のマイトジェン応答性と，YAC-1に対するナチュラルキラー（NK）の細胞傷害性，そして肺胞マクロファージの貪食能が用量依存的に増加した。高用量のビタミンEを短期的に補足しても免疫応答に関する指標に悪影響は及ぼさなかった。最近では，60，200そして800IU/dayの dl-α-トコフェロールを4カ月間にわたり高齢者に補足して，一般的な健康や栄養状態，肝酵素の機能，甲状腺ホルモン，クレアチニンレベル，血清の自己抗体，好中球による *Candida albicans* の殺菌活性，止血時間を評価した研究がある。ビタミンEをこれらのレベルで4カ月間補足しても上記のパラメータには悪影響を及ぼさなかった（Meydani, et al., 1997b）。さらに高用量をより長期間投与することによる悪影響の可能性を明らかにする研究は，別途必要となるだろう。

2) ヒトでの試験

男性と女性のビタミンEのRDAはトコフェロール当量でそれぞれ10mgと8mgである（National Reseach Council, 1989）。この値は欠乏症状（例えば成人の神経病やミオパシー）を回避するのに適当な量であろうと考えられている。しかしながら，このレベルは免疫機能を最適にする量ではないかもしれない（Horwitt, 1986, 1991）。ビタミンEは抗酸化剤としての機能を有するため，酸化のプロセスで消費される。したがって，例えば疾病そして/あるいは加齢のような酸化ストレスを促進するファクターによって，ビタミンEの必要性は影響を受けるかもしれない（Borek, 1993）。

ビタミンEの補足は，ヒトの免疫応答に影響を与えることがいくつかの研究で示されてきた。Bauhnerと共同研究者（1977）は，3人のボランティアに400IUのビタミンEを数日間与え，その前後のPMN（多形核白血球）の機能を観察した。ビタミンEの補足で貪食速度が促進したが，一方で殺菌活性は低下した。このことは，ビタミンEがリッチなPMNにより粒子の貪食的な取り込みが促進したことは，O_2^-イオンの放出量が増加したことと関係していた。しかし，過酸化水素（H_2O_2）の量は著しく減少した。これはすなわち，殺菌活性が低下したことにつながっていることを示唆した。

別な研究では，Prasad（1980）は13人の男性（25〜30歳）と5人の少年（13〜18歳）に対して1日当たり300mgの dl-α-トコフェリルアセテートを3週間与えた。被験者の末梢血の白血球はこの処理によって，PHA刺激後の^{3}H-チミジンの取り込み量と同様に殺菌活性が有意に低下したが，DTHに対する影響は全く認められなかった。興味深いことに，2人の被験者がそれぞれ喘息発作と鼻のアレルギー症状に改善を示した。薬理学的投与量のビタミンEがPMNの酸化代謝へ抑制剤として効果を発揮するかを研究する目的でEngleら（1988）は，PMAに5分間曝露された後のPMNのスーパーオキシドアニオンの生成量を調べた。生成されたスーパーオキシドアニオン量は，*in vitro* でビタミンE処理されたPMNでコントロールのPMA処理に比較して有意に減少した。しかしながら，この生成量の減少は高用量（5.0, 10.0μg/dl）のビタミンEで処理されたPMNでのみ認められ，中程度のレベル（3.5μg/dl）では認められなかった。このような結果はOkanoと共同研究者ら（1991）によっても報告されている。彼らはラットのPMNを用いて，PMNのビタミンE濃度が10^9個当たり2μgより少ないか，あるいは50μg以上の場合にスーパーオキシドの生成量が減少し，細胞10^9個当たり10μgより高いビタミンE濃度の場合のみ化学発光が抑制されたことを観察している。さらにOkanoら（1991）は19人の大学生に1日当たり600mgのα-トコフェロールを3カ月間与えた。その結果，ビタミンEを補足さ

れた被験者由来のPMNによる化学発光はコントロールの結果と類似していたことを，彼らは報告している。彼らはこの報告の中で，これら被験者のPMN中のビタミンEレベルが10^9個当たり3.5μgを決して上回ることがなかったことから，化学発光はビタミンEの影響を受けることはない，と示唆している。

(4) ビタミンEとエイジング
1) 実験動物

エイジングのプロセスは免疫系の抑制と関与している。この抑制は，若年に比較して老人が感染や悪性新生物に対して脆弱であることの一因となっている。加齢に伴う免疫の抑制は，少なくとも部分的には，エイジングに伴うフリーラジカルの負荷が増加していることに起因している。したがって，高齢者の通常の免疫機能維持に必要な，ビタミンEを始めとした食事性の抗酸化剤のレベルは，おそらくRDAよりも高いだろう。この仮説は普遍的に受け入れられるものではないが，近年増加している研究によってサポートされる。

ビタミンEの補足はこれまでに，実験動物の加齢に伴うある面での免疫機能の抑制に首尾よく改善効果をもたらしている。Meydaniら（1986a）は，食餌性のビタミンEレベルを30ppmから500ppmに高めて高齢マウスに摂取させたとき，DTH, Con Aに対するリンパ球の増殖，それとIL-2の生成が有意に増加したことを報告している。また，ビタミンEのこの効果はPGE_2の産生量の減少と関係があった。この研究における500ppmのビタミンE補足マウスでは，腎のアミロイドーシスの発症率がコントロール（ビタミンEが30ppmの群）よりも低かった（Meydani, et al., 1986b）。別な研究では，Meydaniら（1988）が，ビタミンEの補足はヒツジ赤血球をチャレンジした若齢や高齢マウスのNK活性に影響を与えなかった一方で，高齢マウスのヒツジ赤血球誘導性のNK活性の抑制を妨げるのにビタミンEの補足が効果的だったことを報告している。

2) ヒトの研究

ビタミンEの補足により，高齢者の免疫応答を促進することがこれまでに示されている。Ziemlanskiと共同研究者ら（1986），施設に在住している健常な高齢女性に対して100mgのビタミンEを2日に一度摂取してもらい，摂取開始4カ月後と12カ月後の血清中のタンパク質と免疫グロブリンの濃度を測定した。ビタミンEは4カ月目のトータルの血清タンパク質レベルを増加させた。それは基本的には$α_2$-と$β_2$-グロブリンの画分でみられた。12カ月後の血清のタンパク質濃度は有意に増加したが，免疫グロブリンや補体C3のレベルに有意差は全く認められなかった。しかしながら，ビタミンCとビタミンEとを両方補足された別なグループでは，IgGと補体C3のレベルに有意な増加を示した。

HarmanとMiller（1986）は，慢性的なケアを要する施設在住の103人の高齢者に，1日当たり200mgか400mgのα-トコフェロールアセテートを補足した。しかしながら，インフルエンザウイルスワクチンに対する抗体産生の有益な効果は認められなかった。残念ながら彼らの報告には，被験者の健康状態，薬剤の使用の有無，抗体産生レベル，そしてその他の関連したパラメータについてのデータが記載されていなかった。

ダブルブラインドプラセボコントロール試験を通じて，Meydaniと共同研究者（1990a）は，34人の健常な男女（60歳以上）に対し，大豆油のプラセボか800mgのdl-α-トコフェロール（400mgのカプセルで1日2回）を30日間補足した。被験者のDTHやマイトジェン応答性，そしてIL-1, IL-2やPGE_2の産生を評価した。ビタミンEの補足が血漿の過酸化物のレベルと同様，PHA刺激下の末梢血単核球（PBMC）によるPGE_2産生量を減少させた。IL-1産生とPHA刺激によるPBMCの増殖はビタミンEの補足による影響を受けなかった。

最近の研究では，Meydaniら（1997c）が，健常な高齢者（65歳以上）にプラセボか，60mg/day，200mg/dayあるいは800mg/dayのα-トコフェロールを，ダブルブラインドランダム試験で235日間補足した。ビタミンE投与群はすべて有意にDTHを促進した。200mg/dayのビタミンEを摂取した被験者はDTHの増加率が最高だった。DTHのメジアン変化率は200mg/dayのビタミン

E摂取群（65%）でプラセボ群（17%）よりも有意に高かった。60あるいは800mg/dayのビタミンEを補足された群のメジアン変化率はそれぞれ41%，49%であり，200mg/day補足群の65%に近似していた。しかしながら，2群の変化率はプラセボ群と比較した場合には統計的に有意ではなかった。60mg/day補足群ではB型肝炎ウイルスや破傷風，そしてジフテリアワクチンに対する反応性に有意な効果を全く示さなかった。しかし，B型肝炎ウイルスに対する抗体産生応答の統計的に有意な上昇が，200あるいは800mg/dayのビタミンEを摂取した群で認められた。200mg/day摂取群では破傷風毒素のワクチンに対しても抗体産生が有意に上昇した。ビタミンEを補足しても2つの自己抗体レベル，すなわち抗DNA抗体と抗チログロブリン抗体のそれぞれのレベル，あるいは好中球の *Candida albicans* に対する殺菌活性に影響は全く及ぼさなかった。これらのデータは，60mg/dayのビタミンEの補足はDTHを促進するかもしれない一方で，B型肝炎や破傷風毒素に対する抗体価を有意に高値にさせるには十分でないことをそれぞれ示唆している。しかしながら，200mg/dayのビタミンEの補足はDTHと抗体産生応答を有意に増加させ，これらは他の2つのビタミンE補足群で観察された値よりも高かった。したがって，200mg/dayという値は免疫応答にとって最適なレベルを代表していると結論づけられる。最適な応答が200mg/dayで観察されたことは，ビタミンEの持つ免疫の刺激効果を表す閾値があるかもしれないことを示唆している。興味深いことに，ビタミンEを補足された被験者は自己報告する形式をとった場合の感染症の罹病率が30%低かった。これは，高齢者にとってビタミンEの免疫刺激効果は臨床的に意義のあることを示している。

これとは別な研究にCannonら（1990）は，青年（22～29歳）と中年から老年（55～74歳）の被験者に400IUの *dl*-α-トコフェロールを，風変わりな運動（下り坂をランニングする）の開始前に，2日に1度，48日間にわたり補足した。プラセボのカプセルを摂取した青年の被験者では，プラセボ摂取の老年の被験者に比べて運動後に反応する好中球増加症と血漿のクレアチニンキナーゼの有意な増加を認めた。ビタミンEを補足すると好中球増加症とクレアチニンキナーゼの年齢による有意差がなくなった。その後のレポートでCannonら（1991）は，ビタミンEの補足がIL-1やTNFの産生には影響を及ぼさなかったが，運動誘導性のIL-1の上昇を妨げることを示した。しかしながら，ビタミンEの補足は別なサイトカインであるIL-6の産生を抑制した。IL-1とIL-6は炎症のプロセスや急性期の反応に関与しているといわれていること，そしてIL-1は運動誘導性の筋肉タンパク質分解と筋肉へのダメージとかかわりが深いということがこれまでにわかっていることから，ビタミンEの補足が及ぼす，上述したような運動中の筋肉への負担を妨げる効果はおそらく，実用性のある内容と思われる。これらの研究では，細胞性免疫の促進に加えて，サイトカイン産生の調節によってビタミンEが炎症のプロセスと急性期の反応の異化代謝的な結果に影響を与えうることを示した。

疫学的な研究の中には，自由な生活を送っている高齢者のビタミンEの補足と免疫機能との間の相互作用を検討したものがこれまでにいくつかある。GoodwinとGarry（1983）はビタミンEを高用量摂取している健常な成人（65～94歳）を調査し，ビタミンE摂取とDTH，マイトジェン刺激下のリンパ球増殖能，血清抗体価，あるいは循環している免疫複合体などとまったく相関しないことを見いだした。RDAの5倍高用量のビタミンEを補足的に摂取した人は，他の残りの人々よりも循環リンパ球の絶対数が少なかった。残念なことに，この研究の被験者はビタミンEに加えていくつかのビタミンのサプリメントを高用量摂取している事実もあり，得られた結果には解釈の難しい面がある。

Chevanceら（1984, 1985）は，特定した地域に在住する60歳以上の健常な100名を被験者として，栄養と免疫学的な状態との関係を研究した。彼らは，血漿ビタミンEのレベルはジフテリア毒素，*C. albicans*，そして *Trichophyton* に対するDTHの陽性の反応性と正相関を示すことを報告した。男性に限って言えば，ビタミンEレベルとDTH

が陽性の被験者数との間においても正の相関が観察された。135mg/dl以上のビタミンEレベルの被験者は，ヘルパー-インデューサーT細胞／細胞傷害性-サプレッサーT細胞の比がより高値となった。血中のビタミンE濃度はまた，前年の感染症の罹病歴の数と負相関を示した。

Payetteら（1990）は，食事性のビタミンEと自由に生活している高齢のカナダ人の ex vivo のIL-2産生との間に負相関を示すことを報告した。しかしながらこの結果は疑わしい。この報告における，おそらく「健常な」と思われる高齢者の70％にはIL-2が検出されなかったからである。他の研究者が報告するところでは，健常な高齢者のIL-2産生量は若い人のそれの，およそ1／2から1／3であるが，検出は可能である（Meydani, et al., 1990a, Meydani, et al., 1990b, Nagel et al., 1988）。この研究では，血漿のビタミンEレベルよりむしろ食事性のビタミンEの摂取が，被験者のトコフェロールの状態を推し量る指標として使われている。このことが，上述した研究結果をさらに複雑にしている。ビタミンEの栄養にかかわるデータベースは不完全であり，個々が示すトコフェロールの実際の状態を必ずしも代表していないのである。

(5) ビタミンEと癌

ビタミンEが癌を予防したり，あるいは癌の進行を遅らせたりするかどうかということが，長年にわたり興味の対象となっている。ビタミンEに抗癌作用があるという仮説の背景には，いくつかのまことしやかな機序が提案されている。ビタミンEは，免疫機能の維持，膜やDNAの修復，酸化によるDNA損傷の軽減といった，変異からの保護として取りざたされている（Ames, 1983, Singh and Gaby, 1991）作用を介して，癌のさまざまなステージで重要な役割を果たしていると考えられている。これらの主張を支持するデータが，ゆっくりではあるが増加している。例えば，Duthieら（1996）は，50〜59歳の男性からリンパ球を調製し，改変アルカリ性単細胞ゲル電気泳動法を用いて，それらリンパ球のDNAを構成しているピリミジンの酸化を分析した。ビタミンEを280mg/day補足された男性では，補足をされなかった男性群に比して，また喫煙の有無にかかわらず，内因性酸化反応基によるリンパ球DNAの損傷が少なかった。さらに，ビタミンEは，成長下にある細胞の糖脂質のような重要な膜関連分子の発現と機能を修飾することによって癌の進行を防いでいるかもしれない。それら糖脂質は，腫瘍細胞の腫瘍原性や転移能力の重要な標識である。in vitro でビタミンEを添加すると，K3T2細胞の表面 glycosphingolipid の生合成と表出が用量依存的に減少した（Yogeeswaran and Mbawuike, 1986）。

細胞培養研究で得られた成績は，ビタミンEに抗癌作用がいかにもあるかもしれないと思わせる。ビタミンEはヒトの肺や，口腔癌腫，そして悪性メラノーマに由来する細胞株の成長を抑制するが，ある種の乳癌腫瘍細胞株については抑制しなかった（Shklar, et al., 1993）。

動物実験では，全てではないがいくつかの癌細胞モデル実験系において，ビタミンEに腫瘍の発生率と進行を抑制する作用のあることが示されている。ハムスターの口腔嚢状癌モデルにおいて，すでに定着している上皮癌腫へビタミンEを注射すると，その腫瘍に退行が認められた（Shklar, et al., 1987）。さらに，低量の7,12-dimethylbenz-(a)-anthracene (DMBA) を連続投与し，弱いが長期にわたって癌腫を導入したとき，ビタミンEは上皮癌腫の発育を阻止した（Trickler and Shklar, 1987）。ビタミンEが実験動物を乳腺や肝，直腸の癌から守る能力は，実験条件に依存しているように思われる。ビタミンEを投与されたラットでは，2-acetylaminofluorencede 処理して誘発した肝癌の重症度が無投与ラットに比して軽減されていた（Ngah, et al., 1991）。しかし，diethylnitrosamine 誘発性の肝細胞癌腫はビタミンEの処置によって影響を受けなかった（Masui, et al., 1986）。Ip (1982, 1985) は，ビタミンEが欠乏すると，DMBAで誘発した悪性乳腺腫の発症率が，特に高度不飽和脂肪酸を多く含む食事を与えたラットで高まることを報告した。Bethら（1987）は一方で，ビタミンEには N-methyl-N-nitrosourea で誘導したときの乳癌に対して影響し

なかったことを報告している。最近の疫学的研究においても同様に，食事性のビタミンE摂取量と乳癌発症の危険性との間に関連性はみられていない。Netherlands Cohort Study は62,573名の55～69歳の女性を対象に，ビタミンEを含むビタミン類の摂取と乳癌との関連性について調査し，乳癌の危険性はビタミンE摂取に影響されなかったと報告している（Verhoeven, et al., 1997）。Iowa Women's Health Study もまた，34,387名の閉経後のIowa女性を対象とする前方視的研究を行い，ビタミンEの摂取は乳癌の危険性と関連しないと報告した（Kushi, et al., 1996）。

前述した初期の in vitro 実験や動物実験において，ビタミンEによって示された将来期待される抗癌作用の潜在性にもかかわらず，食物中に含まれる抗酸化物質の関与を調べた最近の研究から得られた結果は，混乱された状態で解釈されている。中国のLinxian（林県）の多くの人について行われた，ある無作為的な栄養介入試験によると，ビタミンEとβ-カロテン，セレンの混合物を5年間補足したところ，主に胃癌の発症率の低下によって全体の死亡率が減少した。食道癌の発症もまた低減した（Blot, et al., 1993, Tayler, et al., 1994）。

これとは対照的に，α-Tocopherol, β-Carotene Cancer Prevention Study（Albanes, et al., 1996）において，5年間，50mg/day のα-トコフェロールを補足しても，肺癌の発症率はいくつかの参加者の小集団にわたって影響されなかったとしている。この研究に参加したその29,133名は毎日5本以上タバコを吸う50～69歳の男性喫煙家であった。したがって，この研究ではビタミンEには効果がない可能性がある。なぜならば，この研究の参加者の何人かは，すでに癌ではあっても発見できない初期段階にあって，そのかなり低い投与量では癌の進行を抑制するには十分でなかったと考えられるからである。現在も研究は進行中にあって，もっと大量のビタミンEをさらに長期に補足した大規模な研究が終了すると，得られた結果からは，癌の発症予防を観点とする潜在的な健康の利益に関する有用な情報がもたらされると期待される。

(6) 感染症

ビタミンEの免疫刺激効果によって感染症に対する抵抗力が上昇することが示されている。Tengerdyら（1978）は，150～300mg/kgのビタミンE補給がヒヨコのE.coli感染による死亡率を有意に減少させたことを報告した（50から5％へ）。同様に，Diplococcus pneumonia Type I に感染したマウスの死亡率はビタミンEの投与後に80％から20％に減少した（Heinzerling, et al., 1974）。ビタミンEの防御効果は，抗体価の上昇，プラーク形成の増加，そして貪食活性の亢進と関連していた。Colnagoら（1984）は，ビタミンEの補足が Eimeria tenella 感染（胞子虫症）によるヒヨコの死亡率を下げたと報告した。Histomonas melacardis 感染による死亡率と病態重症度の低減は，500IU/kgの食餌性ビタミンEを補足された七面鳥においても報告された（Schildknecht and Squibb, 1979）。ビタミンE欠乏のブタは，十分量のビタミンEを与えられた群より実験的に感染させたブタ赤痢による死亡率が高く，感染の臨床症状も著しかった（Teige, et al., 1978）。さらに，ブタへのビタミンEの補給は，E. coli（Ellis and Vorhies, 1986）やTreponema hydysentriae（Teige, et al., 1982）に対する抵抗力を高めた。ビタミンEによるクラミジアに対する抵抗力の上昇も，ヒツジや仔ヒツジにおいて示されている（Stephens, et al., 1979, Nockels, 1979）。Reddyら（1985）は，ビタミンEを補給した仔ウシの血清が，対照仔ウシの血清より鼻腔気管支炎ウイルスの増殖をより効果的に抑制したことを報告した。

HIV感染とAIDSにおける食餌性ビタミンE補給の潜在的な効果が，マウスの白血病レトロウィルスに感染したマウスについて評価されている。ビタミンE補給は，レトロウイルス誘導性のT細胞の抑制活性を弱め，IL-2産生を高めた。研究者らは，ビタミンEはおそらく，レトロウイルス感染によるある種の免疫抑制性効果を逆転させるかもしれないと結論づけた（Kline, et al., 1990）。ビタミンE補給はまた，脂質の過酸化指標値を低め，レトロウイルスに感染したマウスと非免疫学的に危険な状態に置いたマウスに誘導した食道癌の発生率と大きさとを減少させた

(Odeleye, et al., 1992)。レトロウイルス感染マウスを用いたもうひとつの実験では、ビタミン補給は、T細胞とB細胞の増殖を有意に回復し、また、感染によって抑制されてしまったNK細胞の活性を刺激した。これらの研究者たちは、ビタミンEはマウスAIDSの進行中に、レトロウイルスによってもたらされた免疫上の欠陥を正常化するのに役立つと結論づけた。また彼らは、ビタミンEがHIV感染によって生じるヒトの免疫学的機能不全を修飾する治療的な供栄養素となりうるかもしれないと述べた(Wang, et al., 1994)。ビタミンEの予防的あるいは治療的可能性を結論づける前に、HIV感染の動物モデル、あるいはHIV感染したヒトにおけるビタミンE補給の臨床的な恩恵効果を明らかにする研究が必要である。

Hayekら(1997a)は、若いマウスと老齢マウスに30あるいは500ppmのビタミンEを8週間摂取させ、この際にインフルエンザに感染させた。ビタミンEを30ppm与えられた老齢マウスでは、ビタミンEを30ppm与えられた若齢マウスに比してウイルス価が高かった。インフルエンザの肺ウイルス価は、ビタミンEを30ppm与えられた老齢マウスより500ppm与えられたマウスのほうが低値であった。彼らは、ビタミンEの効果はおそらく、一部抗酸化状態とNK細胞活性の維持に起因しているのであろうと述べている。なぜなら、ビタミンEを500ppm与えられた老齢マウスにおいて、同齢の対照マウスより抗酸化状態の指標が高値を維持していたことや、加齢に応じたNK細胞の活性低下が、老齢マウスにビタミンEを500ppm与えることによって予防されたからである。さらにこの研究では、500ppmのビタミンE補給は、二次的な細胞障害性のT細胞活性、あるいは一次的な肺の細胞障害性細胞活性に影響を与えなかった。しかし、インフルエンザウイルス価を低減させるビタミンEの作用機序はまだ明らかでない。

(7) ビタミンE効果の作用機序

ビタミンEの免疫賦活効果の背後にある機序は、今日まで科学者の追求をかわしてきた。しかし、ビタミンEがプロスタグランジン合成を低下させることによって(Meydani, et al., 1986a, Meydani, et al., 1990a)、そして/あるいは、フリーラジカル形成を減少させることによって(Corwin and Schloss, 1980b)、ビタミンEはその免疫賦活作用を発揮しているのであろうと思わせる証左がある。

加齢や環境汚染、あるいは食事によるフリーラジカル形成の増加は、免疫系の構成要素に損傷を与える。活性化されたマクロファージによって産生される酸素の代謝産物、とりわけ過酸化水素は、リンパ球の増殖を抑制する(Metzger, et al., 1980)。トコフェロールは、PMNの過酸化水素産生を低下させることが示されている(Baehner, et al., 1977)。さらに、ビタミンE欠乏による免疫抑制効果は、例えばPGE_2形成といった酵素触媒性の脂質過酸化と同様に、非酵素触媒的な脂質過酸化の増大につながるフリーラジカル反応の増加に起因すると思われる。ビタミンE欠乏ラットのマクロファージでは、対照ラットのマクロファージに比して化学発光が3倍上昇し、膜の粘性が上昇した(Sharmanov, et al., 1986)。Harrisら(1980)もまた、ビタミンE欠乏食を与えられたラットでは酸素消費および過酸化水素の遊離の増大を示した。ビタミンE補足ラットに比較して、ビタミンE欠乏ラットの好中球ではより多くの過酸化された脂質が膜中にみられ、またより多くの過酸化水素が産生され、そしてより低い貪食活性と走化性がみられた(Machlin, 1991)。

ビタミンE欠乏によって増大した過酸化脂質の産生は、免疫細胞の正常な機能を左右する細胞性および準細胞性オルガネラの生理的諸性質に影響を与えうる。この指摘は、ラットにおけるビタミンE欠乏が血小板の膜流動性を減少させたとの観察によって支持される(Carpenter, 1986)。さらに、ビタミンE欠乏ラットより調製したリンパ球ミトコンドリア膜の電子顕微鏡写真によって膨潤し、破裂した部分が示された(Lehman and McGill, 1986)。

ビタミンEの補足は免疫系の細胞を酸化的損傷から保護することになる。Villaら(1986)は、*in vitro*におけるビタミンEの補足がアラキドン酸誘導性のPMNと単核白血球の凝集を濃度依存

的に抑制したと報告した。彼らは，これはおそらくリポキシゲナーゼ活性の干渉作用によると考えた。Topikaら（1989）は，in vitro でα-トコフェロールをヒトリンパ細胞に添加すると（0.2μmol/l），脂質の過酸化と，Fe^{2+}-アスコルビン酸Naの触媒作用を利用して誘導したDNAの酸化的損傷が抑制されることに気がついた。SepeとClark（1985）は，リポソームを標的小球とする好中球の細胞溶融を研究し，刺激された好中球が，細胞外脂質と共同してある種の膜溶解系を構成するミエロペルオキシダーゼと過酸化水素を分泌したことを示した。

　過酸化脂質の非酵素的生成物を減少させるだけでなく，ビタミンEはおそらく，アラキドン酸の代謝産物の合成に影響することによって免疫応答を修飾していると思われる。低濃度の時には，PGE_2はある側面の細胞性免疫にとって必要であると信じられている。しかし，さらに高濃度になると，PGE_2は抗体産生やDTH，リンパ球の増殖，そしてサイトカイン産生といった細胞性および液性免疫のいくつかの指標に対して抑制的に作用する。ビタミンE欠乏はエイコサノイド類の産生を亢進することが示され，その一方で，ビタミンEの補給はそれらの産生を抑制することが示された（Meydani, et al., 1986a）。Beharkaら（1997）は，ある in vitro 共培養系を使い，若齢および老齢マウスより精製したマクロファージとT細胞を一緒に培養し，老齢マウス由来のマクロファージが，少なくとも部分的にはマクロファージによるPGE_2産生の亢進によって，若齢マウスT細胞に対し抑制的に作用することを示した。ビタミンEのT細胞に及ぼす直接的な作用もまた認められたが，ビタミンEは，マクロファージのPGE_2産生を減じることによって，この系におけるT細胞応答を高めた。さらに，Wuら（1996）は，老齢マウスへのビタミンE補足が，加齢の関与するPGE_2産生の増加と老齢マウス由来のマクロファージにおけるシクロオキシゲナーゼ（COX）-2活性の亢進を低下させることを示した（Hayek, et al., 1997b）。ビタミンEがT細胞に及ぼす直接的な影響やビタミンEの免疫刺激作用への寄与を明らかにするためには，さらなる研究が必要である。このように，加齢が進んだ免疫系に及ぼすビタミンEの賦活作用は，大部分がPGE_2産生の低減を介して発揮されている。

(8) 結　論

　十分なビタミンEが正常な免疫機能にとって不可欠であることには議論の余地がない。ビタミンE欠乏は，貪食細胞の機能ばかりでなく，B細胞とT細胞とが介在する免疫を始めとするいろいろな免疫応答の障害をきたす。しかし，欠乏症を緩和するために必要なビタミンEのレベルは，すべての条件下で理想的な免疫機能にとって必要な最適レベルであるとは思われない。推奨量以上のビタミンEの補足は，老人や老齢動物の免疫応答を亢進することが示されている。この効果は，フリーラジカル形成と脂質の過酸化が環境汚染や食事性の多価不飽和脂肪酸摂取の増大，そして加齢によって増加するとき，いっそう顕著になって現れる。いくつかの動物実験によって，ビタミンEの補足が細菌やウイルスによる疾病に対する抵抗力を増大させることが示されていることから，ビタミンE捕捉による免疫応答の亢進は臨床的に重要である。

　したがって，いろいろな年齢のヒトにおいて免疫応答が最適に機能するようにビタミンEのレベルを決定するためには，ビタミンEの免疫賦活効果に関して，厳密に管理され，かつ長期にわたるさらなるヒト研究が望ましいといえる。そのような研究には，臨床的に関連性の深い免疫指標を取り入れるべきである。注意深く計画された臨床試験や疫学調査もまた，ビタミンE誘導性の免疫賦活の臨床的な意味，すなわち免疫がかかわる疾患に与える影響，を決定するために必要である。さらに重要なこととして，もしその免疫賦活効果を余すところなく活用しようとするのであれば，ビタミンEによる免疫調節効果の機序をさらに明らかにすることが必要である。

3. ビタミン E と免疫応答に関する最近の研究成果

文　献

(1) Albanes, D., Heinonen, O.P., Taylor, P.R., et al.：Alpha-tocopherol and beta-carotene supplements and lung cancer incidence in the alpha-tocopherol, beta-caro-tene cancer prevention study: effects of base-line characteristics and study compliance. J. Natl. Cancer Inst., 88：1560-1570., 1996.

(2) Ames, B. N.：Dietary carcinogens and anticarcinogens. Oxygen radicals and degenerative diseases. Science, 221：1256-1264, 1983.

(3) Baehner, R. L., Boxer, L.A., Allen, J.M., et al.：Autooxidation as a basis for altered function by polymorphonuclear leukocytes. Blood, 50：327-335, 1977.

(4) Baum, M.K., Shor-Posner, G., Bonvehi, P.E., et al.,：Interim dietary recommendations to maintain adequate blood nutrient levels in early HIV-1 infection. VIII International Conference on AIDS/III STD World Congress. Amsterdam, PoB 36 75, 1992.

(5) Beach, R.S., Mantero-Atienza, E., Shor-Posner, G., et al.：Specific nutrient abnormalities in asymptomatic HIV-1 infection. AIDS, 6：701-708, 1992.

(6) Beharka, A.A., Wu, D., Han, S.N., et al.：Macrophage prostaglandin production contributes to the age-associated decrease in T cell function which is reversed by the dietary antioxidant vitamin E. Mech. Ageing Dev., 93：59-77, 1997.

(7) Bendich, A., Gabriel, E. and Machlin, L.J.：Dietary vitamin E requirement for optimum immune response in the rat. J. Nutr., 116：675-681, 1986.

(8) Bendich, A.：Antioxidant vitamins and immune responses, In：Chandra RK (ed), Contemporary issues in clinical nutrition, ll. Nutrition and immunology. Allan R Liss Inc., New York, pp. 125-130, 1988a

(9) Bendich, A. and Machlin, L. J.：Safety of oral intake of vitamin E. Am. J. Clin. Nutr., 48：612-619, 1988b.

(10) Bendich, A.：Antioxidant micronutrients and immune responses. Ann. NY Acad. Sci., 587：168-180, 1990.

(11) Bendich, A.：Vitamin S and human immune functions. In：Human nutrition：a comprehensive treatise (ed.by Klurfeld, D.M.). Plenum Press, New York, 1993.

(12) Beth, M., Berger, M.R., Aksoy, M., et al.：Effect of vitamin A and E supplementation to diets containing two different fat levels on methylnitrosourea-induced mammary carcinogenesis in female SD・rats. Br. J. Cancer, 56：445-449, 1987.

(13) Blot, W.J., Li, J.Y., Taylor. P.R., et al.：Nutrition intervention trials in Linxian. China：supplementation with specific vitamin/mineral combinations, cancer incidence, and disease-specific mortality in the general population. J. Natl. Cancer Inst., 85：1483-1492, 1993.

(14) Borek, C.：Molecular mechanisms in cancer induction and prevention. Env. Health Perspect., 101：237-245, 1993.

(15) Cannon, J.E., Orencole, S.F., Fielding, R.A., et al.：Acute phase response in exercise: interaction of age and vitamin E on neutrophils and muscle enzyme release. Am. J. Physiol., 259：R1214-R1219, 1990.

(16) Cannon, J.G., Meydani, S.N., Fielding, R.A., et al.：Acute phase response in exercise, Il. Associations between vitamin E, cytokines, and muscle proteolysis. Am. J. Physiol., 260：R1235-R1240, 1991.

(17) Carpenter, M.P.：Effects of vitamin E on the immune system, In：Vitamins and cancer. (ed.by Meyskens, F.L. and Prased, K . N.) Karger, Basel, Switzerland, pp. 199-211, 1986.

(18) Chavance, M., Brubacher, G. Herbeth, E., et al.：Immunological and nutritional status among the elderly. In：Lymphoid cell functions in aging (ed.by De Wick, A . L.). Eurage, Interlaken, pp. 231-237, 1984.

(19) Chevance, M., Brubacher, G., Herbert, B., et al.：Immunological nutritional status among the elderly, In：Nutritional immunity and illness in the elderly (ed.by Chandra, R. K.). Pergamon Press, New York, pp. 137-142, 1985.

(20) Chirico, G., Marconi, M., Colombo, A., et al.：Deficiency of neutrophil phagocytosis in prematuTe infants：effect of vitamin E supplementation. Acta Paediatr. Scand., 72：521-524, 1983.

第1章 加齢と生態諸機能

(21) Colnago, G.L., Jensen, L.S, and Long, P.L. : Effect of selenium and vitamin E on the development of immunity to coocidiosis in chickens. Poultry Sci., 63：1136-1143, 1984.

(22) Coquette, A., Vray, B. and Vanderpas, J. : Role of vitamin E in the protection of the resident macrophage membrane against oxidative damage. Arch. Int. Physiol. Biochem., 94：529-534, 1986.

(23) Corwin, L. M. Schioss, J. : Influence of vitamin E on the mitogenic response of murine lymphoid cells. J. Nutr., 110：916-923, 1980a.

(24) Corwin, L. M. and Schloss, J.:Role of antioxidants on the stimulation the mitogen response. J. Nutr., 110：2497-2505, 1980b.

(25) Corwin, L. M. and Gordon, R. K. : Vitamin E and immune regulation. Ann. NY Acad. Sci., 393：437-451, 1982.

(26) Dillard, C.J., Kunert K. J. and Tappel, A.L. : Lipid peroxidation during chronic inflammation induced in rats by Freuds's adjuvant : effect of vitamin E as measured by expired pentane. Res. Commun. Chem. Pharmacol., 37：143-146, 1982.

(27) Duthie, S.J. Ma, A., Ross, M. A., et al. : Antioxidant supplementation decreases oxidative DNA damage in human lymphocytes. Cancer Res., 56：1291-1295, 1996.

(28) Ellis, R.P. and Vorhies, M.W. : Effect of supplemental dietary vitamin E on the serologic response bf swine to an Escherichia coli bacterium. J. Am. Vet. Med. Assoc., 168：231-232, 1986.

(29) Engle, W.A., Yoder, M.C., Baurley, J.L., et al . : Vitamin S decreased superoxide anion production by polymor-phonuclear leukocytes. Pediatr. Res., 23：245-248, 1988.

(30) Eskew, M.L., Scholz, R.W., Reddy, C.C., et al. : Effects of vitamin E and selenium deficiencies on rat immune function. Immunology, 54：173-180, 1985.

(31) Eskew, M.L., Scheuchenzuker, W.J., Scholz, R.W., et al. : Effects of ozone inhalation on the immunological response of selenium and vitamin E-deprived rats. Environ. Res., 40：274-284, 1986.

(32) Farrell, P.M. : Deficiency states, pharmacological effects, and nutrient requirements. In : Vitamin E, a comprehensive treatise（ed.by Machlin, L . J .）. Marcel Dekker Inc, New York, pp. 520-620, 1980.

(33) Gebremichael, A., Levy, E.M., Corwin, L.M. : Adherent cell requirement for the effect of vitamin E on in vitro antibody synthesis. J. Nutr., 114：1297-1305, 1984.

(34) Goodwin, J. S. and Garry, T.J. : Relationship between megedoses vitamin supplementation and immunological function in a healthy elderly polulation. Clin.Exp. Immunol., 51：647-653, 1983.

(35) Harman, D., Miller, R.W. : Effect of vitamin E on the immune response to infiuenza virus vaccine and the incidence of infectious disease in man. Age, 9：21-23, 1986.

(36) Harris, R.E., Boxer, L.A. and Baehner, R.L. : Consequences of vitamin E deficiency qn the phagocyte and oxidative function of the rat polymorphonuclear leukocyte. Blood, 55：338-343, 1980.

(37) Hatman, L. J. and Kayden, H.J. : A high-performance liquid chromatographic method for the determination of tocopherol in plasma and cellular elements of the blood. J. Lipid Res., 20：639-645, 1979.

(38) Hayek, M.E., Taylor, S.F., Bender, B.S, et al. Vitamin E supplementation decreases lung viral titer in mice infected with influenza. J. Infect. Dis., 176：273-276, 1997a.

(39) Hayek, M.G., Mura, C.V., Wu, O., et al. : Enhanced expression of inducible cyclooxygenase with age in murine macrophages. J. Immunol., 159：2445-2451, 1997b.

(40) Heinzerllng, R.H., Tengerdy, R.P., Wick, L. L., et al. : Vitamin E protects mice against *Diplococcus pneumonia* type I infection. Infect. Immunol., 10：1292-1295, 1974.

(41) Horwitt, M.K. : Interpretations of requirements for thiamin. ribofiavin, niacin-tryptophan, and vitamin E plus comments on balance studies and vitamin B_6. Am. J. Clin. Nutr., 44：973-985, 1986.

(42) Horwitt, M.K. : Data supporting supplementation of humans with vitamin E. J. Nutr., 121：424-429, 1991.

(43) Ip, C. : Dietary vitalmin E intake and mammary carcinogenesis in rats. Carcinogenesis, 3：1453-1456, 1982.

3. ビタミンEと免疫応答に関する最近の研究成果

(44) Ip, C.: Attenuation of the anticarcinogenic action of selenium by vitamin E deficiency. Cancer Lett., 25: 325-331, 1985.

(45) Kline, K., Rao, A., Romach, E., et al.: Vitamin E effects on retrovirus-induced immune dysfunctions. Ann. NY Acad. Sci., 587: 294-296, 1990.

(46) Kowdley, K.V., Meydani, S.N., Cornwall, S.C., et al.: Reversal of depressed T-lymphocyte function with repletion of vitamin E deficiency. Gastroenterology, 102: 1-4, 1992.

(47) Kushi, L.H., Fee, R.M., Sellers, T.A., et al.: Intake of vitamins A, C, and E and postmenopausal breast cancer. The Iowa Women's Health Study. Am. J. Epidemiol., 144: 165-174, 1996.

(48) Langweiler, M., Schultz, R.D. and Sheffy, B.E.: Effect of vitamin E deficiency on the proliferative response of canine lymphocytes. Am. J. Vet. Res., 42: 1681-1685, 1981.

(49) Lehmen, J. and McGill, M.: Biomedical and ultrastructural alterations in platelets, reticulocytes and lymphocytes from rats fed vitamin E-deficient diets. J. Lipid. Res., 23: 299-306, 1986.

(50) Liang, B., Chung, S., Araghiniknam, M., et al.: Vitamins and immunomodulation in AIDS. Nutrition, 12: 1-7, 1996.

(51) Machlin, L.J.: Vitamln E. In: Handbook of vitamins: nutritional. biochemical, and clinical aspects, 2nd ed (ed.by Machlin, L.J.). Marcel Dekker Inc, New York, pp. 99-144, 1991.

(52) Masui, T., Tsuda, H., Inoue, K., et al.: Inhibitory effects of ethoxyquin, 4, 4'-diaminodiphenylmethane and acetaminophen on rat hepatocarcinogenesis. Jpn. J. Cancer Res., 77: 231-237, 1986.

(53) Metzger, Z., Hoffeld, J.T., Oppenheim, J.J.: Macrophage-mediated suppression. I. Evidence for participation of both hydrogen peroxide and prostaglandin of suppression of murine lymphocyte proliferation. J. Immunol., 124: 938-938, 1980.

(54) Meydani, S.N., Meydani, M., Verdon, C.P., et al.: Vitamin E supplementation suppresses prostaglandin E 2 synthesis and enhances the immune response of aged mice. Mech. Ageing Dev., 34: 191-201, 1986a.

(55) Meydani, S.N., Cathcart, E.S., Hopkins, R.E., et al.: Antioxidants in experimental amyloidosis of young and old mice. In: Fourth international symposium on amyloidosis (ed. by Glenner, G. G., Asserman, E. P., Benditt,E.,et al.). Plenum Press, New York, pp. 683-692, 1986b.

(56) Meydani, S.N., Stocking, L.M., Shepiro, A.C., et al.: Fish oil-and tocopheroi-induced changes in ex vivo synthesis of spleen and lung leukotriene B 4 (LTB 4) in mice. Ann. NY Acad. Sci., 524: 395-397, 1988.

(57) Meydani, S. N., Barklund. M. P., Liu, S., et al.: Vitamin E supplementation enhances cell-mediated immunity in healthy elderly subjects. Am. J. Clin. Nutr., 52: 557-563, 1990a.

(58) Meydani, S.N., Meydani, M. and Blumberg, J.B.: Antioxidants and the aging immune response. Adv. Exp. Med. Biol., 262: 57-68, 1990b.

(59) Meydani, S. N., Meydani, M., Rad, L., et al.: Assessment of the safety of high-dose, short-term supplementation with vitamin E in healthy older adults. Am. J. Clin. Nutr., 60: 704-709, 1994.

(60) Meydani, S. N., Meydani, M., Blumberg, J., et al.: Safety assessment of long-term vitamin E supplementation in healthy elderly. FASEB J., 10: A448, 1997a.

(61) Meydani, S. N., Meydani M., Blumberg, J.B., et al.: Assessment of the safety of supplementaton with different levels of vitamin E in healthy older adults. 1997b. (in press)

(62) Meydani, S. N., Meydani, M., Blumberg, J.B., et al.: Vitamin E supplementation enhances in vivo immune response in healthy elderly: a dose・response study. JAMA, 277: 1380-1386, 1997c.

(63) Miller, M. E.: Phagocytic function in the neonate: selected aspects. Pediatrics, 64: 5709-5712, 1979.

(64) Moriguchi, S., Kobayashi, N. and Kishino, Y.: High dietary intakes of vitamin E and cellular immune functions in rats. J. Nutr., 120: 1096-1102, 1990.

(65) Nagel, J.E., Chorpa, R. K., Chrest, F.J., et al.: Decreased proliferation, interleukin 2 synthesis, and Interleukin 2 receptor expression are accompanied by decreased mRNA expression in phytohemagglutin-stimulated cells from elderly donors. J.

Clin. Invest., 1988.

(66) National Research Council.: Recommended Dietary Allowances. 10th ed. National Acatdemy Press, Washington DC, p. 284, 1989.

(67) Ngah, W.Z., Jarien Z., San, M.M., et al.: Effect of tocotrienols on hepatocarcinogenesis induoed by2-acetylalminofluorene in rats. Am. J. Clin. Nutr., 53（Suppl.）: 1076S-1081S, 1991.

(68) Nockels, C.F.: Protective Eftects of supplemental vitamin E against infection. Fed. Proc., 38: 2134-2138, 1979.

(69) Odeleye, O.E., Eskclson, C.D., Mufti, SL, et al.: Vitamin E protection against nitrosamine-induced esophageal tumor incidenee in mice immunocompromised by retroviral infection. Carcinogenesis, 13: 1811-1816, 1992.

(70) Okano, T., Tamai, H. and Makoto, M.: Superoxide generation in leukocytes and vitamin E. Int. J. Vit. Nutr. Res., 61: 20-26, 1991.

(71) Oski, F.A.: Anemia in infancy: iron deficiency and vitamin E deficiency. Pediatr. Rev., 1: 247-253, 1980.

(72) Passi, S., Picardo, M., Morrone, A., et al.: Study on plasma polyunsaturated phospholipids and vitamin E, and on erythrocyte glutathione peroxidase in high risk HIV infection categories and AIDS patients. Clin. Chem. Enzymol. Commun., 5: 169-177, 1993.

(73) Payette, H., Rola-Pleszczynski, M. and Ghadririan, P.: Nutritional factors in relation to cellular and regulatory immune variables in free-living elderly population. Am. J. Clin. Nutr., 33: 606-608, 1990.

(74) Prasad, J.S.: Effect of vitamin E: supplementation on leukocyte function. Am. J. Clin. Nutr., 33: 6006-6008, 1980.

(75) Reddy, P.G., Morrill, J.L., Minocha, H.C., et al.: Effcts of supplemental vitamin E on the immune system of calves. J. Dairy Sci. 69: 164-171, 1985.

(76) Sharmanov, A.T., Aidarkhanov, B.B. and Kurmangaliev, S.M.: Effect of vitaimin E on oxidative metabolism of macrophages. Bull. Exp. Biol. Med., 101: 723-725, 1986.

(77) Schildknecht, E.G. and Squibb, R.L.: The effect of vitamins A, E, and K on experimentally induced histo-moniasis in turkeys. Parisitology, 78: 19-31, 1979.

(78) Segagni, E.: Vitamin E effect on vaccination. Minerva Pediat., 7: 985-987, 1955.

(79) Sepe, S.M. and Clark, R.A.: Oxidant membrane injury by the neutrophil myeloperoxidase system. II. Injury by stimulated neutrophils and protection by lipidsoluble antioxidants. J. Immunol., 134: 1896-1901, 1985.

(80) Shklar, G., Schwartz, J., Trickler, D.P., et al.: Regression by vitamin E of experimental oral cancer. J. Natl. Cancer Inst., 78 :987-992, 1987.

(81) Shklar, G., Schwartz, J., Trickler, D., et al.: The effectiveness of a mixture of beta-carotene, alpha-tocopherol, glutathione, and ascorbic acid for cancer prevention. Nutr. Cancer, 20: 145-151, 1993.

(82) Singh, V.N. and Gaby, S.K.: Premalignant lesions: role of antioxidant vitamins and beta-carotene in risk reduotion and prevention of malignant transformation. Am. J. Clin. Nutr., 53(Suppl.): 386S-390S, 1991.

(83) Sokol, R.J., Heubi, J.E., Iannoccone, S.T., et al.: Vitamin S deficiency with normal serum vitamin E concentration in children with chronic cholestasis. N. Engl. J. Med., 310: 1209-1211, 1984.

(84) Stephens, L.C., NcChesney, A.E. and Nockels, C.F.: Improved recovery of vitemin-E-treated lambs that have been experimental infected with intratrecheal chlamy-dia. Br. Vet. J., 135: 291-293, 1979.

(85) Tanka, J., Fuyiwara, H. and Torisu, M.: Vitamin E and immune response: enhancement of helper T cell activity by dietary supplementation of vitamin E in mice. Immunology, 38: 727-734, 1979.

(86) Tavier, A., Sappey, C., Leclerc, P., et al.: Antioxidant status and lipid peroxidation in patlents infected with HIV. Chem. Biol. Interact, 91: 165-180, 1994.

(87) Taylor, P.R., Li, B., Dawsey, S. M., et al.: Prevention of esophageal cancer: the nutrition intervention trials in Linxian, China. Linxian Nutrition Intenfention Trials Study Group. Cancer Res., 54(Suppl.): 2029S-2031S, 1994.

3. ビタミンEと免疫応答に関する最近の研究成果

(88) Teige, J., Saxegaard, F. and Frocslie, A.: Influence of dieton experimental swine dysentery. 2. Effects of a vitamin E-and selenium-deficient diet supplemented with30/0 cod liver oil, vitamin E, or selenium. Acta Vet. Scand., 19：133-146, 1978.

(89) Teige, J., Tollersrud, S., Lund, A., et al. Swine dysentery: the Influence of dietary vitamin E and selenium on the clinical and pathological effect of Treponema hyodysenteriae infection in pigs. Res. Vet. Sci., 32：95-160, 1982.

(90) Tengerdy, R.P., Heinzerling, R.H. and Brown, G.L., et al.: Enhancement of the humoral immune response by vitamin E, Int. Arch. Allergy, 44：221-232, 1973.

(91) Tengerdy, R.P., Heinzerling, R.H. and Mathias, M.M.: Effect of vitamin E on disease resistance and immune response. In: Tocopherol, oxygen end biomembranes (ed.by de Dune, C. and Hayashi, O.). Eisevier, New York, pp. 191-200, 1978.

(92) Topika, J., Binkovaa, B., Sram, R.J., et al.: The influence of alphe-tocopherol and pyritinol on oxidative DNA damage and lipid peroxidation in human lymphocytes. Mutat. Res., 225：131-136, 1989.

(93) Trickler, D. and Shklar, G.: prevention by vitamin E of experimental oral carcinogenesis. J. Natl. Cancer Inst., 78：165-169, 1987.

(94) Verhoeven, D.T., Assen, N., Goldbohm, R.A., et al.: Vitamins C and E, retinol, beta-carotene and dietary fibre in relation to breast cancer risk：prospective cohort study. Br. J. Cancer, 75：149-155, 1997.

(95) Villa, S., Lorico, A., Morazzoni, G., et al.: Vitamin E and vitamin C inhibits arachidonic-induced aggregation of human peripheral blood leukocyte *in vitro* agents and action. Agents Actions, 19：127-131, 1986.

(96) Wang, Y., Huang, D.S., Eskelson, C.D., et al.: Long-term dietary vitamin E retards development of retrovirus-induced dysregulation in cytokine production. Clin. Immunol. Immunopathol., 72：70-75, 1994.

(97) Wu, D., Han, S.N. and Meydani, S.N.: Vitamin E (E) supplementation inhibits macrophage cyclooxygenese (COX：) activity of old mice. FASEB J., 9：A191, 1996.

(98) Yogeeswaran, G. and Mbawuike, I.N.: Altered metabolism and cell surface expression of glycosphingolipids caused by vitamin E in cultured urine (K3T3) reticulum sarcoma cells. Lipids, 21：643-647, 1986.

(99) Ziemlanski, S., Wartanowicz, M., Klos, A., et al.: The effect of ascorbic acid and alpha-tocopherol supplementation on serum proteins and immunoglobulin concentration in the elderly. Nutr. Int., 2：1-5, 1986.

第2章　食パターンの変遷とエイジング

1. オーバービュー

小林　修平[*]

　本セッションの各国演者のお話を聞く前に，このセッションの狙いについて述べることとする。

　このセッションの話題には2つのキーワード，すなわち縦糸としての「食パターンの変遷」があり，横糸として「エイジング（加齢）」がある。食パターンの動向は，しばしば集団の健康状況の変遷と結びつけて論じられ，例えば脂肪，タンパク質といった個々の栄養素摂取状況の変遷の背景となっている。食パターンは食事全体としての動きであり，当然，その国，その階層の文化的伝統，暮らしの環境，習慣的あるいは社会的な行動パターンに連動しており，ごく自然に形成される。したがって，本当にその集団の健康，栄養改善を図るならば，その食パターンとそれを形成する伝統，習慣についての知識と認識がなければ，真に有効な改善は期待できない。FAO,WHOでもこの視点などに基づいて1995年，Food Based Dietary Guideline，つまり食品に基礎をおいた食事指針の必要性を提起し，強調している。

　一方，エイジングはこれまでもいろいろ議論されてきたが，食生活と当然ながら非常に深く関係している。加齢に伴う身体の生理的変化はもちろんであるが，その年齢特有の問題意識や伝統，習慣などが，社会，経済，文化的特性とともに食習慣に大きく影響を及ぼしており，健康の背景として極めて重要なことは確かである。加齢が食パターンに影響を与え，また食事が加齢に伴う身体的変化に影響を与えることもよく知られている。

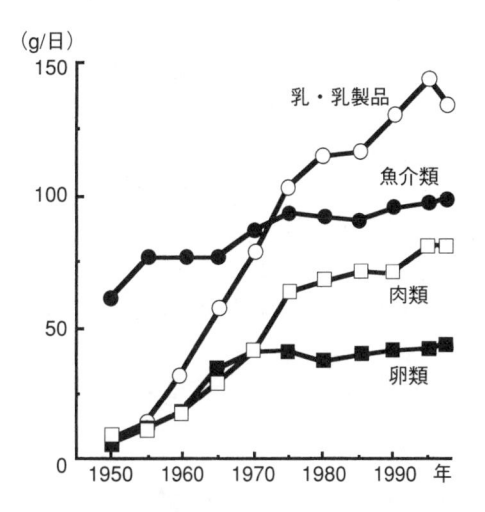

図1　動物性食品の1人1日当たり摂取量の年次推移
（国民栄養調査成績より，厚生省）

　本セッションでは，アジアの国々と米国・ヨーロッパの欧米型食生活の伝統を持った国々の方にご登場いただき，それらの比較の中から世界共通の課題である「食生活，エイジング，健康」の相互関係にアプローチする。

　具体的に我が国の食生活パターンについて概略を紹介する。国民栄養調査の年次推移データのひとつとして，動物性食品の摂取パターンをみると（図1），国民の平均摂取量はミルク，乳製品，肉，卵，いずれも戦後の経済復興期とともに急速に増加したということはよく知られている。意外に知られていないのが，1970年代を境にして摂取量が

[*]和洋女子大学教授

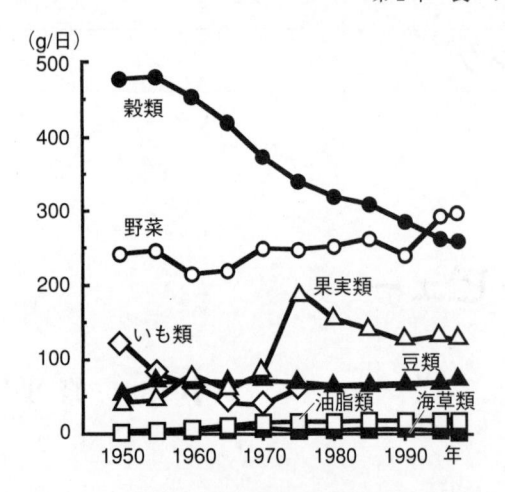

図2 植物性食品の摂取量の年次推移
（国民栄養調査成績より，厚生省）

急激に頭打ちになったということである．その原因・理由については議論もあり，まだよくわかっていないが，経済復興期に急速な食生活の欧米化の流れがあり，1970年代に，経済のいわゆる石油ショックに伴い何らかの要素が働き，国民の間には自律的な形で食べ方の抑制が起こり，これらの食品の摂取量の増え方が緩やかになったと推察される．

これに対して，植物性食品では（図2），特に穀類の摂取量が急速に低下しており，これは食生活の欧米化のひとつの一般的かつ代表的な現象としてよく知られている．

数年前，我々は韓国国民の食物摂取の平均的状況と，日本のそれを比較した．両国のパターンは非常に似ており，しかも経済発展期のずれをそのまま反映して韓国が日本のパターンを追いかけているような印象を与える．動物性食品の摂取量では（図3），典型的なパターンが両国に共通に出ている．穀物の摂取量（図4）は両国共に，時期にちがいがあるが低下している．したがって，両国共通に食生活の欧米化という問題が，経済の発展と期を一にして，共に起こっていたことが明らかになった．

我が国の国民栄養調査は平成7年（1995）から年齢階層別の特徴が出せるように方式が変わった．

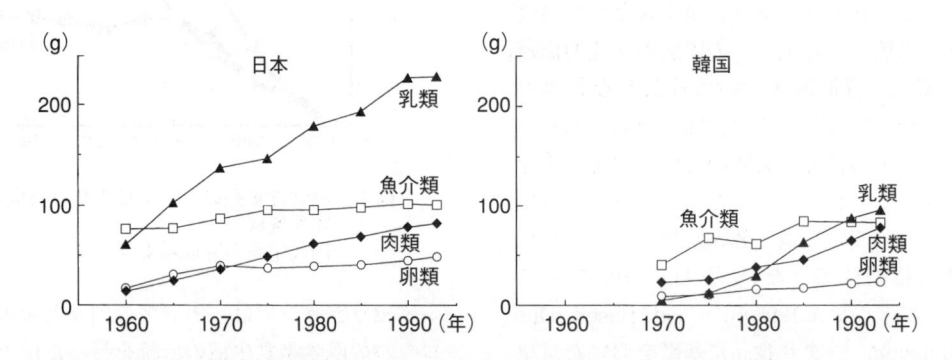

図3 日本と韓国における動物性食品群摂取量の推移（両国の国民栄養調査結果による）

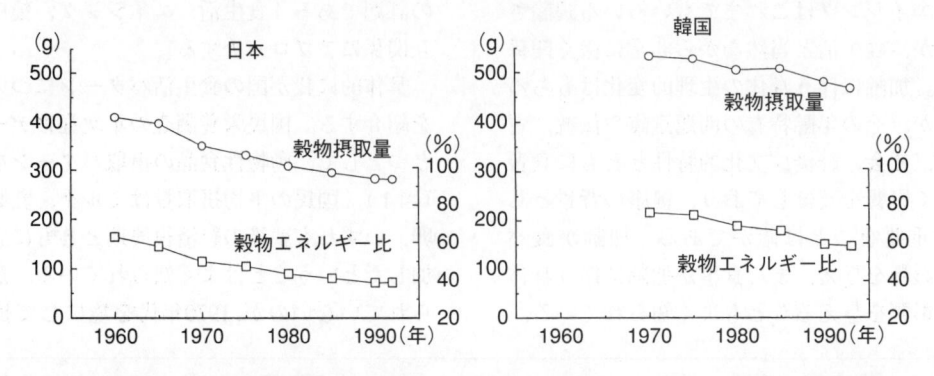

図4 日本と韓国における穀物摂取量と穀物エネルギー比の推移（両国の国民栄養調査結果による）

1. オーバービュー

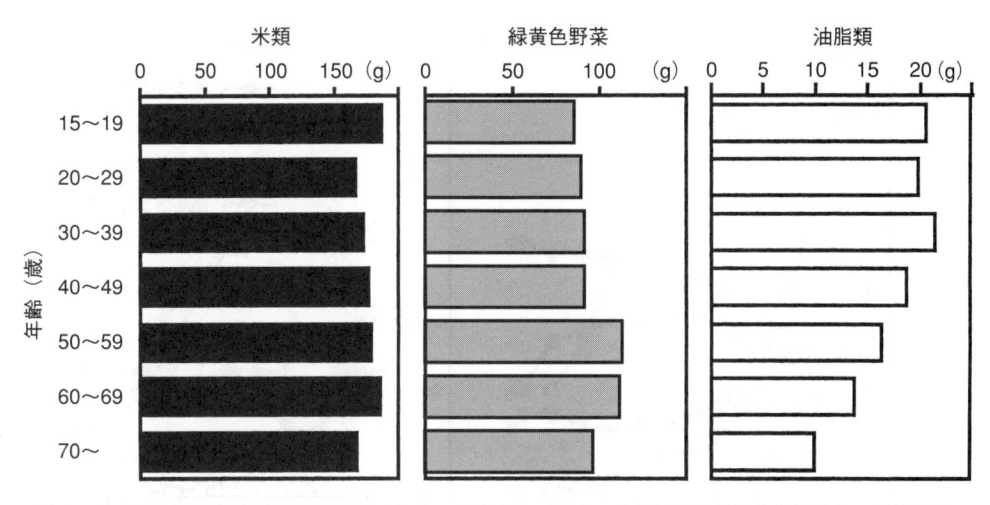

図5 年齢階級別主要食品群別摂取量（15歳以上）（平成9年国民栄養調査成績より，厚生省）

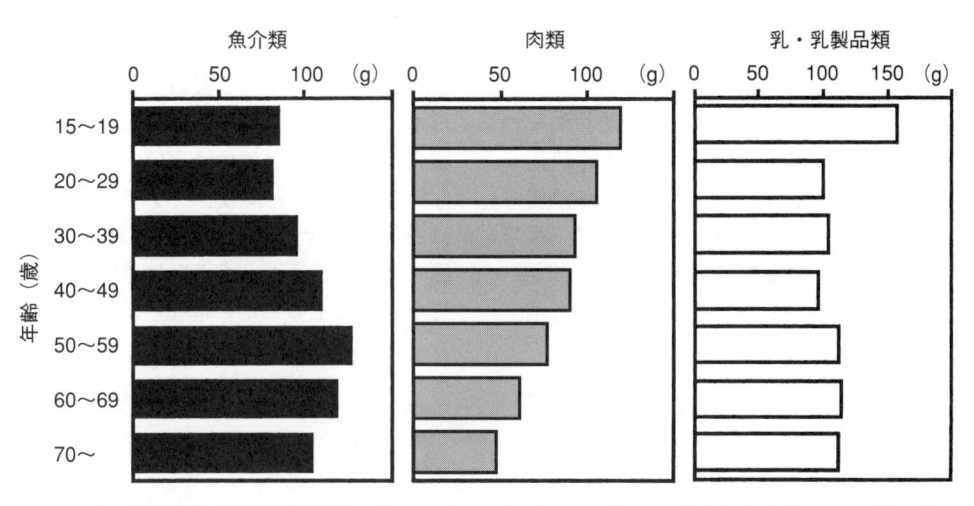

図6 年齢階級別主要食品群別摂取量（15歳以上）（平成9年国民栄養調査成績より，厚生省）

それにより，エイジングという側面からみた食物摂取パターンの違いも明らかになった。油脂について年齢階層別にみると，若い人では摂取量が多く，高齢者では少ないというパターンが明らかにわかる（図5）。エイジングと共に油脂の摂取量が下がってくると推察されるが，さらに縦断的調査をやってみないことには，正確なことはわからないと思う。それに対して米の摂取量は，年齢階層による違いがほとんどみられない。野菜の摂取状況は，健康意識を反映したものかと思われるが，中高年層で摂取量が若干多めとなっている。典型的なのは肉（図6）で，肉の摂取量は若年齢層で多く，高齢層で少ないことが非常にきれいに現れている。これは横断的にみた年齢階層別パターンであるが，縦断的にみたらどういうパターンになるか，興味の持たれるところである。魚の摂取量は若年齢層では少なくて，健康に対する意識の比較的高い中年齢層で比較的多くなっている。

食事摂取状況のこのような推移が健康にどう現れるかは，病気の原因別死亡率の全国統計をみると明らかである。昔は結核をはじめ，感染症の死亡率が高かったのに対して，最近は癌，心臓病の死亡率が上がっており，疾病パターンの欧米化といってもよいような状況がみられる。しかし，こ

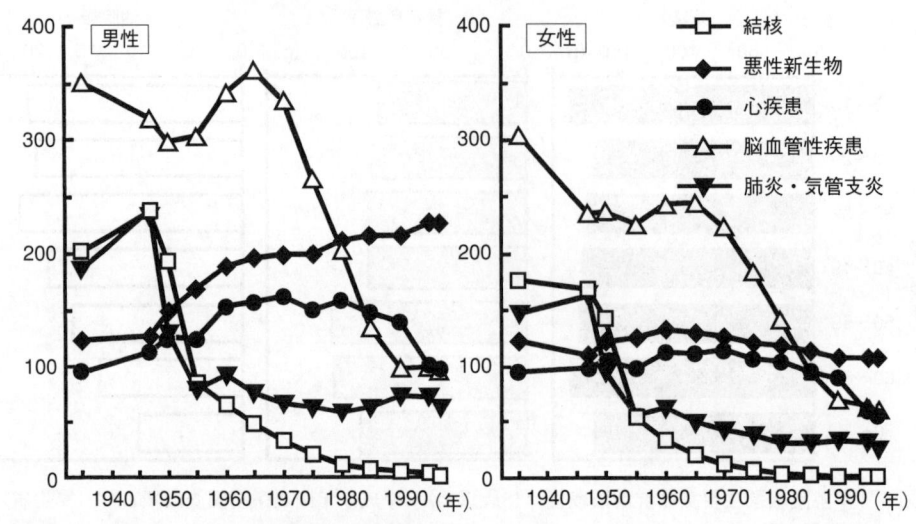

図7 日本における主要死因別年齢調整死亡率の推移（人口10万人当たり，厚生省）

れはあくまでも総死亡率であり，年齢の高いほうが相対的に人口が増えているから，比較的パターンは誇張されている．それに対して，年齢補正（age-adjust）をすると，そのような死亡率の変化があまり極端にみられないのが日本の特徴（図7）である．一時期，高度成長期と同時期にこういった生活習慣病が増えてきたが，その後の石油ショック以降の動物性食品の平均摂取量の増え方のレベルオフからもいえるように，加齢による易罹患者数の増加という要因を除去して考えれば，日本人の生活習慣病の大部分については必ずしも増えてきているとはいえない．

これらのパターンが，アジアの諸国，発展途上にある国も含め，すでに発展過程を経た欧米の国々とどう違うか，あるいは予防の有効性からみてその対策上のちがいはないかというのが本セッションの興味になる．

2. 加齢による食習慣の傾向の変化——韓国の場合

ヤンジャ・リー・キム*, ヨン・ジュン・チュン**, ミー・キュン・キム***

　韓国は，ここ20年の間に世界中で最も急速な産業発展を果たした。韓国では，21世紀を迎え，今までに比べ人口の大きな部分を高齢者が占めるようになる（図1）。これは，食生活やさまざまな社会経済的な要因を含む，よい生活環境によってもたらされた。1997年の韓国人男性の主要な死因は40代と50代では肝臓病，60代と70代では脳血管疾患であった（図2）。一方，女性は，40代以上で脳血管疾患が主な死因であった。死亡率は80歳を超える男性で最も減少した（図3）。韓国では，21世紀には他の多数の国々と同様に，介護や社会的な援助が必要なグループは，乳児や幼い子供よりもむしろ高齢者になる。栄養学者や健康関連の専門家はこの挑戦を受け入れ，高齢者に特有なニーズや加齢に関連する諸問題によりいっそう焦点を合わせ，不幸な結果を生じないようにすべきである。

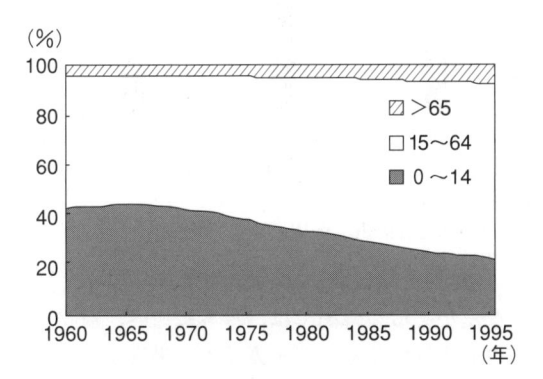

　加齢は，遺伝的要因と，生活様式，食習慣，運動や疾病などの環境的要因との複合効果から生じる（表1）。高齢者の食の選択に影響を及ぼすと思われる要因にはさまざまなものがあることが一般的に認められている。それゆえ，より組織的かつ広範な概念をもって栄養とエイジングの問題に取り組むことが必要である。

　韓国では，高齢者に関する組織的かつ全国的で大規模な栄養と食習慣の調査は行われてこなかっ

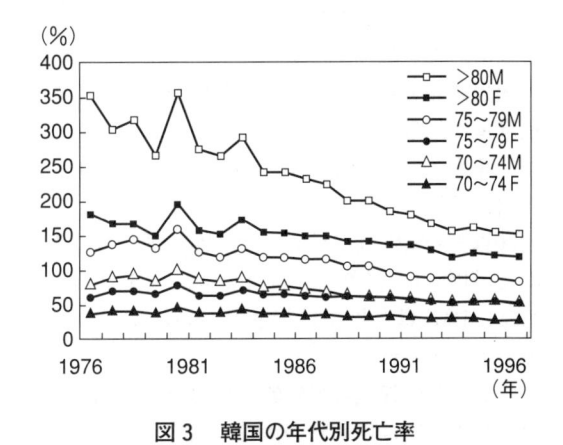

図1　韓国の人口構成

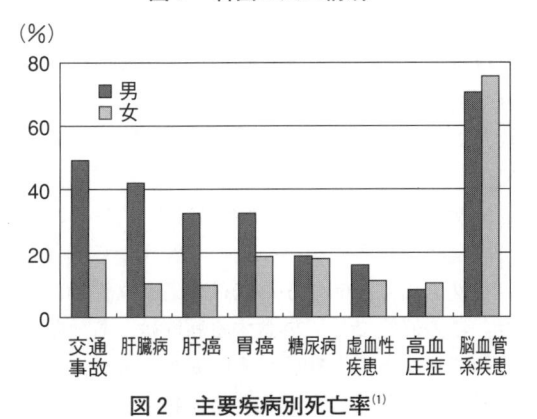

図2　主要疾病別死亡率[1]

図3　韓国の年代別死亡率

---

*Yang Cha Lee-Kim[1], **Eun Jung Chung[2] and ***Mi Kyung Kim[1] : [1]Research Inst. of Food & Nutritional Sciences, Yonsei University, Seoul, Korea, [2]General Education, Kangnam University, Kyungkido, Korea

第2章　食パターンの変遷とエイジング

表1　高齢者が食品を選ぶときの影響因子[15]

心理的因子	生理的因子	社会経済的因子
社会活動	食欲	年齢
自尊心	味覚の鋭敏さ	性別
栄養学の知識	嗅覚の鋭敏さ	収入
健康によいという認識	歯の状態	料理の腕前
孤独	処方食	日常のスケジュール
死別	慢性疾患	引退・余暇
食の象徴性	食物不耐	教育
精神的自覚	健康状態	食料品店までの距離
食品の好き嫌い	身体障害	交通の利便性
食品に対する信頼	運動	慣れ親しんだ食品の入手しやすさ

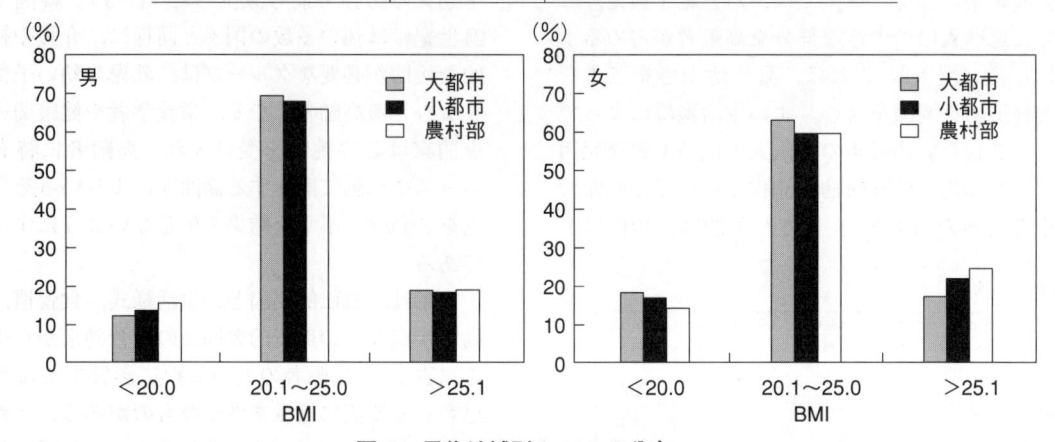

図4　居住地域別のBMIの分布
(出典：'95National Nutrition Survey Report, The Ministry of Health & Welfare, Korea.)

た。急速な工業化のため，おそらく地域間，世代間で栄養状態や食習慣には有意な違いがあると思われる。我々は急速に変化する多様な社会で生活しており，さまざまな考え方や習慣を持った人々と生活しているのである。

国民栄養調査では，脂肪を含めた種々の栄養素摂取量が都市部よりも農村部で低いことが示された。また，この調査では，BMIが25.1よりも高い女性は都市部に比べ農村部で多くみられ，一方，20.0以下の女性は農村部に比べ都市部で多くみられた（図4）。別の調査結果では，歳をとるにつれて，BMIは女性では増加し，男性では減少することが示された。

ここ数年の韓国の平均的な食物消費傾向をみると，日本と同様に穀物の消費は減少し，肉および肉製品，乳および乳製品，魚介類の消費が増加傾向にあることがわかる。乳製品と野菜の消費は，1990年代から，ほぼ変化がなくなっている（図5）。食物供給において西洋と東洋の国々では大きな差がある。韓国では，日本に比べ，穀物と野菜の消費量が多く，ジャガイモ，果物類，肉類，乳類，油脂の消費量は少ない（表2）。

最近の摂取調査によると，ほとんどの栄養素の摂取量は，20代から70代にかけて年齢が増すにつれて減少することが示されている。減少が認められたのは，総カロリー，タンパク質，脂質，Ca，Na，レチノール，ビタミンC，ビタミンEとコレステロールである。食物繊維とビタミンCの摂取量は同年齢の男性に比べ，20代から40代の若い女性で高く，60代から70代の老齢女性で低かった。この研究では，外食する頻度は，若い年代に比べて男女とも，70代の人で減少していた。

興味深いことに，男女共小麦粉を原料とした食物を好まなかった。毎日，同じ量の食事を摂っている人の数は，女性よりも男性で有意に低く，特に，20代と70代で顕著であり，若い（20代）男性

2. 加齢による食習慣の傾向の変化──韓国の場合

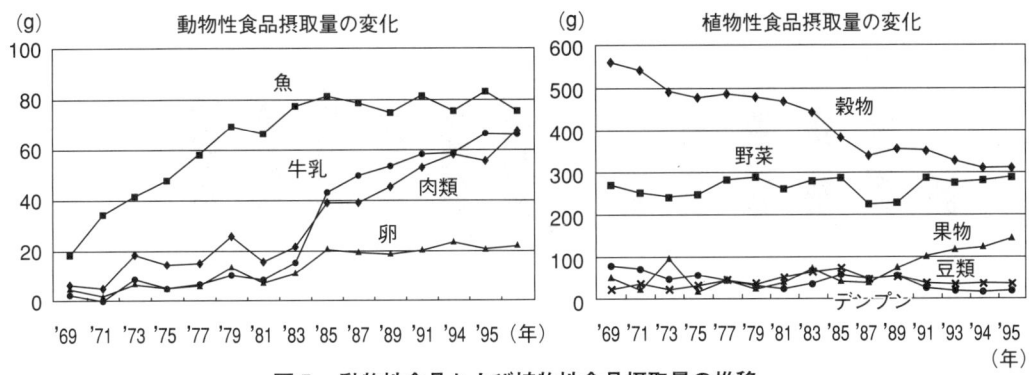

図5　動物性食品および植物性食品摂取量の推移
(出典：'95National Nutrition Survey Report, The Ministry of Health & Welfare, Korea.)

表2　各国の食品消費量　(kg/人/年)

	日本 ('94)	韓国 ('95)	台湾 ('93)	米国 ('88)
穀類	118.1	171.4	93.2	100.0
ジャガイモ	38.4	12.3	20.8	58.8
豆類	9.5	13.8	29.4	11.7
野菜	120.7	158.5	98.8	104.8
果物	61.0	40.9	144.6	125.2
砂糖	19.7	17.8	25.3	62.1
肉類	42.5	31.5	70.3	119.4
卵	20.4	8.5	14.2	14.2
牛乳	89.2	37.6	20.2	246.7
魚介類	68.4	46.0	48.7	18.3
油脂	18.4	14.1	25.2	27.7

(出典：YC Lee-Kim, Nutritional Balance : Revaluation of Korean Traditional Food and Dietary Life, Traditional Food and Establishment of Korean Style Dietary Pattern, Inje Food Sci. Forum1997).

と老齢（70代）の男性とは食事の量をコントロールするのが困難であるように思われた（図6，図7）。

　一般的に高齢者は，自分の健康や食生活について高い関心を持っているにもかかわらず，栄養に関する情報や知識が欠如している。そのため，低収入の高齢者は変化に乏しい，バランスがよくない食事を摂っており，それゆえに種々の疾病にかかりやすいと考えられる。

　伝統的に，韓国では，高齢者は家族に尊敬されており，定期的に食事を摂ることができた。しかし，近年はさまざまな理由で食事を抜く高齢者の数が増加しており，彼らが食事を抜くのは昼食であることが最も多い。これは，おそらく家族形態の変化のためと思われる。高齢者の食事を準備する者が家に誰もいないことがしばしばある。韓国人にとって自分の両親を老人ホームやその他の施設に入れることは広く受け入れられているわけではない。しかし，韓国人の思想は変化し，現代的になるのは当然の成り行きで，高齢者のためのより便利な老人ホームや施設を設置するべきである。それゆえ，高齢者の人口の爆発的増加に対処し，彼らに快適な生活を送ってもらうためには，政府や，非政府組織（NGO）の財政的な援助が必要であると考えられる。さもなければ，必然的に，生活の質の劇的な低下や，医療費の高騰により，21世紀の韓国の発展が妨げられることになるだろう。

　図8で示されているように，全国レベルの食品・栄養調査の報告によると，老齢者は若年者に比

第2章　食パターンの変遷とエイジング

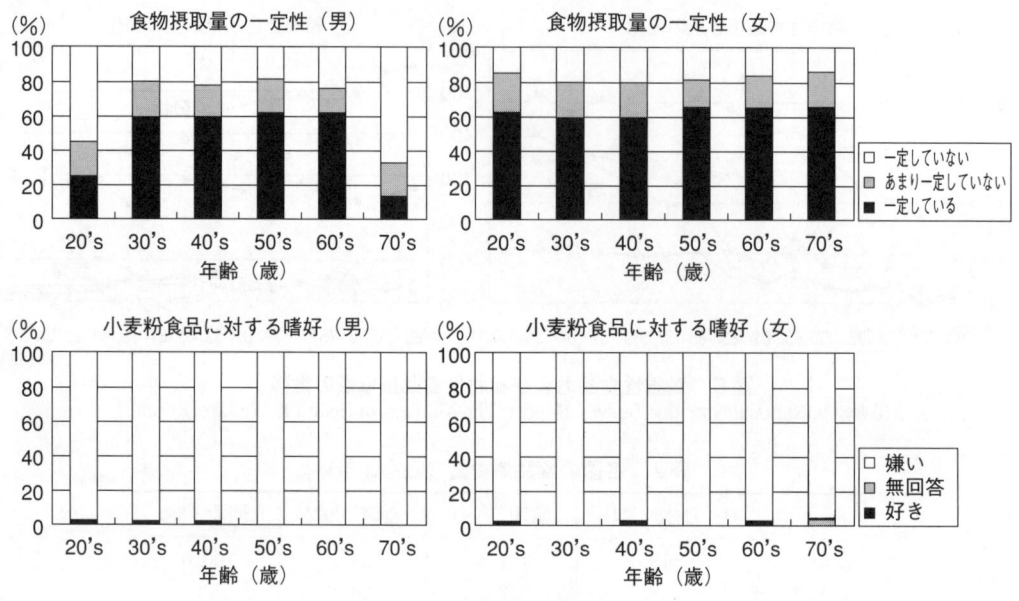

図6　韓国人の食習慣[6]

べてより多くの栄養補助食品を摂取している。また，家庭で食事を摂る回数が最も少ないのは20代であった（図9）。

また，65歳から90歳の高齢者の甘味と塩味の閾値は20代の若者に比べ，有意に高いことも認められている。ある研究（'94）によれば，施設で生活する65歳から96歳までの女性の高齢者では，ほとんどの栄養素の摂取量は，自己採点結果および他者との接触機会とに対して，正の相関がみられた。高齢者の認知力のスコアは教育水準だけでなく質と量の両面において適切な栄養摂取と正の相関を示した。興味深いことに認知力のスコアはリボフラビン摂取量とは正の相関を，炭水化物摂取量とは負の相関を示した。この研究は，60歳を超えた人（平均年齢71歳）を対象に行われた。高齢者のためには栄養素としての抗酸化物質も強調されるべきである。抗酸化物質は生体膜に関連した慢性疾患を予防すると広く認められているからである。高齢者は水を十分に摂取することが勧められる。ある調査では，高齢者の水分摂取は加齢と共に減少することが示された（図10）。

加齢に影響される歯や視力の状態もまた高齢者の食習慣に影響を与えうる。加齢による筋肉のインスリン感受性やグルコースの取り込みの変化は，身体活動状況に影響されることから，運動はエネルギー使用効率や，筋肉のインスリン反応性の改善に役立つことが示されている。蓄積された多くの証拠から，習慣的な運動は，高齢者における機能的低下や病的な状態を防ぐ最もよい方法のひとつであり，健康的な食事に対する健全な食欲を維持する最善の方法のひとつであることが示されている。高齢者の増加という人口統計学的な圧力により，科学者はよりよい計画を立てることを余儀なくされている。また政治家は，疾病予防や不可避な精神的，肉体的な加齢に焦点を当てた効率的な栄養・健康政策を立案するよう迫られている。生活の質を最大限に高めるために両者が協力すべきである。

「予防」は「治療」よりも容易で，経済的で，快適な手段である。例えば，骨粗鬆症の予防は治療よりもずっと簡単で安価で快適な病気の克服方法である。栄養の基本は「予防」であるので，多数の予防ガイドラインを各年代別に特有のニーズ，その中でも特に高齢者のニーズに的を絞ったものに仕上げるべきである。

健康的で活動的な日常生活を維持する最善の方法は，単に寿命を延ばすことよりもむしろ生命力や生活の質を強化し，最大限に高めることであり，

2. 加齢による食習慣の傾向の変化——韓国の場合

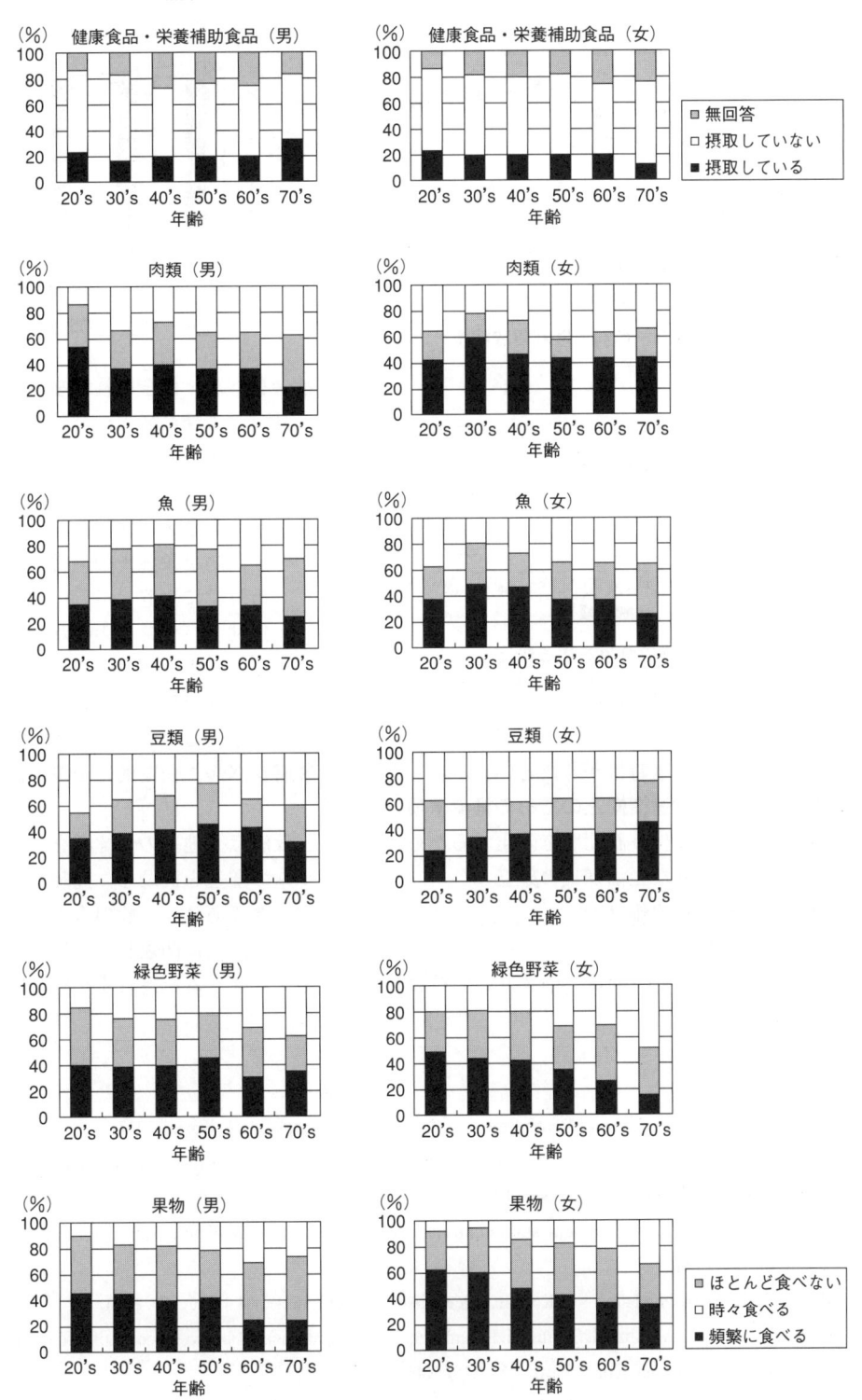

図7　韓国の年齢別食品摂取[6]

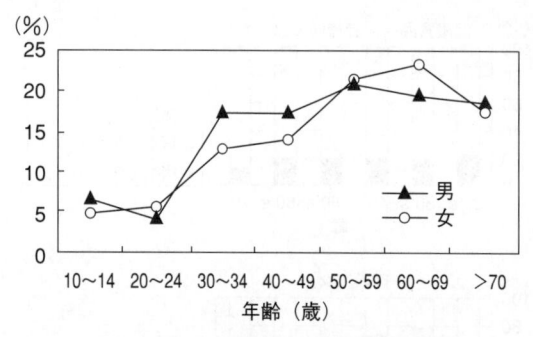

図8　補助食品の年齢別・性別摂取状況[6]

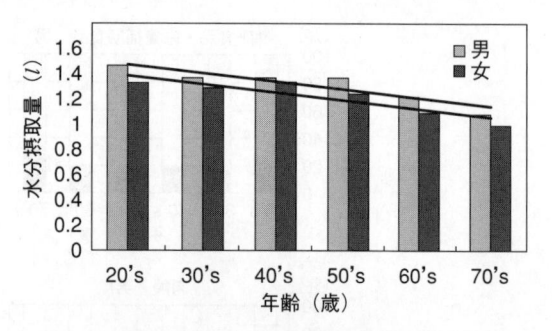

図10　韓国人の年齢別水分摂取[6]

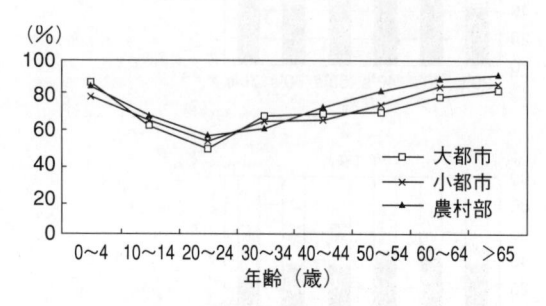

図9　家庭で食事を摂る頻度
（出典：'95National Nutrition Survey Report, The Ministry of Health & Welfare, Korea.）

より緊密に協力すべき時機がきたといえる。

〈韓国の高齢者の食習慣向上のための推奨事項〉

個人レベル：加齢に伴う諸問題を防止するために
　若い時代の健康的な生活様式の確立
　・よりよい食習慣の確立
　・運動習慣の確立
　・家族や親類，友人，同僚とのよりよい社会的関係の確立

社会レベル：健全な社会を維持するために
　社会および家族の，高齢者に対する気づかいが緊急に必要である。すぐに我々自身の問題になる。
　・高齢者のための健全で栄養的にバランスのとれた食事メニューの開発
　・専門的な栄養士の経営する健全な市民食堂を市町村に設置
　便利でバランスのとれた食物を供給するため忙しくかつ弱い立場の労働者，高齢者，子供および一般の人が集会したり，運動する機会を与えるため

政府レベル：長期的に公衆の健康を増進するために
　政府は，地域の保健所を通して栄養指導プログラムの推進を援助し，高齢者のための施設を設置すべきであり，一般の人々がよりよい食習慣を身につけ，食に関連した病気を予防するための種々のプログラムを遂行すべきである。

文　献

(1) Annual Report on the Cause of Death Statistics, National Statistical Office, Korea, 1997.
(2) Ha, M. J., Kye, S. H., Lee, H. S. and Kim, C. I.: A study on nutrition and health status of the elderly. Presented at Annual Spring Conference of Korean Nutr Soc., 1997.
(3) Han, B. G. and Park, S. C.: Present status and national prospect of biomedical gerontology in Korea. Kor. J. Gerontol., 8 (3)：123-136, 1998.
(4) Kang, M. H.: Nutritional status of Korean elderly people. Kor. J. Nutr., 27：616-635, 1994.
(5) Kim, J. H., Kang, S. A., Ahn, H. S., Jung, I. K. and Lee, L. H.: Relationships between cognitive function and dietary patterns in Korean elderly women. Kor. J. Nutr., 31：1457-1467, 1998.
(6) Kim, M. K. and Lee-Kim, Y. C.: Nutrition and food consumption study in Korea, 1999. (Manuscript in preparation.)
(7) Kim, W. Y., Won, H. S. and Kim, K. W.: Effect of age-related changes in taste perception on dietary intake in Korean elderly. Kor. J. Nutr., 30：995-1008, 1997.

(8) Lee, J. H. and Yoon, J. S. : A study on the physical activity and nutrients intake in elderly women by resident type and age groups. Kor. J. Gerontol., 1 : 142-150. 1991.

(9) National Nutrition Survey Report. Ministry of Health and Social Affairs, Korea, 1997.

(10) Nutrition of the Elderly (ed. by Munro, H.). Nestle Nutrition Workshop Series Vol. 29, Raven Press, 1992.

(11) Park, H. R. : Nutrition service and nutrition education for the elderly. Presented at '97, International Symposium and Aging Research The WHO Collaborating Center on Physical Culture and Aging Research for Health Promotion, pp. 45-62, 1997.

(12) Song, B. C. and Kim, M. K. : Patterns of Vitamin-mineral supplement usage by the elderly in Korea. Kor. J. Nutr., 30 (2) : 139-146, 1997.

(13) Song, Y. S., Chung, H. K. and Cho, M. S. : The nutritional status of the female elderly residents in nursing home. II. Social, psychological and physical health status. Kor. J. Nutr., 28 : 1117-1128, 1995.

(14) The Annual Meeting of Federation of the Korean Gerontological Societies for 1998 : The future perspectives of medical, social support for the elderly, 1998.

(15) Worthington-Roberts and Williams, Nutrition throughout the Life Cycle, 3rd ed., Mosby, p. 406, 1996.

3. ベトナムの高齢者の栄養摂取量, 食習慣, 栄養状態のレビュー

ハー・ヒュー・コイ*, グエン・ティー・ラム**

一つの共同体の食事摂取および食物に関する行動は, 社会経済的発展に伴い継続的に変化する。ベトナムは構成成分が単一である経済状態から, 構成成分が多数の経済状態に移行する変換期にある。ベトナム経済は1986年以降の政治的・経済的革新以来, 著しく成長した。経済状態の変化は国民の生活状態を改善の方向に導く。しかし, これらの変化はそれぞれの生態学的地域特性に支配されている。さらに疾病モデルや食物に関する行動も, 経済状態により変化する。栄養不良（体重不足, 発育阻害, 生殖年齢の母親の慢性的エネルギー摂取不足, 微量栄養素不足も重要な公衆衛生問題である）の他に, 栄養過多も問題である。これまで, タンパク質・エネルギー欠乏は, ベトナムで, 特に5歳以下の子供の公衆衛生問題であった。

他国と同様, ベトナムでも高齢者人口と平均余命は延びている。平均余命は1945年には32歳であったが, 1997年には66歳, 1998年には68歳となった。2000年には平均余命は71歳になると推定されている。ベトナムでは高齢者の健康, 食習慣, 栄養状態および栄養摂取量に関する調査は未だほとんどなされていない。ここ10年間, ベトナムの経済変化は国民の栄養摂取量に影響を及ぼし続けてきた。このような流れの中で高齢者の栄養摂取量は農村部, 都市部共に, 質および量の両面で改善された。

この報告は以下の2つの重要な問題について論じる。

① 1964年から現在までの各時代のベトナムの栄養摂取量

② 農村部および都市部の高齢者の食習慣, 栄養摂取量および栄養状況

(1) 各時代におけるベトナム人の栄養摂取量 (The report of Le Bach Mai, et al. より)

1) 1964〜1985年 (表1)

1964〜1985年の20年間, ベトナムの栄養摂取量

表1 農村部居住者の栄養摂取量 (1964〜1985)

		1964〜1966	1970〜1975	1981〜1985
エネルギー (kcal)		1,872	1,912	1,925
総タンパク質 (g)		47	60	52
動物性タンパク質 (g)		6.5	12	10
動物性タンパク質/総タンパク質 (%)		14.4	21.9	18
総脂質 (g)		14.5	12.7	12.8
脂肪 (g)		4.4	4.6	5.4
エネルギー供給源 (%)	タンパク質	10	13	11
	脂質	7	6	6
	炭水化物	83	81	83

*Ha Huy Khoi[1], **Nguen Thi Lam[2], et al.: [1]Professor, Dr., Director of the National Institute of Nutrition (NIN), Vietnam, [2]Dr., Department of Training and Information, NIN, Vietnam

はエネルギー，動物性タンパク質，そして特に脂質が少なかった（脂質由来のエネルギーは総エネルギー摂取量の6〜7％である）。食事から摂取される主要なエネルギー源は炭水化物であった（80％を超える）。

2) 1986〜1989年（前記20年後）の食物摂取量の変化

1987年から1989年までの全国12,000世帯の食物消費量の国民調査により，以下のことが示された（表2）。

・食物消費量は地域により異なる。

・米が主要なエネルギー源である。農村部では457g/capita/dayであり，それは都市部（421g/capita/day）より多いが，山間部（497g/capita/day）より少ない。

・農村部および山間部の肉と動物性食品の消費量は都市部のそれより少ない。しかし，魚の消費量は三角州地帯では多い。

栄養摂取量の質（表3）については，

・脂質から供給されるエネルギーは都市部の食事では増加しているが，農村部および山間部では依然少ない。これは1968年から1985年の

表2 食物摂取量の平均値（g/capita／day）（1986〜1989）

食物群	都市部 ($n=1,655$)	農村部 ($n=9,135$)	山岳地帯 ($n=1,634$)
1. 米	421	457	497
2. その他の穀類	14.2	3.7	7.4
3. キャッサバ/ジャガイモ	11.8	47.4	38.8
4. 豆 類	2.4	1.5	3.9
5. 豆 腐	16.5	4.8	8.7
6. 南京豆/ゴマ	4.2	2.9	9.4
7. 野 菜	147.9	194.6	237.3
9. 果 物	10.2	1.2	0.1
10. 砂 糖	1.8	0.3	0.09
11. 魚 醤	22.3	30.2	23.5
12. 油 脂	6.3	2.6	2.7
13. 肉 類	49.3	13.7	28.4
14. 卵・牛乳	9.6	1.3	1.9
15. 魚	62.2	29.2	8.0
16. その他の海産物	7.8	8.8	1.7

表3 栄養摂取量のバランス（1987〜1989）

栄養素		都市部 ($n=1,655$)	農村部 ($n=9,135$)	山岳地帯 ($n=1,634$)
エネルギー（kcal）		1,905±485	1,893±524	2,102±498
エネルギー供給源（％）	タンパク質（％）	13.4	11.81	11.25
	脂質（％）	14.0	6.8	8.3
	炭水化物（％）	72.3	81.3	80.2
動物性タンパク質/総タンパク質（％）		36.3	20.9	13.6
植物性油脂/総脂質（％）		24.4	47.9	54.8
割 合：	カルシウム/リン	0.59	0.79	0.54
	チアミン（mg）/1,000kcal	0.49	0.37	0.43

期間に類似している。
・エネルギー摂取の平均値は1,932g/capita/dayであり，RDAの85％にあたる。

3) 1990〜1998年

10〜15年の追跡調査の結果によると，栄養摂取量は著しく改善した（表4）。
・米は主要食物であり，米の消費は364〜422g/capita/dayの範囲にある。米の消費量は都市部（364g/capita/day）で最低であり，農村部（422g/capita/day）で最も高い。一般的に，米の消費は減少しつつあり，過去10年間，減少傾向を示している。他の穀物消費は変化していない。しかし，ファーストフードの消費は増加しており，特にパンやインスタントヌードルが顕著である。
・豆および油糧種子の消費量は10年前と比較して増加した（農村部では13.2g/capita/day，都市部では8.7g/capita/day）。
・動物性食品（肉，卵，魚）は全ての地域で10年前と比較して増加しており，特に都市部で162g/capita/dayと顕著であり，北部山間部では129g/capita/dayであった。農村部では動物性食品の摂取量は比較的少なかった（62g/capita/day）。
・脂肪摂取量は農村部で著しく増加したが（8g/capita/dayから13g/capita/dayへ），都市部では脂肪摂取量の変化はわずかであった（10.7g/capita/dayから12.4g/capita/dayへ）。砂糖摂取量も，特に都市部で，1984年の1.2g/capita/dayから1995年の15.6g/capita/dayへ増加した。農村部の砂糖の平均消費量は約8g/capita/dayであった。
・緑葉野菜は一般にあまり消費されない（平均摂取量は約142〜196g/capita/dayである）。都市部では果物の消費は著しく増加したが（140g/capita/day），他の地域では依然として少ない。
・表5は，1日1人当りの平均エネルギー消費量は10年前と比較してほとんど変化していないことを示している。農村部で約1,935kcal/capita/day，都市部で1,916kcal/capita/day，山間部で1,999kcal/capita/dayである（これらはRDAの約80％である）。
・タンパク質摂取量は全ての調査地域において増加した。タンパク質摂取のバランスは改善された（10年前は農村部と山間部で動物性タ

表4 食物消費量の平均値

食 物	食物消費量の平均値（g/capita/day）					
	都市部		農村部		山岳地帯	
	1984	1995	1985	1994	1984	1998
米	427.7	363.9	4,799	421.9	532.4	423.6
その他の穀類	1.7	30.4	7.0	10.4	−	1.6
キャッサバ／ジャガイモ	7.4	7.4	16.1	7.3	40.1	70.4
豆 腐	27.5	72.5	6.5	34.1	−	1.7
豆 類	0.6	5.0	1.6	2.6	−	−
油糧種子	4.7	3.7	4.3	10.6	−	1.0
油 脂	10.7	12.4	8.6	13.4	3.5	7.4
肉 類	33.7	94	9.7	36.6	13.2	52.3
卵・牛乳	5.9	24.3	0.9	3.1	0.1	6.2
魚介類	35.7	43.7	11.7	21.9	3.9	70.7
野 菜	203.5	182.2	290.0	141.6	249.7	196.3
果 物	15.9	140.6	16.9	38.8	−	−
砂 糖	1.2	15.6	2.6	8.1	−	1.4
魚醤など	18.7	13.5	36.8	23.4	−	2.4

3. ベトナムの高齢者の栄養摂取量、食習慣、栄養状態のレビュー

表5 国民栄養調査成績

栄養素	平均栄養素摂取量（per capita/day）					
	都市部		農村部		北部山岳地帯	
（調査した年）	1984	1995	1985	1994	1984	1998
エネルギー（kcal）	1,872	1,916	1,984	1,935	2,060	1,999
タンパク質（g）	55.9	71.0	52.1	55.9	49.2	57.5
動物性タンパク質/総タンパク質（%）	26.0	40.6	6.3	20.0	6.3	40.6
脂質（g）	26.6	38.7	18.1	31.6	12.5	25.5
植物性油脂/総脂質（%）	31.0	37.2	40.0	34.8	50.6	18.7
カルシウム（mg）	423	436	472	493	378	306
リン（mg）	727	778	698	649	638	717
鉄（mg）	9.3	9.2	10.4	8.87	9.9	8.2
ビタミンA（mg）	0.06	0.24	0.005	0.01	0.002	0.09
カロチン（mg）	3.98	3.98	5.16	1.68	2.0	1.45
ビタミンC	64.1	79.7	77.3	70.1	102.4	60.9
チアミン/1,000kcal（mg）	0.4	0.5	0.4	0.4	0.3	0.4
エネルギー供給源（%）：タンパク質	12.2	15.2	10.7	11.8	9.7	11.8
脂質	13.2	18.8	8.4	15.4	5.6	11.9
炭水化物	74.6	66.0	80.9	72.5	84.7	76.3

ンパク質/総タンパク質が6.3%であったのが、20～40.6%の範囲になった）。都市部のタンパク質摂取は量およびバランス共に改善した（動物性タンパク質が40%である）。

・脂肪消費量は10年で顕著に増加し、特に都市部で農村部と比較して増加がみられた。エネルギー摂取量の15～19%を脂肪が占め、NINが推奨するRDAを満たしている。農村部の栄養摂取量のほうがバランスがとれている（エネルギー比は、タンパク質：脂肪：炭水化物＝12：15：73%である）。一方、都市部のエネルギー比は、タンパク質：脂肪：炭水化物＝15：19：66である。山間部では、脂肪がエネルギー摂取量の約11.9%（RDAより少ない）を占めている。

・ビタミン、ミネラル
＊動物食品の消費拡大により、ビタミンA摂取は増加傾向にある。カロテンの摂取は農村部および山間部では低いが、都市部では増加している。

＊食事摂取による1,000kcal当たりのチアミン摂取量はNINのRDAを満たしている。
＊ビタミンCはRDAに合致している。
＊鉄摂取量は8～9mg/dayと低く、特に北部山間部では、鉄欠乏性貧血症にもっと多くの注意が払われるべきである。

(2) ベトナムの高齢者の食習慣，栄養摂取量および栄養状態

1) 食習慣

a) 食物摂取頻度

農村部の食物摂取頻度の調査の結果は以下の通りである（表6，図1，図2）

① 肉：肉を週に2回以上摂取する人の割合は多く、高齢者層では66.3%，45～49歳の年齢層では75%であった。しかし、これには有意差はなかった。

② 魚：60歳以上の年齢層では魚の摂取頻度は肉の摂取頻度より低く、約42.3%であり、中年層（46.7%）よりも低かった。この差は有意であっ

第2章 食パターンの変遷とエイジング

表6 農村部に居住する高齢者および中年者の1週間当たりの食物摂取頻度*

type of food	高齢者 ($n=359$)		中年者 ($n=295$)		p^a 値
	週2回以上(%)	週1回以下(%)	週2回以上(%)	週1回以下(%)	
1．肉類	66.3	33.7	75.0	25.0	>0.05
2．魚	42.3	57.7	46.7	54.3	<0.05
3．卵	29.8	70.2	31.2	68.8	<0.05
4．油	2.2	97.8	0.7	99.3	>0.05
5．脂肪	100	0	100	0	>0.05
6．野菜	98.6	1.4	99.0	1.0	<0.01
7．果物	42.9	57.1	35.2	64.8	<0.01
8．菓子 砂糖	23.1	76.9	22.1	77.9	>0.05
9．ファーストフード	5.0	95.0	1.7	98.3	<0.01
10．アルコール類/ビール	18.7	81.3	14.2	85.8	>0.05

[a]：χ^2検定．週2回以上摂取した人の頻度を2つの年齢グループで比較した．
*出典：Luong Thi Hanh research.

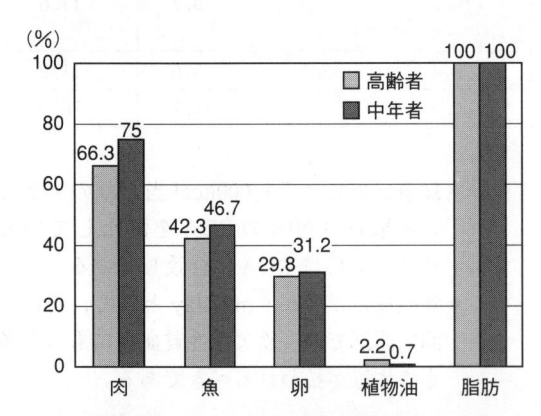

図1 週2度以上，その食品を摂取する人の割合

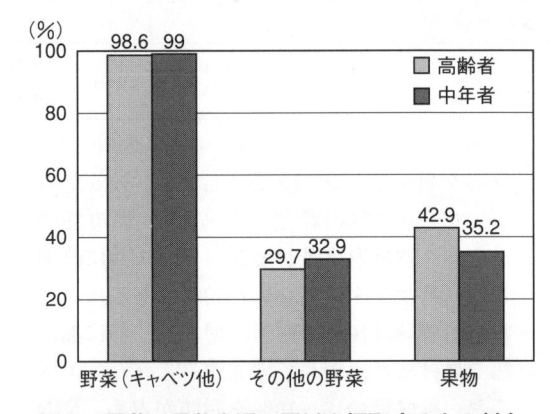

図2 野菜，果物を週2回以上摂取する人の割合

た（$p<0.05$）．

　③　卵：以上に述べた肉，魚と比較して，卵の摂取頻度は非常に低く，高齢者層で29.8％，中年層で31.2％であった．この差は有意であった（$p<0.05$）．

　④　植物油：両年齢層のほとんどの人が植物油を消費していなかった．農村部では植物油を使用する習慣がない．

　⑤　脂肪：データは両年齢層で100％の人が脂肪を消費していることを示した．

　⑥　野菜：高齢者層の98.6％の人が野菜（キャベツ，crowndaisy, water spinach, water drop-

wort）を好むことが示されている．その他の野菜の摂取頻度は低い．果物（バナナ，パパイヤ）の摂取頻度は42.9％と，それより高かった．中年者層の果物の摂取頻度（35.2％）は高齢者層の頻度（42.9％）より低かった．これらの差は有意であった（$p<0.001$）．

　⑦　甘い菓子および砂糖：摂取頻度は両年齢層で同程度であった（高齢者層23.1％，中年者層22.1％）．

　⑧　アルコールおよびビール消費：高齢者層の約18.7％がアルコールおよびビールを消費しており，中年者層（14.2％）と比較してわずかに多

表7 農村部に居住する高齢者と中年者の食品の好み*

食品の好み	高齢者 ($n=359$)		中年者 ($n=295$)	
	人数	%	人数	%
1．好きな食品				
豚　肉	93	25.9	64	27.1
魚，エビ	106	29.5	55	18.6
卵	8	2.2	2	0.7
鶏肉，アヒル肉	7	1.9	6	2.0
牛　肉	6	1.7	9	3.0
豆　腐	34	9.5	9	3.0
菓子類	17	4.7	14	4.7
南京豆，ゴマ	5	1.4	0	0
果　物	13	3.6	10	3.4
野　菜	32	8.9	20	6.8
2．嫌いな食品				
魚，ウナギ	29	8.1		
鶏肉，アヒル肉	15	4.2		
犬　肉	24	6.7		
脂　肪	13	3.6		
卵，牛乳	4	1.1		
アルコール類	7	1.9		

*出典：Luong Thi Hanh research.

表8 農村部に居住する高齢者および中年者の1日当たり食物摂取量*

No	食品	高齢者 ($n=359$)	中年者 ($n=295$)
1.	米	345.9	378.4
2.	その他の穀類	8.9	4.9
3.	キャッサバ，ジャガイモ	44.7	43.0
4.	豆　類	1.4	0.1
5.	豆　腐	14.2	14.5
6.	南京豆，ゴマ	3.6	1.2
7.	油　脂	2.9	2.2
8.	肉　類	29.1	28.7
9.	魚	19.4	15.4
10.	エビ，海産物	4.2	3.6
11.	卵，牛乳	6.7	7.4
12.	野菜全般	149.8	164.9
13.	魚醤など	5.5	5.0
14.	果　物	6.3	17.4
15.	砂　糖	2.9	0.7

*出典：Luong Thi Hanh research.

かった。この消費については両年齢層で有意な差はなかった。

⑨　**その他**：ファーストフードおよびその他のソフトドリンクは，両年齢層共に摂取率が低かった。

b)　**食品の好み**

両年齢層共，その他の食品と比較して豚肉，魚，エビを好む（表7）。

高齢者は豚肉（25.9%），魚／エビ（29.5%）を好む。中年者層ではそれぞれ27.1%，18.6%である。

高齢者は豆腐（9.5%），野菜（8.9%）を好む。一方，45〜59歳の年齢層では，豆腐，野菜を好む人の割合はそれぞれ3.0%，6.8%であった。

高齢者は，腸疾患，気道疾患，アレルギー，咳，頭痛等の理由から，ある種の食品を嫌う。高血圧の人は脂肪の多い食べ物，卵，乳，および辛くて塩分が多い食品は消費しない。

2)　**栄養摂取量**

①　**食品消費量**：24時間思い出し法による農村部の食品消費量を表8に示す。米が主食となっており，高齢者層の食事摂取量の中で，345.9gと最も多量に消費されていた。1日に約44.7gのキャッサバ／ジャガイモ／サツマイモが消費されていた。野菜の平均消費量は149.8g/dayであった。高齢者は29.1gの肉と19.4gの魚を消費した。これらは食事摂取におけるタンパク質源であった。脂肪の摂取量は少なかった（2.9g）。高齢者の食品摂取量は中年者層のそれと比較して，有意な差はなかった。

②　**エネルギー摂取量**：表9は，農村部の高齢者および中年層のエネルギー摂取量は低いことを示している。NINのRDAと比較して，高齢者では30.1%，中年者層では35.6%低い。都市部の高齢者および中年者のエネルギー摂取量は農村居住者に比較して高いが，それでもRDAよりは25.2〜26.5%低い。

③　**総タンパク質摂取量**：総タンパク質摂取量は，農村部ではNINのRDAより低く，約80%

第2章 食パターンの変遷とエイジング

表9 各地域の高齢者および中年者の総エネルギー摂取量に対する主要栄養素の寄与

	農村部*				都市部**			
	高齢者 ($n=359$)		中年者 ($n=295$)		高齢者 ($n=100$)		中年者 ($n=100$)	
	摂取量	%RDA	摂取量	%RDA	摂取量	%RDA	摂取量	%RDA
エネルギー (kcal)	1,537.5	69.9	1,609	64.4	1,647	74.8	1,837	73.5
総タンパク質 (g)	45.4	82.5	46.8	85.1	73.2	133	80.8	147
動物性タンパク質 (g)	12.0	87.6	11.8	86.1	41.6	252.1	36.5	221
植物性タンパク質 (g)	33.4	80.9	35.0	84.7	31.6	82.1	44.3	94.8
総脂質 (g)	16.1	47.1	14.0	36	25.0	69.4	25.5	59.5
脂肪 (g)	9.6	−	8.7	−	−	−	−	−
油 (g)	6.5	−	5.3	−	−	−	−	−
炭水化物 (g)	292.2	−	312.9	−	274	−	306	−
カルシウム (mg)	287.2	57.4	308.0	61.6	395	79.0	295	59.0
リン (mg)	597.7	−	602.9	−	650	−	752	−
鉄 (mg)	7.6	76	7.9	71.8	8.2	82	9.2	83.6
レチノール (RE)	552.6	92.1	582.2	97.0	268	53.6	299	49.8
チアミン (mg)	0.58	64.4	0.6	66.7	0.55	61.1	0.62	68.9
リボフラビン (mg)	0.27	20.8	0.28	21.5	0.47	36.1	0.52	40
ナイアシン (mg)	7.96	54.9	8.01	55.2	8.96	61.8	10	68.9
ビタミンC (mg)	51.6	73.7	48.9	69.8	35.4	50.6	39.5	56.4

*出典:Luong Thi Hanh research, **出典:Tran Thi Thanh Tam research.

であった。一方,都市部の高齢者および中年者層のそれはRDAよりも多かった。

④ **総脂質摂取量**:総脂質摂取量は都市部より農村部のほうが低かった。

⑤ **カルシウム摂取量**:カルシウム摂取量はNINのRDAに約42.6%満たない。

⑥ **ビタミンA摂取量**:農村部のビタミンA摂取量はNIN推奨のRDAの92.1〜97%であった。一方,それは都市部住民では低かった。

⑦ **その他の摂取量**:両年齢層の食事からの鉄,チアミン,リボフラビン,ナイアシン,ビタミンC摂取量は都市部,農村部共にRDAより少なかった。

以上に述べた結果と同様に,農村部住民の食事からの栄養素摂取量のほとんどがNINのRDAを満たしていない。総脂質摂取量は非常に少なく,RDAの47.1%にすぎない。ビタミンB_2の摂取量に注目すべきで,RDAの20.8%しかない。中年層の食事と高齢者の食事に有意な差はなかった。

図3は,農村部の高齢者および中年者層の栄養摂取量における炭水化物由来のエネルギーは,都市部住民より多いことを示している。それとは逆に,都市部では農村部と比較してタンパク質と脂質がエネルギー摂取に大きく寄与している。

表10は,中年者層と同様に高齢者層でも,タンパク質,リン,鉄,チアミンおよびナイアシンなどの栄養素の1,000kcal当たりの栄養素密度が,農村部では低いことを示している。都市部住民では,タンパク質摂取量は過剰であるが,レチノール,ナイアシン,チアミン,リボフラビン,ビタミンCなどの栄養素摂取量は高齢者,中年者層共に低い。

FAOとWHO(1985)の推奨値と比較して,それらははるかに少ない。ビタミンB_2不足は農村部の両年齢層で以前から深刻である。したがって,農村部住民の日常の栄養摂取量に注意を払うことが必要である。農村部住民の栄養摂取量を改善するために,彼らを対象とした,さらなる調査

3. ベトナムの高齢者の栄養摂取量、食習慣、栄養状態のレビュー

〈ベトナムの高齢者の食事の長所と短所〉
- 長所：タンパク質摂取量は改善された（特に動物性タンパク質に関して）。脂質由来のエネルギーは増加した。これにより，ビタミンA，E，K，D，その他の吸収が向上する。
- 短所：都市部では，タンパク質由来のエネルギー摂取量はNIN推奨のRDAを超えている。都市部では脂肪の消費が多い。脂肪の多量摂取は，高血圧，肥満，高コレステロール血症等のいくつかの疾病の危険因子である。野菜の消費は農村部，都市部共に依然として少ない。このことはビタミン，ミネラル，そして，腸からコレステロールを取り去るのを助けるセルロースの摂取量低下をもたらす。農村部と都市部の高齢者および中年者層の食事は，カルシウム，鉄，チアミン，ナイアシンおよびビタミンC，そして特にリボフラビン摂取量が少ない。これらは鉄欠乏性貧血，骨軟化症，およびその他の健康問題の原因となる。

3) ベトナムの高齢者の栄養状態

表11は，農村部および都市部共に，男女両方の中年者層において，高齢者と比較して有意に身長が高く（$p<0.01$），体重が重いことを示してい

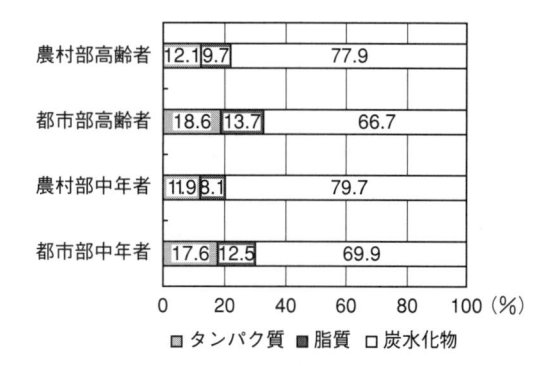

図3　居住地域および年齢層別の総エネルギー量に対する3大栄養素の寄与

区分	タンパク質	脂質	炭水化物
農村部高齢者	12.1	9.7	77.9
都市部高齢者	18.6	13.7	66.7
農村部中年者	11.9	8.1	79.7
都市部中年者	17.6	12.5	69.9

る。

慢性的エネルギー欠乏の出現率は農村部，都市部共に，中年者層よりも高齢者のほうが有意に高い。

都市部の肥満者は高齢者，中年者層共に都市部が農村部より多い。一方，高齢者は中年者と比較して腹囲が大きい。

4) 高齢者および中年者の生活様式

農村部に比べ都市部住民の喫煙者比率が高い。しかし，農村部，都市部共に高齢者の喫煙者比率は中年者層のそれと違わない（表12）。

都市部では高齢者のほうが飲酒者比率は低い（$p<0.005$）が，農村部の高齢者と中年者層の間

表10　各地域の高齢者および中年者における1,000kcal当たりの栄養素摂取量

栄養素	高齢者		中年者	
	都市部 ($n=100$)	農村部 ($n=359$)	都市部 ($n=100$)	農村部 ($n=295$)
総エネルギー（kcal）	1,647	1,537	1,837	1,609
総タンパク質（g/1,000kcal）	44.2	17.7	39	17.5
炭水化物（g/1,000kcal）	166	189.9	160	194.5
脂質（g/1,000kcal）	15.2	10.5	13.9	8.7
カルシウム（g/1,000kcal）	239	186.7	190	191.4
リン（mg/1,000kcal）	394	388.8	409	374.7
鉄（mg/1,000kcal）	4.9	4.9	5.0	4.90
レチノール（RE）	163	359	162	361.8
ナイアシン（mg/1,000kcal）	5.44	5.2	5.4	4.9
チアミン（mg/1,000kcal）	0.33	0.37	0.34	0.37
リボフラビン（mg/1,000kcal）	0.28	0.18	0.28	0.17
ビタミンC（mg/1,000kcal）	21.5	33.6	21.5	30.4

第2章 食パターンの変遷とエイジング

表11 各地域の高齢者および中年者の栄養状態

| | 農村部 | | | | 都市部 | | | |
| | 高齢者 ($n=359$) | | 中年者 ($n=295$) | | 高齢者 ($n=100$) | | 中年者 ($n=100$) | |
	男 ($n=141$)	女 ($n=218$)	男 ($n=106$)	女 ($n=189$)	男 ($n=50$)	女 ($n=50$)	男 ($n=50$)	女 ($n=50$)
体重 (kg)	46.6±6.4***a	39.9±5.5***	50.9±7.0c	44.6±6.9	49.2±9.8*b	46.8±9.6	52.9±8.0d	49.3±7.5
身長 (cm)	157.3±5.9***a	146.8±6.3***	159.4±6.5	151.6±6.9	159.8±5.4**	148.9±5.7a	162.8±4.9a	152.5±5.1**
BMI (kg/m²)	18.9*b	19.8	18.5d	19.7	19.2±3.4*	21.1±3.9b	19.9±2.8d	21.2±3.3
やせた者 (BMI<18.5) の割合 (%)	42.6*b	52.9**	21.1c	34.1	52.0	28.0	34.0	24.0
肥満者 (BMI>25) の割合 (%)	0.8***	0.5	2.9	2.1	8	20	6	14
ウエスト囲 (cm)	69.5*b	71.1*	68.6d	69.7	74.8±7.6	74.7±9.8	73.9±7.6	72.0±7.4
ヒップ囲 (cm)	82.1	82.8	82.0	82.7	85.4±6.2c	89.8±8.1	87.0±5.3c	89.2±6.1
ウエスト/ヒップ比	0.8**	0.9	0.8	0.8	0.87±0.07*	0.83±0.06a	0.85±0.05a	0.81±0.05*
ウエスト/ヒップ比>0.8 (%)	82.1*b	90.4**	95.1*	83.3				
体脂肪 (%)	15.9*a	24.1*	17.4b	25.1				
体脂肪 (≥25男, ≥27女) (%)	11.5***a	19.5*	8.7	33.0				

***: $p<0.001$, **: $p<0.01$, *: $p<0.05$: 同じ性の男女間の有意差.
a $p<0.01$, b $p<0.05$: 高齢者の2つの年齢グループ間における有意差.
c $p<0.01$, d $p<0.05$: 中年者の男女間の有意差.

3. ベトナムの高齢者の栄養摂取量、食習慣、栄養状態のレビュー

表12 喫煙と飲酒の頻度

日常生活における習慣	都市部 ($n=100$)		農村部 ($n=359$)	
	高齢者 男 ($n=50$)	中年者 男 ($n=50$)	高齢者 男 ($n=141$)	中年者 男 ($n=218$)
喫煙（％）	78	90	37.6	39.6
飲酒（％）	15	24	48.9	43.5

表13 都市部と農村部の高血圧症発症頻度

高血圧症	都市部		農村部	
	高齢者 ($n=100$)	中年者 ($n=100$)	高齢者 ($n=359$)	中年者 ($n=295$)
男（％）	50	16	40.0	12.3
女（％）	26	4	28.6	11.4

では違わない。

高血圧者の割合は，農村部，都市部共に，中年層と比較して高齢者の男女で有意に高い（表13）。

(3) 結論

① 最近10年間で，ベトナム人の栄養摂取量の質は，総タンパク質，動物性タンパク質，脂質，および特定のビタミン，ミネラル，といったものに関して改善された。

② 都市部，農村部共に高齢者の栄養摂取量の質はまだ低い。しかし，総タンパク質，動物性タンパク質，脂質摂取量といった点では，都市部は農村部よりよかった。

③ 都市部，農村部共に高齢者の栄養状態は貧しく，中年層よりも貧しかった。しかし，都市部に住む人々の栄養状態は農村部の人々よりはよかった。一方，都市部の高齢者，中年者層共に肥満が広がりつつある。

文　献

(1) Ha Huy Khoi : Nguyen van Chuyen, Masanobu Kawakami, Do Thi Kim Lien, Nguyen Xuan Ninh. Actual nutrition problems of Vietnam and Japan. Medical Publisher, Hanoi, 1998.
(2) FAO/WHO/UNU : Energy and protein requirements. WHO, Geneva, 1985.
(3) WHO Expert Committee : Physical status : The use and interpretation of anthropometry. WHO, Geneva1995.
(4) Vietnam MOH/NIN : Nutrient requirements recommended for Vietnamese. Medical Publisher. Hanoi, 1997.
(5) Tran Thi Thanh Tam : Determinants of nutritional status of free-living elderly and middle-age in individual living in underprivileged area of Ho Chi Minh City, Vietnam. Thesis Master of Science in nutrition. Jakarta, 1996.
(6) Nguyen Thi Luong Hanh : Nutritional status food habit and dietary intake of elderly at Ngoc Chau commune-Tan Yen district, Bacgiang province. Thesis of Medical Doctor. Hanoi, 1999.
(7) Le Bach Mai, Phan van Huan and Ha Huy Khoi : Nguyen Cong Khan et.al. NIN. Review on food consumption in Vietnam, 1999 (NIN's report).

4. 高齢者の食生活の変化——インドネシアの場合

R. ボエディ・ダーモジョ*

(1) はじめに

インドネシアはヨーロッパと同じ面積の多島海に広がる，1万7千以上の島々から成り立つ国で，人口は2億750万人である。人口密度には差があり，ジャワ島の1平方キロ当たり892人から，カリマンタン（ボルネオ）島や西イリアンの20人以下まで幅がある。ジャワ島は最も人口密度が高く，1億2,140万人の人口が島の6.5%の面積部分に集中している。さらに，ジャワ島は首都ジャカルタと中央政府があり，この国で最も産業が発展した島である。

インドネシアにおける出生時の平均余命は，最新の報告によると男性62.6歳，女性66.7歳である（中央統計局，1998）[1]。

現時点ではインドネシアの高齢者の生活水準は低く，特に教育面に問題があることは認めざるをえないが，この状況は徐々に改善されるであろう。

2020年にはインドネシアは中国，インド，米国，旧ソビエト連邦[2]についで，世界で5番目に高齢者の数が多い国になると予想されている。米国国勢調査局の国際調査室の発表では，インドネシアは1990〜2025年の間の高齢者人口の増加率（414%）が世界で最も高いと予測されている。なお，他国の数値は，ケニア347%，ブラジル255%，インド242%，中国220%，日本129%，ドイツ66%，スウェーデン33%である[3]。インドネシア中央統計局（CBS）の予測では2010年には高齢者人口が5歳以下の子供の人口とまったく同じになるとしている（CBS，1998）。

インドネシアは多様な文化を有する国としても知られている。300以上の異なる民族から成り，それぞれ独自の文化を持っていて，習慣，言語・方言，衣装，色，食物などが異なり，名前から出身地がわかることもある。それでも，それらの習慣，伝統には多くの類似した点がみられる。とりわけ食べ物に関しては，インドネシア人の間で共通性が認められ，95%の人が米を主食としており，タンパク質や脂肪，野菜などの栄養素も，ほとんど同じものを摂取している。唯一の違いはスパイスや調味料などの調理法である。

(2) 高齢者の健康状態

WHOによる5カ国高齢者疫学調査（被験者数=1,203）によると，インドネシアの高齢者がかかっている疾病を数の多い順に記すと次のとおりである。

骨と関節疾患（リウマチ），高血圧症，心臓血管系疾患，肺疾患（気管支喘息，呼吸困難症），糖尿病，転倒による負傷，卒中または中風，肺結核，骨折，癌である。女性は気管支喘息を除いてこれらの疾患を訴える人が多い。多くの高齢者は視力，聴力，咀嚼力の低下に悩んでいるが，眼鏡を利用している人は30.2%，補聴器の利用者は0.9%，義歯をつけている人は11.0%である。それにもかかわらず，身体的日常生活動作（physical-ADL）は，95%の高齢者が遂行能力を持っており，道具的日常生活動作（instrumental-ADL）の能力を持つものはやや低く75〜82%である。結論としては，一般的には都市部より，農村部に住む高齢者のほうが健康状態がよく，より活動的，

---

*R.Boedhi-Darmojo : Geriatric Unit, Faculty of Medicine, Diponegoro University/Dr.Kariadi Hospital 16. Dr.Sutomo str, Semarang 50231, Indonesia

健康的であり，よりよい社会生活を営んでいる(Boedhi-Darmojo, et al, 1992)[4]。

別の調査（被験者数＝507；Boedhi-Darmojo, et. al. (1992)）では，ジャワ島中央部の都市部と農村部に住む507人を無作為に選び，診断した結果，以前と同様に，白内障，リウマチ，心臓血管系疾患が最も多い疾患であった。また，高齢患者特有の複数の疾病を持つ人が多く[5]，患者一人当たり平均3.9種類の病態が認められた。

最近，首都ジャカルタの高齢者556人の健康状態を調査した結果[6]，以前とほぼ同様に以下のような疾患がみられた。心臓血管系疾患（高血圧を含む）33.1％，骨と関節疾患（リウマチ）35.3％，胃炎22.8％，糖尿病12.6％，気管支炎・呼吸困難4.7％，肺結核4.5％，卒中2.7％，悪性腫瘍2.2％，前立腺肥大2.4％。さらに，貧血が7.7％，過体重の人は9.9％以下であり，高コレステロール症の人は調査対象者の10.3％にみられ，男性より女性に多かった。80.4％の高齢者が眼鏡をかけており，義歯を使用している人は28.2％，補聴器の利用者は1.3％であり，ジャワ島中央部で行った調査結果と比較して多かった。

病院や地域での高齢者への医療サービスが計画されており，現在いくつかの地域で試行段階に入っている。

(3) 高齢者介護における社会文化的・社会経済学的側面と社会政策

WHOは第35回国際健康総会（1982）において，加盟国に対し，国の健康計画に高齢者のヘルスケアに関する国家戦略を盛り込むよう要請する決議案（WHA35.28）を採択した。そこでは，高齢者福祉の促進のための政策の作成と達成に重点が置かれている。

社会経済的・社会文化的条件からも，そして今までに行われてきた調査研究からも，一般的には高齢者介護は家族を中心に行われるべきである。7年前から国家が最も奨励している政策は，高齢者を家族の一員として含めた，いわゆる「家族福祉」である[7]。これをもとに，1993年に高齢者の福祉に関する国家委員会が結成された。それは，社会福祉省，健康省，教育文化省，人口省，宗教省，労働省，婦人省（Women's Role）の各大臣を擁し，NGOの支援を受けて，老人学，老年医学の専門家により成り立っている。

1998年には老人福祉法が公布され，現在は社会に普及しつつある。世界的にみても家族が主要な老人介護者となっている。さまざまな地域社会において幅広くさまざまな方法で介護が行われているとはいえ，現実の介護の状況は，文化や政治，経済的環境を超越している。特に，高齢者人口が急激に増加している発展途上国においては家族が重要な役割を果たしている。しかし，すべての社会において，概して家族は介護することに関し寛容である。依然としてインドネシアでは，老人介護はそのほとんどが家族によるものであり，最後の手段として，家族は老人を「老人ホーム」へ入居させることを考える[4]。

高齢者の雇用関連と収入の調査から次のようなことが明らかとなった。男性の25.7％，女性の16.7％が就業による収入で生活しており，貯蓄で生活をまかなっているのはごく少数（1.4％）であった。一方，78.3％の人が最低生活レベルであり，14.1％が十分以上の生活をしており，7.1％の人たちは貧しい生活状況にある。我々は彼らの健康，独立性，生産性および社会経済的な地位が彼らの教育水準によってプラスの影響を受けているとの強い印象を受けた[4]。

(4) 健康的な高齢化のコンセプト

現在の知見からは，老人学，老人医学における目標は単に長生きすることだけではなく，健康的に歳をとることである。これは内的要因と外的要因によって影響を受けるが，往々にしてそれらは相互に関連しているため区別するのは困難である。

① 内因的老化は細胞の老化現象から始まり，続いて組織の老化，解剖学的・機能的老化が身体のさまざまな器官および系で生じる。
② 外因的老化は環境要因と個人の生活スタイルに分けられ，両方とも危害要因とみなされ，内因的老化過程を加速させる。

このプロセスをモデル化して図1に示した。

老化の過程で健康であるためには，健康増進，疾病予防，治療，リハビリ活動など全てが同時に

第2章 食パターンの変遷とエイジング

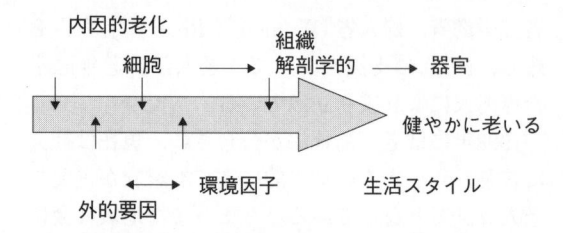

図1 健やかに老いるモデルとその要因（Boedhi-Darmojo, 1994）[7]

行われなくてはならないが，健康促進と疾病予防が優先的であり，より早い段階で行えば，より効果的である。

目標は高齢者に多い退行性の疾病の危害要因を減らし，高齢者の疾病率や致死率を増加させる病理的過程を回避することにある。これとのかかわりで，栄養学的因子とよい食習慣が，健康的に老いるという目標を達成するには最も重要な役割を果たすのかもしれない。

(5) 高齢者層の栄養状態に関する調査

Susantoの修士論文（1998年）によると，スマラン（ジャワ島中部）にある7つの保健所から無作為に選ばれた高齢者（$n=242$，60～82歳）の栄養状態を調査したところ，1日摂取カロリーが男性で1,222kcal，女性で1,000kcalと推奨栄養所要量（RDA）に遠く及ばなかった。また，マクロ栄養素の52％が炭水化物，14％がタンパク質，35％が脂肪であり，コレステロール摂取においては300mgを上回る人はわずか9％であった。BMI（体格指数）と血清コレステロール値，トリグリセリド摂取量の間には正の相関が，HDL－コレステロール値とは逆相関が認められた。BMIの平均値は男性19.2女性21.6kg/m^{2}であった。また，総コレステロール値の平均は男性199.3±35.7，女性220.9±46.7mg/dlであった[8]。

Ibrahim（1997年）によるジャカルタ南部での無作為に選ばれた高齢者についての同様な調査（被験者数=304）ではSusantoのデータに比べやや数値が高く，マクロ栄養素のうち62.5％が炭水化物，脂肪22.9％，タンパク質14.8％であり，1日に300mgを上回るコレステロールを摂取する人はわずか10.7％であった。1日摂取カロリーは男性で1,491.7kcal，女性で1,183.8kcalであった。女性のほうが男性より肥満（BMI>30）の人が多く女性25.7％に対し男性16.7％であったが，調査対象者の50.3％は理想体重であり，5.9％の人がやせていた。BMIの平均値は男性23.8，女性24.7kg/m^{2}であり，スマラン（ジャワ島中部）でのSusantoの調査（1997年），Boedhi-Darmojoらの調査（1996年）と比べて高い値が得られている。Ibrahimは高齢者の血液検査の結果も報告しており，総コレステロール値（TC）の平均は233.1±50.3mg/dl，HDL-Cは65.7±30.6mg/dl，トリグリセリド（TG）は119.5±68.8mg/dlであった。男女間で有意な差は認められなかったがTCおよびHDL-C値は女性のほうが高かった[9]。

「食品と栄養」国際ワークショップ（1998年）でSatotoらは過体重・肥満と変性疾患の疫学および管理についての研究報告を行っており，インドネシアの12の大都市部において無作為に選ばれた55歳以上の人（$n=2,660$）の平均BMI値は男性21.3±3.6，女性22.2±4.4kg/m^2，過体重（BMI>25）の人は男性11.7％，女性18.7％，肥満（MBI>30）の人は男性2.7％，女性5.6％であった[10]。

Van Staverenら（1995）はSENECA-プロジェクトの報告書の中で，欧州諸国における肥満者（MBI>30）は男性，女性共に30％を超えており，さらにBMIの上昇と共にコレステロール値も上昇する傾向にあるが，HDL－コレステロール値は逆相関すると述べている[11]。

実際，インドネシアの栄養学研究の仕事のほとんどが変性疾患，特に心血管系疾患（CVD）関連の研究を目指しているようである。横浜で開催された老人学アジア-オセアニア会議（1992）で，Boedhi-Darmojoらより高齢者層のCVD研究について興味深い結果が発表されている（表1）[12]。高齢者の心筋梗塞（MI）患者は，若い患者と比べて，やせている人（BMI<20），無痛性（無症候性）梗塞，心肥大，高血圧症，うっ血性心不全（CHF）の徴候，院内致死が有意に多かった。一方，高コレステロール血症と喫煙者は有意に少なかった。

WHO-MONICAプロトコールに則った，Boedhi-Darmojoらによるジャワ島中央部の農村

4. 高齢者の食生活の変化——インドネシアの場合

表1　高齢者の心筋梗塞の臨床的特徴（Doedhi-Darmojo, 1991）[12]

臨床的特徴	高齢心筋梗塞患者 ($n=91$)	若年心筋梗塞患者 ($n=45$)	p 値
やせ（%）	29.7	11.1	0.006
最大血圧（mmHg）	145.5±23.4	137.8±25.2	n.s
最少血圧	94.8±14.7	91.9±15.6	0.02
無痛性心筋梗塞（%）	53.3	17.8	0.002
心肥大（%）	85.7	66.7	0.002
ショック（%）	4.5	11.4	n.s
不整脈（%）	47.2	48.9	n.s
うっ血性心不全（%）	85.7	51.2	0.001
卒中（%）	9.1	6.8	n.s
局所性／多発性心筋梗塞（%）	17.6	11.1	n.s
院内死（%）	26.9	11.3	0.05
危険因子：			
高コレステロール血症ウ250mg（%）	18.2	31.7	0.04
高血圧症（%）	65.9	79.8	0.02
喫煙（%）	41.5	77.1	0.009
糖尿病（%）	24.4	28.6	n.s
過体重／肥満（%）	21.9	20.0	n.s
高尿酸血症（%）	50.0	52.5	n.s

*：インドネシア、スマランのSt.Elizabeth病院において心筋梗塞と認められた60歳以上の高齢者患者と50歳未満の患者。老人学アジアーオセアニア会議（横浜、1992年）発表資料より

部における，もうひとつのCVD調査研究（1996）でも，25〜64歳までの層状分類され無作為に選ばれた1,659人について同様な知見が報告されている。調査対象者は55〜64歳の高齢者層465人と25〜54歳までの1,194人の2つのグループに分けられ，比較された。その結果，高齢者層のほうが肥満者，平均BMI，平均ヘモグロビン，飲酒者，運動量が少なかった。一方，血中グルコース量，高血圧症（≧160/95mmHg），元喫煙者，心筋梗塞の徴候（ECG）は高齢者層のほうが多かった（表2）[13]。

(6) 高齢者の食習慣の変化

高齢者は，今まで食してきた伝統食から，若い世代に人気のある新しいモダンで，西洋的な食事へと変えることに抵抗があることは著者が言及してきていることである。これは首都ジャカルタの都市部において無作為に選ばれた高齢者（$n=556$）に対する公共医療調査に関するKamsoとPurwantyastutiの報告（1997）からも言えることである。以下の食品の摂取量を減らしている高齢者の割合は，牛肉/肉類（77.3%），鳥肉（74.1%），卵（71.6%），脂肪（70.9%），魚（71.0%），野菜（28.2%），果実（19.9%），米／麺類／パン（83.5%），コーヒー（43.6%），紅茶（35.8%），牛乳（36.0%）であった。野菜と果実の摂取量に変化がない人の割合はそれぞれ41.9%，47.3%と比較的安定であった。高齢者の食品摂取量の低下は家計の問題のためであると研究者らは考察したが，裕福階級の高齢者にも認められている。残念なことに高齢者たちは魚，卵，牛乳などの良質なタンパク源の摂取も減らしている。研究者らは同様な傾向をインドネシアの他の大都市でも調査，分析して認めている。しかしながら，野菜（緑色野菜，豆類，人参，トマト等）と果実（バナナ，パパイヤ，その地域で穫れる果物）は依然として好んで食べられている。卵，魚（生，薫製，塩漬け），鳥肉も毎日ではないが食べられている。魚はインドネシア東部，スマトラでより好んで食べられている。アルコール依存症はインドネシアの高齢者の間では問題になってはおらず，アルコールの常飲者はジャカルタの男性でわずか1.9%，女性で0.2%にすぎない。これは，イスラム教により信者はアルコールを飲むことが禁止されてい

第2章 食パターンの変遷とエイジング

表2　55～64歳までの高齢者層と25～54歳までの層におけるCVD/CHDの危険因子の平均値，罹患率の比較（ジャワ島中心部-Monicaプロジェクト）

危険要因	25～54歳 $n=1,194$	55～64歳 $n=465$
平均最大血圧（mmHg）	116.06±19.63	125.49±24.14
平均最少血圧（mmHg）	73.96±11.63	74.23±12.11
平均コレステロール値（mg%）	178.91±36.91	179.92±39.71
高コレステロール血症（%） 　　　　（≧250mg%）	3.88	3.38
平均HDLコレステロール値（mg%）	46.60±10.90	47.82±13.84
平均トリグリセリド値（mg%）	116.98±63.25	117.18±63.85
平均ヘモグロビン値（gr%）	13.38±1.53	12.66±1.67
平均血糖値		
＊　通常時（mg%）	91.36±38.25	100.66±51.55
＊　空腹時（mg%）	84.15±28.01	93.64±91.75
グルコース不耐性（%）	1.30	3.50
高血圧症（%）	4.90	12.44
喫煙		
＊　男性（%）	61.9	66.9
＊　女性（%）	1.7	3.8
元喫煙者（%）	19.9	30.6
心筋梗塞（心電図）（%）	0.61	0.95
平均BMI（kg/m²）	21.95±4.60	20.16±5.04
飲酒（%）	2.4	0.0
日常的なスポーツ（%）	6.1	0.8
平均体重（kg）	45.51±26.86	45.18±8.73
平均身長（cm）	153.05±13.94	150.15±9.46
BMI＞30（%）	2.60	1.19

出典：R.Boedhi-Darmojoら，1996年[13]。

ることによるかもしれない[6]。

驚くべきことではないが，高齢者たちはハンバーガー，ピザ，フライドチキン等のモダンな，いわゆる流行食をほとんどもしくは全く食べることはない。これらは大都市では手に入るにもかかわらず，75～90%の人がこの種の食べ物を決して食べず，さらに伝統的な脂肪を多く含む食品すら避けている。これらは共に若者には好評である[6]。

Kasumanti, Muis, Boedhi-Darmojoら（1999）は最近，スマラン市およびその近郊の村に住む高齢者302人を層状分類，無作為抽出し，都市部と農村部の高齢者の食習慣についての調査研究を行った。50代以降の高齢者の一日食事摂取量にはほぼ同様な減少がみられ，豆腐やテンペは依然好んで食べられており，それぞれ88%，80%の高齢者が毎日食べている。動物性のタンパク質，脂肪はほとんど摂っておらず，間食にスナック菓子を食べている人は，わずか6.7～8.0%であった。流行食は全く食べられていなかった（ジャカルタでは間食にスナック菓子を楽しむ人は25.5%と多い）。分析の結果，都市部と農村部における差異が顕著であったのは，都市部のほうがカロリー，脂肪，タンパク質の摂取量が若干多いことであった。一方，性差は男性のほうがカロリー摂取量が多かったこと以外は認められなかった[14]。

魚や卵のように貧しい高齢者が買うことができる安価なタンパク質源以外に，インドネシアではテンペ（大豆醗酵食品）や豆腐などの植物性のタンパク質源が大変好んで食べられており，頻繁に，または毎日食べている高齢者は，テンペ53.0～88.0%，豆腐50.1～82.0%と大変好まれている。特に，インドネシア固有の食品であるテンペは，現在インドネシアの他ドイツ，日本など先進工業国でも幅広く研究されており，有望な結果が得ら

れている。Mari Astuti (1997) はバリで開催された国際テンペシンポジウムでテンペ (*Rhizopus oligosporus* または *Rhizopus oryzae* を接種した大豆) はビタミンE, イソフラボノイド, スーパーオキシドジスムターゼ (SOD) などを含み, 抗酸化酵素のように変性疾患予防のための機能性食品としての役割を果たしていると報告している (図1内因的老化)[15]。

インドネシアの老人の微量栄養素についての研究はほとんど見当たらない。伝統食品についての国際栄養学ワークショップでBoedhi-Darmojoも引用しているが, Hussainiら (1995) の研究によると, 概してカルシウム, 鉄分の摂取はRDAより低く, 一方, ビタミンAとビタミンCは豊富に摂取されている。また, 男性の39.1%, 女性の35.3%が貧血症である[16]。

(7) 結論と勧告

① インドネシアでは, 高齢者人口が急速に増加しており, 専門的なサービスや処置が必要とされている。一般的に, 彼らは十分健康であると感じているが, 多くは社会経済学的に他に依存的である。

② 食習慣はうまく変化しており, 日常的な運動量の低下に合わせるがごとくカロリー, 脂肪, タンパク質の摂取量を減らしている。

③ 食べ過ぎ, 肥満はまだ問題ではないが, 栄養不足 (やせ, 栄養不良) は未だ多く, 対策を講ずる必要がある。概して, 彼らのカロリー摂取量はRDAの2/3である。

④ 脂肪摂取量は多くなく, タンパク質摂取量も低い。魚および魚加工品をより多く食べるよう促すべきである。

⑤ 低価格で伝統的な植物性タンパク質のテンペ (大豆醱酵食品) や豆腐は依然として好まれており, 今後も維持され, 積極的に食べるべきである。

⑥ 高齢者層に一般栄養素および微量栄養素をバランスよく摂ってもらい, 健康によい食習慣を進めるためのキャンペーンを政府とNGOが協力して開始, 普及するべきである。

⑦ 高齢者が, 可能な限り健康で, 働いて自己を頼りに独立して生きられるよう, 高齢者の微量栄養素摂取についていっそうの調査研究が必要である。

文　献

(1) Central Bureau of Statistics : Indonesia in figures, 1998.
(2) WHO : Health of the Elderly. Techn.Rep.Ser. 779, WHO, Geneva, 1989.
(3) Kinsella, K. and Taeuber, C. M. : An Aging world II. S.Government Printing Office, Washington DC,1992. (US Bureau of the Census, International Population Reports, p. 95, No. 92-3)
(4) Boedhi-Darmojo, R., Hadi-Martono and Soehartono, T. : WHO-5 -country Community Study of Health of the Elderly, Indonesia Country Report, Colombo. In : Bunga Rampai Karangan Ilmiah Prof.R. Boedhi-Darmojo, p. 268, 1994.
(5) Boedhi-Darmojo, R., Hadi-Martono, Kris Pranarka, Soehartono, T. and Hertanto, W. S. : Health, Nutrition and some Social Conditions of the Elderly Living in rural and urban areas in Central Java. In : Bunga Rampai Karangan Ilmiah Prof.R. Boedhi-Darmojo, p. 316, 1994.
(6) Kamso.S, Purwantyastuti and Ratna Djuwita : Evaluation Study on Health Service Program for the Elderly. In : Jakarta, Report of Study, Jakarta Health Office, 1998.
(7) Boedhi-Darmojo, R. : Health Aspects of Elderly, National Symposium on Gerontology & Geriatrics (ed. by Boedhi-Darmojo, R. et al.). Indonesian National Research Council, Jakarta, pp. 40-56,1994.
(8) Susanto, H. : Study on the limitation of over-fattness in connection with some risk factors of Coronary Heart Disease, Master Thesis in Nutrition, Postgraduate. Education Nutrition Programme, University of Indonesia, Jakarta, 1998.
(9) Ibrahim, R. : Nutrition and Coronary Heart Disease Risk Factors of the Elderly Living in South-Jakarta, Thesis of Master of Science in Nutrition, Post-graduate Programme. University of Indonesia, Jakarta, 1997.

(10) Satoto, Boedhi-Darmojo, Karjati et al. : Overweight, Obesity and Degenerative Disease Epidemiology and Management, Proceedings of the 6th National Workshop on Food and Nutrition, page787-808, 1998.

(11) Van Staveren, W. A. and Lisette, C. P. G. M.de Groot : Nutritional Situation in18 European SENECA Centres : Indications for Public Health Actions ?, 2nd International Conference on Nutrition and Aging, Proceedings, Showa Women's University. Tokyo, p. 191, 1995.

(12) Boedhi-Darmojo.R. : Clinical Features of Myocardial Infarction in Elderly Patients, in New Horizons in Aging Science, Proceeding of the 4 th Asia/Oceania Reg.Congress of Gerontology, (ed. by Orimo et al). p. 154, 1992.

(13) Boedhi-Darmojo, R., Suharyo, H. and Sutikno, T. : Treads and Determinants of Cardiovascular Disease in rural areas in Central-Java, Report of Research Study, Diponegoro University, National Research Council, 1996.

(14) Kusumanti, E., Muis, F., Boedhi-Darmojo, R. and Sunarsih,: Nutritional status of urban and rural Elderly people, Study Report, Research Intitute Diponegoro University, Semarang, Indonesia, 1999.

(15) Astuti, M. : Superoxide Dismutase in Tempe, an Antioxidant Enzyme, and its Implication on Health and Disease, in Proceedings International Tempe Symposium, p. 145, Bali, 1997.

(16) Boedhi-Darmojo, R. : Nutrition in the Elderly Population-Indonesian Situation, in Proceedings 2 nd Internat. Conference on Nutrition and Aging. Tokyo, p. 143, 1995.

5. タイの食習慣および老化過程の変化する傾向

プラニー・ポンパウ*

　タイを含む東南アジア地域の国々は，いわゆる「疫学的遷移」を経験しつつある。人口統計パターンおよび疾病の疫学は劇的に変化している。これらの変化は中高年，とりわけ高齢者の数の増加に伴うものである。同時に，この地域では慢性疾患および成人，高齢者に関連する栄養問題が重要になりつつある。

　タイの人口はおよそ6千万人で，年間増加率は1.1%である。出生時の平均余命は男性で67歳，女性で71歳である。1997年に，60歳以上の人口はタイ全体で男性230万人，女性270万人であった。タイ全体で60歳以上の人口は総人口の8.4%となる（表1）。

表1　タイにおける人口統計指標

総人口		59,400,000人
人口年間増加率		1.1%
出生時における平均余命	男性	67歳
	女性	71歳
60歳以上の人口	男性	2,300,000人
	女性	2,700,000人
60歳以上の総人口に対する比率		8.4%

　地理学的に，タイは異なるいくつかの地域に分けられる。すなわち，北部山岳および渓谷地帯，中央部の肥沃な平野，東部沿岸地帯，半乾燥気候の北東部高原，および南部の湿潤な半島に分けられる。タイは民族と宗教に関しては比較的一様であると考えられる。この国では仏教が最も広く行き渡っている宗教である。しかし，高齢者が住むさまざまな地域で社会経済的状況，生活様式，および栄養状態に明確な相違があると考えなくてはならない。タイにおいて高齢者に関する全国的な調査はこれまで行われていない。この主題に関する情報は分散している。大学や保健事業部門に所属するいくつかの研究グループが，タイの異なる地域において散発的な調査を行っているのみである。これらの研究プロジェクトの目的は幅広く多様である。したがってここでは，全体的な状況に関する分散した像を示し，タイの高齢者の社会経済的状況，健康状況および栄養状態における何らかの傾向の概要を示すこととする（表2）。

　我々のグループは，バンコク中心部にある高齢者専門診療所を訪れた205名の高齢者（60〜90歳の男性59名と女性146名）について調査研究を

表2　主要な情報源

著　者	調査対象
Pongpaewら	1991/1994年　60歳以上の205名（男性59名と女性146名），バンコクの高齢者専門診療所
Tanphalchitrら	1997年　60〜86歳の150名（男性50名と女性100名），バンコクの裕福な地域の集団
Leelahakulら	1998年　60〜83歳の77名（男性18名と女性59名），バンコクのスラムの集団
Assantachaiら	1993年　タイ中央部の農村部の200名
Swaddiwudhipongら	1991年　60歳以上の567名（男性256名と女性311名），タイ北部Tak地方の8つの村

*Praneet Pongpaew : Professor, Department of Tropical Nutrition and Food Science, Faculty of Tropical Medicine, Mahidol University, 10400 Bangkok, Thailand

行った。これらの調査対象者は，軽度の高血圧症，軽度～中等度の心血管疾患，インスリン非依存性糖尿病といった，慢性的な軽度の疾患や高齢者に特有の疾患を有しているだけであった。これらの高齢者は健康に高い関心のある高齢者であるとみなされる[1]-[3]。

別のグループは，60～86歳の男性50名，女性100名から成る150名のタイの高齢者で，都市部の裕福な地域の集団に属する高齢者について調査を行った。これらの調査対象者の抱える主な栄養問題は，全身の肥満，腹部の肥満，脂肪血症，耐糖能低下，糖尿病，および高血圧症であった。この研究はMahidol大学付属Ramathibodi病院医学部，医学研究部門の栄養学生化学医学科に所属するVichai Tanphaichitrおよびその共同研究者によって行われた[4]。

別の研究は，Venus T. Leelahakulおよびその共同研究者により行われた[5]。この調査研究には77名の高齢者がボランティアとして参加した。このグループは，バンコクのDin Daeng社会福祉事業センターの60～83歳の男性18名と女性59名で構成されていた。このグループは概ね，不利な条件に置かれた集団に属するとみなされる。この調査研究は，バンコクのMahidol大学看護学部基礎看護学科によって行われた。

別の研究はMahidol大学付属Siriraj病院医学部によって行われた。この研究はPrasert Assantachaiおよびその共同研究者により行われたWHOの共同研究プログラム中のタイ部門である[6]。農村部において2つの調査が行われた。一方はタイ北東部で行われ，Khon Kaen地方の2つの村の男性38名と女性44名について調査研究された[7]。他方は北部地域で行われ，Tak地方のMae Sot地区の8つの村の男性256名と女性311名，計567名について研究された[8]。タイの高齢者に関する情報は，選抜の重大な偏りによって歪められ，この国における高齢者の実際の状況を反映しているとは言えない。

これまでにわかった状況は，西洋諸国にみられる状況とは明らかに異なっている。タイでは，90％以上の高齢者が現在も血縁者と同居している。高齢者の教育水準は極めて低く，とりわけ女性では低い。農村部では，女性の非識字率が50％以上である。タイの高齢者，とりわけ農村部の高齢者は，家族の定期的な収入や自己の貯金に頼っているようである。都市部および農村部の女性高齢者の約30％には，定期的な収入があり，都市部の60％以上の男性および農村部の40％以上の男性は自分と家族を養うことができるようである。バンコクおよびタイ北部の村の調査により，高齢者の生活様式および健康状態に関する情報を得ることができた。伝統的に，この国の北部地域はタバコ生産に携わっている。これによって農村部の男性および女性の喫煙率が，都市部に比べ高いことを説明すると思われる。農村部では60％以上の男性と40％以上の女性が喫煙者であるのに対し，都市部では30％以上の男性と8％の女性が喫煙者である。飲酒は，都市部の高齢者で調査されたが，女性よりも男性で飲酒者が多くみられた。高血圧症は，都市部よりも農村部で多いようである。糖尿病は農村部よりも都市部で多いようである（表3）[1],[2],[8]。

我々の観察によると，高齢者は家族の中でより伝統的な生活様式を営んでいることがわかった。一般に，家族の構成員は自分の血縁者である高齢者がその摂食習慣を劇的に変化させないよう説得し，摂食障害を防ごうとしている。高齢者の大多数は1日に3回以上の食事を摂っている。朝食としては通常，米，副食，コーヒー，牛乳，および麺類を摂る。昼食としては，米，肉，および野菜を調理した料理を摂る。昼食はたいてい1日のうちで最も重要な食事である。果物や甘いデザート類も昼食時に摂られる。

食物摂取量に関する限り，著者により不一致がある。食物摂取量の表4には，2つの研究結果が示してある[5],[9]。調査対象グループは両方共バンコクに住んでいる人々であるが，一方は不利な状況に置かれた高齢者グループに属し，他方はそれほど不利な状況には置かれていない高齢者グループに属する。カロリー摂取量は，男性と女性の間で，また社会経済的グループの間で著しく異なっている。タンパク質摂取量はそれほど異なっていない。しかし脂肪摂取量は不利な状況に置かれた高齢者グループで60g，恵まれた状況のグループ

5.タイの食習慣および老化過程の変化する傾向

表3 社会・経済的特徴:高齢者のライフスタイルと健康

	男-都市部（%）	女-都市部（%）	男-農村部（%）	女-農村部（%）
既 婚	79	44	調査せず	調査せず
血縁者と居住	95	92	98.5	98.1
非識字率	14	35	37.9	54.3
定期収入	63	32	43.4	28
職業活動	37	19	調査せず	調査せず
喫 煙	34	8	66.4	42.4
飲 酒	22	9	調査せず	調査せず
高血圧症	10.2	11.6	19.9	16.4
糖尿病	11.9	14.4	1.17	1.61

表4 高齢者の食物摂取

	男*	女*	男**	女**
エネルギー (Kcal/day)	1,447 (1,310〜2,047)[a]	1,190 (968〜1,406)[a]	2,130 (172)[b]	2,006 (83)[b]
タンパク質 (g/day)	47 (34〜54)[a]	34 (29〜54)[a]	55 (4.7)[b]	60 (3.4)[b]
炭水化物 (g/day)	272 (131〜673)[a]	212 (181〜255)[a]	320 (24.5)[b]	297 (14.7)[b]
脂肪 (g/day)	29 (16〜36)[a]	24 (13〜30)[a]	63 (9.9)[b]	63 (4)[b]

*:Pongpaew ら, **:Leelahakul ら, [a]:中位数（95%C.I.）, [b]:平均値標準誤差

表5 高脂血症

	区分	男	女	調査者
総コレステロール (mg/dl)	250以上	10.2%（6/59）	31.5%（46/146）	Pongpaew ら
	250以上	53.8%（43/80）	77.2%（98/127）	Assantachai ら
HDL-コレステロール (mg/dl)	35以下	18.6%（11/59）	14.4%（21/146）	Pongpaew ら
トリグリセリド (mg/dl)	200以上	6.9%（4/59）	15.2%（22/146）	Pongpaew ら
	204以上	9.4%（3/32）	1.4%（1/70）	Tanphaichitr ら

では30g未満である。

いくつかのグループで認められた低い脂肪摂取量にもかかわらず,あるグループの50%を超える男性および約80%の女性において,250mg/dlを超える高トリグリセリド血症が認められた。我々が調査したグループにおいては,10%の男性および30%を少し超える女性が高いコレステロール値を示した（表5）[(1),(4),(6)]。

バンコクの健康に高い関心のあるグループでは男性1名と女性6名が肥満であることから,タイではどちらかというと肥満は少ないと考えられ,バンコク以外の地域においても肥満と認められたのは10%を少し超える女性のみであった。しかし不利な条件に置かれた高齢者グループの40%以上の人々が栄養過多であることが認められた。健康に感心の高い高齢者グループでは男性の22%と女性の21%が栄養過多であることが認められた。栄養不良に関して報告している2つの研究結果は類似しており,栄養不良の割合は6.5〜16.7%の範囲であった[(1),(5),(6)]。西洋の国々では,SENECA

表6 過栄養と栄養不良

	区分	男	女	調査者
過栄養-BMI	24.9〜29.9	44.4%（8/18）	44.1%（26/59）	Leelahakul ら
	30以上	0	11.9%（4/59）	
過栄養-BMI	24.9〜29.9	22.0%（13/45）	21.2%（31/69）	Pongpaew ら
	30以上	1.7%（1/45）	4.1%（6/109）	
栄養不良-BMI	20未満	16.7%（3/18）	11.9%（7/59）	Leelahakul ら
栄養不良-BMI	18.5未満	13.7%（11/80）	6.5%（8/123）	Assantachai ら

表7 低アルブミン血症と貧血

	区分	男	女	調査者
アルブミン (g/dl)	3.8未満	11.9%（7/59）	7.5%（11/146）	Pongpaew ら
	3.5未満	0	2%（2/100）	Tanphaichitr ら
	3.5未満	0	6.8%（4/59）	Leelahakul ら
ヘモグロビン (g/dl)	14未満 男 12未満 女	35.6%（21/59）	13.0%（19/146）	Pongpaew ら
	13未満 男 12未満 女	11.2%（9/80）	16.3%（20/163）	Assantachai ら
	13未満 男 12未満 女	22.2%（4/18）	32.2%（19/59）	Leelahakul ら

スタディにより報告されたように，高齢者の40〜50%が body mass index が30以上の肥満であることが認められた（表6）[10]。

血清アルブミンは，タンパク質の状態の特異的な指標ではなく，感度の高い指標でもない。どちらかといえば高齢者の健康状態を示す一般的な指標である。タイでアルブミン濃度が低い例が非常に少ないのは，ここで研究対象となった高齢者の健康状態が極めてよいことを示すと思われる。しかし，すべての研究において男性，女性とも貧血の比率が極めて高いことが見出された（表7）[3]-[6]。

ビタミン欠乏症は，西欧諸国の健康な高齢者よりも，タイの高齢者において多いようである[1],[3],[7]。ヨーロッパでは，ビタミン欠乏症は主にビタミンB_6欠乏症と関連しているようである[10]。タイでは，調査の結果によりビタミン欠乏症がビタミンA，B_1，B_2，B_6，ビタミンCおよび葉酸の欠乏を含むすべてのビタミンに関連していることが示された。バンコクの高齢者では，臨床的な徴候は報告されなかった。農村部の高齢者の栄養状態に関する報告においてビタミン欠乏症の臨床徴候について述べられていなかったことから，これらの高齢者もビタミン欠乏症の臨床徴候をまったく示さなかったと考えられる。タイの高齢者について報告されたビタミン不足状態は，高齢者の歯の健康状態が悪く，果物の摂取が困難であるためと思われる。バンコクに近い農村部で行われた研究は，高齢者のほぼ60%が咀嚼に関する問題を抱えていることを示した。同様に，摂取する果物の種類が限定されることや，比較的低い脂肪摂取量もビタミン状態の悪さの原因となったのではないかと思われる（表8）。

タイにおける研究の大部分が選抜されたグループにおいて行われ，主にいくつかのケアセンターまたは治療センターで得られたものであるので，これらのグループにおける疾病の罹患率を正当に評価することはほとんどできず，分散した情報があるのみである。例えば，バンコク Metropolitan Authority の地方保健事務所に置かれている7カ所のデイケア高齢者デイセンターで，無作為に募集して集まったバンコクのさまざまな地区に住む

5. タイの食習慣および老化過程の変化する傾向

表8 ビタミン欠乏

ビタミン類	区分	男	女	調査者
VA	許容パーセント	40〜52%	9〜80%	Maskasame ら
VB_1 (a ETK)	1.25以上	11.9%	3.4%	Pongpaew ら
VB_2 (a EGR)	1.50以上	37.2%	33.6%	Pongpaew ら
VB_6 (a EAST)	2.00以上	27.1%	32.2%	Pongpaew ら
VB_{12} (pico gr/ml)	200未満	3.7%	8.8%	Prayurahong ら
VC (mg/l)	5未満	64.4%	56.5%	Pongpaew ら
葉酸 (ng/l)	3未満	16.6%	22.8%	Prayurahong ら

334名の高齢者を対象として調査した結果，高血圧症の罹患率が36.5%であることが見出された[11]。これらの対象者の関連する医学的状態として，糖尿病22.9%，高脂血症13.9%，高尿酸血症33.3%，および心疾患18%が認められた。

タイ国内の多段階無作為抽出世帯調査において，50歳以上の7,713名の対象者に対して，訓練を受けた面接者による面接を行い，過去6カ月の間に起こった転倒の頻度，時間，および場所に関するデータを収集した[12]。その結果，面接を受けた対象者のうち18%が1回以上の転倒を経験していることがわかった。高齢の女性（21.5%）は高齢の男性（14.4%）よりも頻繁に転倒していた。タイの高齢者集団において年齢と転倒との間に関連はなかった。大部分の転倒は，家の外（65%）で日中に（85%）起こっていた。多重回帰分析により，次のような男性高齢者における転倒に関連する独立要因が示された。すなわち，健康状態が「悪い」または「かなり悪い」，高血圧症になっている，歩くこととかがむことに関する問題，および家に電気を引いていないといった要因である。

高齢者に適切なケアを供給し，高い生活の質を維持するという挑戦のための将来的な計画立案のために，タイの高齢者の社会経済的健康および栄養状態を研究する全国的な調査に着手することが必要である。ここでレビューした散発的な調査研究によって得られたものより，もっと明確な像を得るために，全国的な調査により得られた情報に基づいて，将来直面するであろう問題を明らかにし，研究を行って，それらの問題を解決する方法を見出すことが必要である。

文献

(1) Pongpaew, P., Tungtrongchitr. R., Lertchavanakul, A., et al.: Anthropometry, lipid-and vitamin status of 215 health-conscious Thai elderly. Int. J. Vit. Nutr., Res., 61：215-223, 1991.

(2) Pongpaew, P., Tungtrongchitr, R., Lertchavanakul, A., et al. Socio-demographic characteristics and health status of urban Thai elderly. Southeast Asian J. Trop. Med. Public Health, 25：583-589, 1994.

(3) Prayurahong, B., Chanjanakijskul, S. Supawan, V., et al.: Vitamin B_{12}, folic acid and haematological status in elderly Thais. J. Med. Assoc. Thai, 76：71-78, 1993.

(4) Tanphaichitr, V., Senachack, P., Nopchinda, S. and Leelahagul, P.: Pakpeankitvatana R. Global assessment of nutrition risk factors in the elderly. Southeast Asian J. Trop. Med. Public Health, 28 (Suppl. 2)：94-99, 1997.

(5) Leelahhakul, V. T., Pansak, W., Chamruangsri, K. and Vatee, V.: Nutritional status in the aged at Ding Daeng elderly social service center, Bangkok. Mahidol J., 3(4)：161-165, 1996.

(6) Assantachai, P., Yamwong, P. and Lekhakula, S.: Nutritional survey of geriatric population in the rural area. WHO Collaborative Programme. Mahidol University and Ministry of Public Health, 1993.

(7) Maskasame, S., Sinsupan, N. and Somnasang, P.: Elderly's food consumption behaviour in a rural area in Northeast Thailand: A case study in Noan-Com district. University Khon Kaen, Khon Kaen, Thailand, 1989.

(8) Swaddiwudhipong, W., Koonchote, S., Nguntra, P. and Chaovakiratipong, C. : Assessment of socio-economic, functional and medical problems among the elderly in one rural community of Thailand. Southeast Asian J. Trop. Med. Public Health., 22 : 299-306, 1991

(9) Pongpaew, P., Tungtrongchitr, R. and Phonrat, B. : Serum proteins and nutritional status of free-living Thai elderly. *Arch. Gerontol. Geriatr.*, 20 : 219-227, 1992.

(10) de Groot, L. C., Hautvast, J. G. and van Staveren, W. A. : Nutrition and health of elderly people in Europe : The EURO-NUT-SENECA study. Nutr. Rev., 50(7) : 185-194, 1992.

(11) Assantachai, P., Watanapa, W., Chiempittayanuwat, S. and Thipanunt, P. : Hypertension in the elderly : A community study. J. Med. Assoc. Thai,81(4) : 243-249, 1998.

(12) Jitapunkul, S., Na Songkhla, M., Chayovan, N., Chirawatkul, A., Choprapawon, C., Kachondham, Y. and Buasai, S. : Falls and their associated factors : A national survey of the Thai elderly. J. Med. Assoc Thai, 81(4) : 233-242, 1998.

6. 高齢者の栄養の変化──米国における経験

エディン・A. カーキック*, ジョン・E. モーリー**

(1) 加齢による食欲減退

加齢が進むにつれて，ヒトは食欲調節機能を失ってゆくという研究報告が増えている[1],[2]。ほとんどの場合は食物摂取の減少，すなわち，加齢による生理的食欲不振が起きている。NHANES Ⅲ研究は，一般の人々の生涯にわたる食物摂取において，横断的（Cross-sectional）に明らかな減少がみられることを示した[3]。ニュー・メキシコ・加齢プロセス研究（New Mexico Aging Process Study）の中で，Vellas ら[4]は健康な高齢者を10年間にわたって追跡調査し，食物摂取量が減少していることを示した。死亡したり，または病気のために研究対象から外れた高齢者で，カロリー摂取の大幅な減少がみられた。加齢に伴い，全脂肪およびコレステロールの摂取量が減少する。Wurtman ら[5]はとても健康な高齢者の場合でも，同様のエネルギー摂取量の減少がみられることを示している。

加齢に伴うカロリー摂取の減少理由には多くの要因があるが，それらについて最近レビューがなされた[6]。要するに，食事の楽しみが減るという理由で減少するのは，1日当たり100kcal 以下と思われる。この減少は，嗅覚が減衰することと，味を感じる閾値が高くなることによるもので，すべての高齢者にみられる。

加齢と共に，食事の早い時期に満腹感を感ずるということは，よく知られている問題である[7]。これは胃底部の柔軟性低下によるもので，これが早い胃内飽満感をもたらす。胃底部の柔軟性低下は加齢に伴う窒素酸化物合成酵素が減少するためである[8]。早い胃内飽満感は胃腔内の直径増大を引き起こすが，これが飽満感信号の主な決定因子である[9]。食物が幽門（胃の出口）を通過してしまうと若年者よりも老年者のほうが飽満感を感じにくい[10]。

コレシストキニン（CCK）はよく知られている飽食ホルモンである。老齢のゲッ歯類動物の場合，CCK は若いゲッ歯類動物よりもさらに強い飽食感を引き起こす[11]。最近，我々の研究で，このようなことがヒトでも同様に起こることを見出した（未発表）。加えて，健康な高齢者は高い循環 CCK レベルを有し，十二指腸に脂質を注入した場合に高い CCK レベルの反応をする[12]。

レプチンは脂肪細胞から生産される一種のペプチドホルモンであり，飽満感や代謝速度の増加をもたらす[13]。女性の場合，中年でレプチンレベルが増加し，老齢になると減少する[14]。高齢女性では，レプチンレベルは内臓脂肪よりも皮下脂肪組織と密接に関係がある[15]。

男性の場合，レプチンレベルは横断的研究においても縦断的研究においても，年齢と共に増加する[16]。これは加齢に伴って起こるテストステロンの減少と強く関係している。

高齢男性でのテストステロン置き換え研究で，テストステロンがレプチンのレベルを下げることがわかっている[17]。男性は加齢と共にカロリー摂取量が女性の場合よりも大幅に減少する。レプチンは食物摂取量を減少させるので，高齢女性よりも高齢男性のほうが食物摂取の減少率が大きいことに，レプチンがある役割を果たしている可能性

*Edin A. Karcic[1] and **John E. Morley[2] : [1]Division of Geriatric Medicine, Saint Louis University Medical School, St. Louis, MO, [2]Geriatric Research, Education and Clinical Center, St. Louis VAMC, St. Louis, MO 63125

が示唆される。

最後に、ゲッ歯類での多くの研究は、加齢により中枢栄養の減少が起こることを示唆している。これらはダイノルフィン、内因性カッパー・オピオイド受容体分子、および神経ペプチドY活性における変化を含むものである。

(2) タンパク質・エネルギー欠乏

タンパク質・エネルギー欠乏（PEU）は米国の高齢者に多くみられる。外来患者の約11%がPEUである[18]。また、老人ホームでは、PEUの発症率は5～85%の間であると報告されている[19]。米国ではほとんどのPEUは病気および医療によって生じた障害が原因となっている。ことにうつ病の薬物治療および治療食がPEUを引き起こすことが知られている[18],[20]。

米国ではそれらの際にPEUになるリスクがある人々のための栄養スクリーニング指標（nutrition screening index：NSI）が開発されている[21]。試験の感度は低く、特異性も低いが、疫学的研究には十分耐えうる。

アフリカ系米国人高齢者についてのある研究では48～66%の人々が栄養学的リスクにさらされていることが示されている[22]。

これらの人々は果物、野菜、牛乳の摂取量が極めて少なく、歯や口腔に問題があり、一人きりで食事をしており、多種類の薬剤を服用しており、自分自身で買物、調理、食事ができない。身体の機能不全と貧困は、深刻な栄養リスクと深い関係がある。

この集団に、ミニ栄養評価（mini nutritional assessment）およびSCALESスクリーニングテストを適用した結果、高レベルのPEUの人々が発見された[23]。PEUは身体機能低下および転倒による障害に関係があった。

NHANES Iのデータおよび9～11年の追跡データを使い、Galanosらは、身体機能低下には、極端な体重超過と極端な体重不足の両方が関係していることを見出した[24]。

Hubertらは、身体機能低下と低カロリー摂取、低血中アルブミンおよび糖尿との間に同様の相関があることを示した[25]。

Vellasらは、ニューメキシコ加齢プロセス研究の中で、高齢者における転倒による障害とPEUとの間に強い関係があることを示している[26]。

(3) 脱水（dehydration）

高齢者にとって脱水は一般的な問題である。アフリカ系米国人についての我々の研究では、1.1%の人々に深刻な脱水症状が、10.3%の人々にやや軽度の脱水症状がみられた[27]。この研究では、脱水は身体機能低下と関係があることがわかった。

また、その他の研究では、脱水は、精神錯乱、起立困難、卒倒、入院加療の増加、死亡率の増加に関係があった。

現在では、高齢者が渇きを感じにくくなることは十分に証明されている[28]。これは、ミュー・オピオイド受容体が減少し、飲み物に対する欲求が減少しているものと思われる[29],[30]。

(4) 筋肉質量減少症

筋肉質量減少症（sarcopenia：サルコペニア）とは米国で作られた言葉で、加齢に伴って起こる進行性の筋肉質量の減少を意味する。

Baumgartnerらは、筋肉質量減少を、「骨格筋質量（kg）／身長（m）の二乗が若年者の対象群の平均値よりも、標準偏差の2倍以上、下回っている場合」と定義した[31]。

60歳から70歳の間の人々は筋肉質量減少症に罹患している頻度が13～24%であったのに対して、80歳以上の人々の罹患頻度は50%以上であった。また、ヒスパニック系の人は非ヒスパニック系の白人よりも、筋肉質量減少症に罹患しがちであった。筋肉質量減少症は自己申告された身体機能不全と強い関係がある。

その後の研究では、筋肉質量の減少は、①男性の場合には、遊離のテストステロン、IGF-1、身体活動ならびに心臓血管の疾患に、また、②女性の場合には、脂肪重量と身体活動にそれぞれ関係があった[32]。生体に利用されるテストステロンは、男性の場合は生涯にわたって筋肉の強度に関係している[33]。男性にテストステロンを投与すると、上半身の筋肉の強度[34],[35]と筋肉の質量[36]の増加を示した。

(5) NHANES 研究

他の多くの国々に比べて，米国では栄養摂取について比較的よく調査報告がなされている。最も権威ある調査報告は，第3回米国健康栄養調査[37]（the Third National Health and Nutrition Examination Survey：NHANES Ⅲ 1988～1994）である。

およそ88の市町村において無作為に抽出された約40,000人の米国人（2歳以上）について，インタビューのみならず，身体検査やスクリーニング手法，人体測定法による計測ならびに実験室研究も併せて行い，米国民についての横断的な調査をしている。

第1回米国健康栄養調査（NHANES Ⅰ）（1976～1980）および第2回（NHANES Ⅱ）（1976～1980）とは異なり，第3回米国健康栄養調査は80歳以上の老人について初めて情報を得た。

以下に重要な知見をいくつかあげる。

- 80歳以上の老人では，23%が自分自身の食事を作ることができない[38]。既婚者や高学歴の高齢者はそれ以外の人々よりも自分の食事をよく作れる。
- 高齢者のエネルギー総摂取量は推奨範囲（男性で2,300kcal，女性の場合1,900kcal）を下回っていた。すなわち，80歳以上の高齢者においては，平均摂取カロリーは男性で1,770kcal，女性で1,324kcalであった[39]。
- 高齢者の場合，カロリーの中の30%という推奨値よりもわずかに多い程度の脂質を摂っていた[40]（サブグループにより異なるが31～34%である）。しかし，第1回調査から第3回調査にかけて全般的にみると，脂質からの摂取カロリーの平均値は20～74歳の人々で従来36%あったのが34%に減っており，飽和脂肪酸の摂取量も同様に減少している[40]。
- 高齢者の食事はコレステロールが少なく（男性で200～225mg/日，女性で132～150mg/日）推奨値（300mg/日以下）の範囲内に収まっている[41]。
- 高齢者は推奨値よりも多くの葉酸およびビタミンB_{12}を摂取しているが（おそらくある種の食品について葉酸およびビタミンB_{12}を強化しなければならないという規制のおかげである），カルシウムの摂取量は少ない。すなわち，高齢者は1日当たり300μgくらいの葉酸（推奨値は200μg）および1日当たり4μgのビタミンB_{12}（推奨値は2μg）を摂取している[38]。一般にアフリカ系米国人およびメキシコ系米国人では，ヒスパニック系以外の白人よりも葉酸摂取量が少ない[43]。人口の約3%が200pM/l 未満の低い血清ビタミンB_{12}レベルである。非ヒスパニック系の白人男性のカルシウム摂取量平均値は785mg/日であり，非ヒスパニック系の白人女性の場合は564mg/日である。
- 肥満と糖尿病ならびに高血圧の発生頻度は全ての年代群にわたって前回のNHANES以来高くなっており，増加傾向にある[38],[43],[44]。すなわち20歳以上の成人の55%がボディ・マス・インデックス（BMI）25kg/m²以上の体重超過，肥満であった（BMI 30kg/m²以上の人は，前回のNHANES Ⅱでは15%であったのに対して，今回は23%であった）。また，高血圧（血圧が140/90mmHgよりも高い）の症状は80歳以上の女性の78%，80歳以上の男性の62%でみられた[38]。
- 50歳以上の女性の場合，人種により異なるが37～50%の人々が骨質量減少症（骨ミネラル密度測定法＝BMDによる）になっており，17%の人々が骨粗鬆症であった（施設に収容されている高齢者は除いているので実際の発生頻度はさらに高い）[45]。男性の場合は女性よりも発症率が低く，黒人は白人よりも低い。骨粗鬆症は年齢が10年加わるごとに発生率は約2倍になっている。骨粗鬆症（BMD法で診断された）に罹っている女性の7%しか自分が骨粗鬆症であることに気づいていない。高い発生率とあいまって，骨粗鬆症に対するよりいっそうの注意が必要であることを裏づけている。縦断的研究で加齢と共にビタミンDレベルが減少していることが示されている[46]。フラミンガムでは，男性の6.2%および女性の14.5%に低血漿25（OH）ビタミンDがみられた[49]。ボルチモアにおける縦断研究では，60歳以上の女性の場合，

強化食品を摂取する，しないにかかわらず，推奨摂取量よりもカルシウム摂取量は低い値であった[47]。カルシウムとビタミンDが不足すると股関節・骨盤骨折の危険性が増大する[48]。

(6) ホモシステイン

ホモシスチン尿症は，長い間遺伝形質として知られたきたが，多くの場合冠状動脈疾患を含む動脈疾患を併発することが知られている。Wilcken and Wilcken は高ホモシステイン血症と冠状動脈疾患とが関連している可能性を研究し，理論を提出した[50]。それ以来，多くの研究で血漿中の高ホモシステインは，全てのタイプの動脈疾患（冠状動脈疾患，末梢動脈疾患，頸動脈疾患，収縮性高血圧，静脈血栓を含む）と関係していることが示された[51]-[54]。

血漿中の高ホモシステインは内皮細胞に直接，毒素として作用し，また，アテローム性動脈硬化症の重要な危険因子でもある[55]。さらに，高ホモシステイン血症は痴呆症に関係している。

高ホモシステイン血症を引き起こす原因になっていると思われるのは，ビタミン欠乏，（特に葉酸，しかし明らかにビタミン B_{12} およびビタミン B_6 欠乏も原因になると思われる），甲状腺機能不全，腎臓機能低下である[56],[57]。遺伝的代謝欠損（つまり，シスタチオン-β-合成酵素）はまれである[56]。

男性の場合も女性の場合も，動脈疾患の有無にかかわらず，加齢と共に，血中ホモシステイン濃度は進行的に上昇する[58]。ホモシステインレベルは閉経後増加し，エストロゲンの減少に関係している。つまり，ホルモンを補給するとホモシステインが減少する（このことで閉経後の女性の場合にホルモンを補給すると心臓血管の改善効果があることが説明できる[59]）。さらに，高齢者においては血中ホモシステインの上昇にビタミン欠乏（葉酸，B_{12}，B_6）が大きな役割を果たしていると思われる[60]。血中ホモシステイン上昇を引き起こすこれら全ての条件は顕著な心血管疾患に関係がある。

高リスクの人々，すなわち，高ホモシステイン血症になっていそうな人は，血中のホモシステインの上昇を調べたほうがよい[56]。これには，若年性アテローム性動脈硬化症やその複合症状の個人病歴または家族歴があるけれども，喫煙や高コレステロール血症のような顕著な危険因子[50]はない患者も含まれる。

葉酸の強化により（単独またはビタミン B_{12} およびビタミン B_6 と併用）血中ホモシステインを下げることができる[61]。これらの発見は比較的最近のものである。だから，葉酸の強化が臨床的な結果を改善するかどうかは，まだはっきりしていない。臨床的結果を最終目的とした介入研究は現在進行中であるが，その研究はアテローム性動脈硬化症の治療における葉酸の役割を調べるものである。しかし，すでに高ホモシステイン血症になっている患者に対しては葉酸の強化を検討すべきであろう。

(7) 高齢者用食品ガイドピラミッド

1992年米国農務省は食品ガイドピラミッド（The Food Guide Pyramid）[62]を発表したが，これは健康な食事の啓蒙資料として大きな成功を収めた。現在では米国人の2／3以上がこのピラミッドのことを知っており[63]，多くの食品に表示されている。また，全ての年代（2歳以上）の米国人に適用できると思われる。

しかし，70歳以上の高齢者は栄養上の要求がいくぶん異なっていることを考えると，全ての年代に適用可能なはずのピラミッドではあるが，これを修正することが妥当と思われる。

急速に認知されてきている修正版はボストンにあるタフツ大学のラッセル博士が[64]作ったものである。ほとんどの部分は米国農務省のピラミッドと同じ原理に基づいている（食品の種類，繊維質が多いこと，食塩，砂糖，コレステロール，飽和脂肪酸が少ないなど）が，我々はこれをラッセルのピラミッドと呼んでいる。

70歳以上の高齢者用のラッセルのピラミッドが強調しているのは下記の2点である。

① 高栄養食品，繊維質，水分の摂取を推奨
② カルシウム，ビタミンD，ビタミン B_{12} の補給

コンピュータモデルにこれらの原理を入力し，ラッセルは米国農務省の食品ガイドピラミッド中の，1食当たりの食品群の量を書き替え，液体を描いた追加建造物のブロックを作成して，その頂上に旗をおいて強化する物（カルシウムおよびビタミン類）のシンボルをつけた．

これら変更の根拠は以下のとおりである．

- NHANESⅢで調査した70歳以上の高齢者では約40％の人々が推奨エネルギーの2/3を下回るエネルギー摂取量であった．したがって，高齢者用のピラミッドは十分なエネルギーを摂取するための高栄養食品を強調するべきである．
- NHANESⅢでは，高齢者の繊維摂取量が14〜16g/日であった．しかし，健康のためには（便秘や多発性憩室症/憩室炎を防ぎ，コレステロールを下げるため）少なくとも20g/日は必要である[65]．
- 加齢は水分の平衡調節能力を衰えさせる．したがって，高齢者の場合，若年成人よりも水分の摂取を強調することが重要である（2ℓ/日）．しかし，茶，コーヒー，アルコール（ビール）は利尿作用があるので推奨できない．
- 多くの高齢者はあまり牛乳を飲まず日光にはとんど当たらない．したがって，70歳以上の高齢者にはカルシウムおよびビタミンDの十分な摂取のため，強化を推奨するべきである．
- 多くの高齢者の場合，萎縮性胃炎のため，通常の食品由来のビタミンB_{12}は十分に吸収されない（60歳以上の米国人の10〜30％が萎縮性胃炎である[66]）．したがって高齢者は，生体が利用しやすい（純粋な）健康補助食品，またはシリアルのようなビタミンB_{12}強化食品の形でのビタミンB_{12}を必要としている．

文　献

(1) Roberts, S. B., Fuss, P., Heyman, M. B., Evans, W. J., Tsay, R., Rasmussen, H., Fiatarone, M., Cortiella, J., Dallal, G. E. and Young, V. R.: Control of food intake in older men. JAMA, 272(20): 1601-1606, 1994.

(2) Morley, J. E.: Anorexia of aging: physiologic and pathologic. Am. J. Clin. Nutr., 66(4): 760-773, 1997.

(3) Anonymous: Daily dietary fat and total food energy intakes-Third National Health and Nutrition Examination Survey Phase I, 1988-1991. MMWR, 43: 116-123, 1994.

(4) Vellas, B. J., Hunt, W.C., Romero, L. H., Koehler, K. M., Baumgartner, R. N. and Garry, P. J.: Changes in nutritional status and patterns of morbidity among free-living elderly persons: a 10-year longitudinal study. Nutrition, 13(6): 515-519, 1997.

(5) Wurtman, J.J., Lieberman, H., Tsay, R., Nader, T. and Chew, B.: Calorie and nutrient intakes of elderly and young subjects measured under identical conditions. J. Gerontol., 43: B174-B180, 1988.

(6) Morley, J. E. and Thomas, D. R.: Anorexia and aging: Pathophysiology. Nutrition, 15(6): 499-503, 1999.

(7) Clarkston, W. K., Pantano, M. M., Morley, J. E., Horowitz, M., Littlefield, J. M. and Burton, F. R.: Evidence for the anorexia of aging: gastrointestinal transit and hunger in healthy elderly vs. young adults. Am. J. Physiol., 272(1): R243-R248, 1997.

(8) Morley, J. E., Kumar, V. B., Mattammal, M. B., Farr, S., Morley, P. M. and Flood, J. F.: Inhibition of feeding by a nitric oxide synthase inhibitor: effects of aging. Eur. J. Pharmacol., 311(1): 15-19, 1996.

(9) Jones, K. L., Doran, S. M., Hveem, K., Bartholomeusz, F. D., Morley, J. E., Sun, W. M., Chatterton, B. E. and Horowitz, M.: Relation between postprandial satiation and antral area in normal subjects. Am. J. Clin. Nutr., 66(1): 127-132, 1997.

(10) Cook, C. G., Andrews, J. M., Jones, K. L., Wittert, G. A., Chapman, I. M., Morley, J. E. and Horowitz, M.: Effects of small intestinal nutrient infusion on appetite and pyloric motility are modified by age. Am. J. Physiol., 273(2): R755-R761, 1997.

(11) Silver, A. J., Flood, J. F. and Morley, J. E.: Effects of gastrointestinal peptides on ingestion in old and young mice. Peptides, 9(2): 221-225, 1988.

(12) MacIntosh, C. G., Andrews, J. M., Jones, K. L. Wishart, J. M., Morris, H. A., Jansen, J. B., Morley, J. E., Horowitz, M. and

Chapman, I. M. : Effects of age on concentrations of plasma cholecystokinin, glucagon-like peptide1, and peptide YY and their relation to appetite and pyloric motility. Am. J. Clin. Nutr., 69(5) : 999-1006, 1999.

(13) Morley, J. E., Perry, H. M., 3 rd., Baumgartner, R. P. and Garry, P. J. : Leptin, adipose tissue and aging—is there a role for testosterone? J. Gerontol. A Biol. Sci. Med. Sci., 54(3) : B108-B109, 1999.

(14) Perry, H. M., 3 rd., Morley, J. E., Horowitz, M., Kaiser, F. E., Miller, D. K. and Wittert, G. : Body composition and age in African-American and Caucasian women : relationship to plasma leptin levels. Metabolism, 46(12) : 1399-1405, 1997.

(15) Baumgartner, R. N., Ross, R. R., Waters, D. L., Brooks, W. M., Morley, J. E., Montoya, G. D. and Garry, P. J. : Serum leptin in elderly people : associations with sex hormones, insulin, and adipose tissue volumes. Obes. Res., 7(2) : 141-149, 1999.

(16) Baumgartner, R. N., Waters, D. L., Morley, J. E., Patrick, P., Montoya, G. D. and Garry, P. J. : Age-related changes in sex hormoens affect the sex difference in serum leptin independently of changes in body fat. Metabolism, 48(3) : 378-384, 1999.

(17) Sih, R., Morley, J. E., Kaiser, F. E., Perry, H. M., 3 rd., Patrick, P. and Ross, C. : Testosterone replacement in older hypogonadal men : a12-month randomized controlled trial. J. Clin. Endocrinol. Metab., 82(6) : 1661-1667, 1997.

(18) Wilson, M. M., Vaswani, S., Liu, D., Morley, J. E. and Miller, D. K. : Prevalence and causes of undernutrition in medical outpatients. Am. J. Med., 104(4) : 56-63, 1998.

(19) Abbasi, A. : Nutrition in the nursing home. Ann. Rev. Gerontol. Geriatr., 15 : 54-66, 1995.

(20) Morley, J. E. and Kraenzle, D. : Causes of weight loss in a community nursing home. J. Am. Geriatr. Soc., 42(6) : 583-5, 1994.

(21) Posner, B. M., Jeffe, A. M., Smith, K. W. and Miller, D. R. : Nutrition and health risks in the elderly : The nutrition screening initiative. Am. J. Pub. Heath, 83 : 972-978 ; 1993.

(22) Miller, D. K., Carter, M. E., Sigmund, R. H., Smith, J. Q., Miller, J. P., Bentley, J. A., McDonald, K., Coe, R. M. and Morley, J. E. Nutritional risk in inner-city dwelling older black Americans. J. Am. Geriatr. Soc., 44(8) : 959-962, 1996.

(23) Morley, J. E., Miller, D. K., Perry, III. H. M., and Patrick, P. : Anorexia of aging, leptin and mininutritional assessment. Nestle Nutrition Workshop Series. 1 : 67-78, 1999.

(24) Galanos, A. N., Pieper, C. F., Cornoni-Huntley, J.C., Bales, C. W. and Fillenbaum, G. G. : Nutrition and function : is there a relationship between body mass index and the functional capabilities of community-dwelling elderly? J. Am. Geriatr. Soc., 42(4) : 368-373, 1994.

(25) Hubert, H. B., Block, D. A. and Fries, J. F. : Risk factors for physical disability in an aging cohort. J. Rheum., 20 : 480-488, 1993.

(26) Vellas, B., Baumgartner, R. N., Wayne, S. J., Conceicao, J., Lafont, C., Albarede, J. L., and Garry, P. J. : Relationship between malnutrition and falls in the elderly. Nutrition, 8(2) : 105-108, 1992.

(27) Miller, D. K., Perry, H. M. and Morley, J. E. : Relationship of dehydration and chronic renal insufficiency with function and cognitive status in older US blacks. In : Hydration and Aging (ed. by Arnaud, M. J., Baumgartner, R. N., Morley, J. E., Rosenberg, I. and Toshikazu, S.). Springer, New York, pp. 149-162, 1998.

(28) Phillips, P. A., Rolls, B. J., and Ledingham, J. C. : Reduced thirst after water deprivation in healthy elderly men. N. Engl. J. Med., 311 : 753-759, 1984.

(29) Silver, A. J., and Morley, J. E. : Role of the opioid system in the hypodipsia of aging. J. Am. Geriatr. Soc., 40 : 556-560, 1992.

(30) Silver, A. J., Flood, J. F. and Morley, J. E. : Effect of aging on fluid ingestion in mice. J. Gerontol., 46(3) : B117-B121, 1991.

(31) Baumgartner, R. N., Koehler, K. M., Gallagher, D., Romero, L., Heymsfield, S. B., Ross, R. R., Garry, P. J. and Lindeman, R. D. : Epidemiology of sarcopenia among the elderly in New Mexico. Am. J. Epidemiol., 147(8) : 755-763, 1998.

(32) Baumgartner, R. N., Waters, D. L., Gallagher, D., Morley, J. E. and Garry, P. J. : Predictors of skeletal muscle mass in elderly men and women. Mech. Ageing Dev., 107(2) : 123-136, 1999.

(33) Silver, A. J. and Roberts, E. : Potentially predictive and manipulable blood serum correlates of aging in the healthy human

male : progressive decreases in bioavailable testosterone, dehydroepiandrosterone sulfate, and the ratio of insulin-like growth factor 1 to growth hormone. Proc. Natl. Acad. Sci. USA, 94(14) : 7537-7542, 1997.

(34) Morley, J. E., Kaiser, F. E., Sih, R., Hajjar, R. and Perry, H. M., 3 rd. : Testosterone and frailty. Clin. Geriatr. Med., 13(4) : 685-95, 1997.

(35) Morley, J. E., Perry, H. M., 3 rd., Kaiser, F. E., Kraenzle, D., Jensen, J., Houston, K., Mattammal, M. and Perry, H. M., Jr. : Effects of testosterone replacement therapy in old hypogonadal males : a preliminary study. J. Am. Geriatr. Soc., 41(2) : 149-152, 1993.

(36) Snyder, P. J., Peachey, H., Hannoush, P., Berlin, J. A., Loh, L., Lenrow, D. A., Holmes, J. H., Dlewati, A., Santanna, J., Rosen, C. J. and Strom, B. L. : Effect of testosterone treatment on body composition and muscle strength in men over65years of age. J. Clin. Endocrinol. Metab., 84(8) : 2647-2653, 1999.

(37) National Center for Health Statistics : Third National Health and Nutrition Examination Survey, 1988-1994 : reference manuals and reports. Centers for Disease Control and Prevention1996 (available in Acrobat.PDF format with Acrobat Reader2. 0access software).

(38) Marwick, C. : NHANES III data relevant for aging nation. JAMA, 277 : 100-1002, 1997.

(39) Briefel, R. R., McDowell, M. A., Alaimo, K., et al. : Total energy intake of the US population : the third National Health and Nutrition Examination Survey, 1988-1991. Am. J. Clin. Nutr., 62(S) : 1072S-1080S, 1995.

(40) Lenfant, C. and Ernst, N. : Daily dietary fat and total food-energy intakes-third National Health and Nutrition Examination, 1988-91. MMWR, 43 : 117-126, 1994.

(41) Ernst, N., Sempos, C. T., Briefel, R. R. and Clark, M. B. : Consistency between US dietary fat intake and serum total cholesterol concentrations : the National Health and Nutrition Examination Surveys. Am. J. Clin. Nutr., 66(S) : 965S-972S, 1997.

(42) Flegal, K. M., Carroll, M. D., Kuczmarski, R. J. and Johnson, C. L. : Overweight and obesity in the United States : prevalence and trends, 1960-1994. Int. J. Obes, 22 : 39-47, 1998.

(43) Wright, J. D., Bialostosky, K., Gunter, E. W., Carroll, M. D., Najjar, M. F., Bowman, B. A. and Johnson, C. L. : Blood folate and vitamin B12 : united States, 1988-94. Vital Health Stat., 11(243) : 1-78, 1998.

(44) Harris, M. I., Flegal, K. M., Cowie, C. C., et al. : Prevalence of diabetes, impaired fasting glucose, and impaired glucose tolerance in U.S. adults. Diabetes Care, 21 : 518-524, 1998.

(45) Anonymous : Osteoporosis among estrogen-deficient women-United States, 1988-1994. MMWR, 47 : 969-973, 1998.

(46) Perry, H. M., III, Horowitz, M., Morley, J. E., Patrick, P., Vellas, B., Baumgartner, R. and Garry, P. J. : Longitudinal changes in serum25-hydroxyvitamin D in older people. Metabolism, 48 : 1028-1032, 1999.

(47) Hallfrisch, J. and Muller, D. C. : Does diet provide adequate amounts of calcium, iron, magnesium, and zinc in a well-educated adult population? Exp. Gerontol., 28(4-5) : 473-483, 1993.

(48) Looker, A. C., Harris, T. B., Madans, J. H, and Sempos, C. T. : Dietary calcium and hip fracture risk : NHANES I Epidemiologic Follow-Up Study. Osteoporos. Int., 3(4) : 177-184, 1993.

(49) Jacques, P. F., Felson, D. T., Tucker, K. L., Mahnken, B., Wilson, P. W., Rosenberg, I. H., and Rush, D. : Plasma25-hydroxyvitamin D and its determinants in an elderly population sample. Am. J. Clin. Nutr., 66(4) : 929-936, 1997.

(50) Wilcken, D. E. and Wilcken, B. : The pathogenesis of coronary artery disease : a possible role for methionine metabolism. J. Clin. Invest., 57 : 1079-1082, 1976.

(51) Aronow, W. S. and Ahn, C. : Association between plasma homocysteine and coronary artery disease in older persons. Am. J. Cardiol., 80 : 1216-1218, 1997.

(52) Aronow, W. S. and Ahn, C. : Association between plasma homocysteine and extracranial carotid arterial disease in older persons. Am. J. Cardiol., 79 : 1432-1433, 1997.

(53) Sutton-Tyrrell, K., Bostom, A., Selhub, J. and Zeigle-Johnson, C. : High homocysteine levels are independently related to

isolated systolic hypertension in older adults. Circulation, 96 : 1745-1749, 1997.
(54) den Heijer, M., Rosendaal, F. R., Blom, H. J., Gerrits, W. B. and Bos, G. M. : Hyperhomocystinemia and venous thrombosis : a meta-analysis. Thromb. Haemost., 80 : 874-877, 1998.
(55) Refsum, H., Ueland, P. M., Nygard, O. and Vollset, S. E. : Homocysteine and cardiovascular disease. Annu. Rev. Med., 49 : 31-62, 1998.
(56) Moustapha, A. and Robinson, K. : Homocysteine : an emerging age-related cardiovascular risk factor. Geriatrics, 54 : 49-63. 1999.
(57) Moustapha, A., Gupta, A., Robinson, K., et al. : Prevalence and determinants of hyperhomocysteinemia in hemodialysis and peritoneal dialysis. Kidney Int., 55 : 1470-1475, 1999.
(58) Nygard, O., Vollset, S. E., Refsum, H., et al. : Total plasma homocysteine and cardiovascular risk profile : the Hordaland homocysteine study. JAMA, 274 : 1526-1533, 1995.
(59) Wouters, M. G., Moorees, M. T., van der Mooren, M. J., et al. : Plasma homocysteine and menopausal status. Eur. J. Clin. Invest., 25 : 801-805, 1995.
(60) Selhub, J., Jacques, P. F., Wilson, P. W. F., Rush, D. and Rosenberg, I. H. : Vitamin status and intake as primary determinants of homocysteinemia in an elderly population. JAMA, 270 : 2693-2698, 1993.
(61) Homocysteine Lowering Trialists' Collaboration : Lowering blood homocysteine with folic acid based supplements : meta-analysis of randomized trials. BMJ, 316 : 894-898, 1998.
(62) US Department of Agriculture, Human Nutrition Information Service. The food guide pyramid. Home and Garden Bulletin number p. 252, 1992.
(63) Kenedy, E. : Building on the pyramid-where do we go from here? Nutr. Today, 33 : 183-185, 1998.
(64) Russell, R. M., Rasmussen, H. and Lichtenstein, A. H. : Modified food guide pyramid for people over seventy years of age. J. Nutr., 129 : 751-753, 1999.
(65) Rimm, E. B., Ascherio, A., Givanucci, E., Spiegelman, D., Stampfer, M. J. and Willett, W. C. : Vegetable, fruit, and cereal fiber intake and risk of coronary disease among men. JAMA, 275 : 447-451, 1996.
(66) Hurwitz, A., Brady, D. A., Schaal, E. S., Samloff, I. M., Dedon, J. and Ruhl, C. E.:Gastric acidity in older adults. JAMA, 278 : 659-662, 1997.

7. 食生活の相違と老化プロセス──欧州の場合

ウィジャ・A. ファン・スタヴェレン*, リセット・(C)P.G.M. デ・グルート**, アネミーン・ハーヴェマン・ニース***

(1) はじめに

　経年的な研究によれば，先進国における中年特有の体重増加は老年期には減少に向かう[1],[2]。しかし，平均体重は若干減少しているのに対して，かなりの人数の老人において，体重が増加しているということも事実である[3],[4]。老年期において体重が増加するか減少するかは健康や寿命に重要な関係を持つ[5],[6]。特に，体重減少や栄養失調が加齢と共に起こりやすい。体重減少に加え，体組織の変化と運動量の減少がエネルギー要求量を下げ，結果的にエネルギー摂取量を下げる。老年でも微量栄養素必要量は変わらないので低エネルギー摂取はビタミンやミネラルの欠乏を引き起こす可能性がある。

　伝統的に食事と疾病に関する研究は，ある食事中の1成分や，構成要素に着目して行われてきた。食事と疾病に関し，食事や食品や食事パターンに着目し調査することには，以下のような利点がある。

・ある個人の摂取する栄養成分はそれら栄養成分が含まれる食事パターンやある特定の食事を他より好む，ということと深く結びついている。
・食品/食事パターンによって，既知あるいは未知の食品成分の，ヒトの健康に及ぼす影響が累積する。

　食品や食事パターンは食文化と多面的に結びついている。それらは老年層の大半の生活に密着してきたものであり，欧州のさまざまな共同体にそのままの形で存在しているかもしれない。地域の食文化と健康状態，寿命，疾病，死亡率などとの関連を，欧州の高齢者で調べるというSENECA調査を欧州の栄養学者が始めた主要な理由はここにある。本論文は以下の差異に着目する。

・食品と栄養素の観点から，何を食べているか。
・いつ食べるか：食事のパターンと間食。
・経年的にみたそれらの変化とそれらが健康や寿命に及ぼす影響。

(2) 調査計画と方法

　9つのSENECAセンターが基本調査（1988～1989）と追跡調査（1992～1993）に参画し，データを集めた。標準化された基本調査手順に基づき，被験者をランダムに集め，年齢層を定め（生年：1913～1918），性別を明らかにした（基本調査では，1センター当たり220人の被験者を目標とした）。調査員は，詳細な調査法マニュアルに基づき統一的に訓練を受けた[7]。質問表は英語で作成され，各国語に翻訳され，それを再度英訳して翻訳の適否を検証した。そして地域ごとの倫理委員会が調査法の承認をした。

1) 食事方法

　食事摂取に関するデータは，検定済みの改訂食事調査表[8]によって得た。3日間の食事記録と摂取した食品がリストでチェックされ，前月の記録が参考とされた。1日中の食事ごとに被験者は定

---

*Wija A. van Staveren[1], ** Lisette (C)P. G. M. de Groot[2] and*** Annemien Habeman-Nies[3]: [1]Ph. D., MSc., RD. Professor in Nutrition and Gerontology, Wageningen Agricultural University, The Netherlands, [2] Ph. D., Division of Human Nutrition and Epidemiology, Wageningen Agricultural University, The Netherlands, [3]MSc., Division of Human Nutrition and Epidemiology, Wageningen Agricultural University, The Netherlands

められたコード番号を記し，それからエネルギー摂取量が求められた。主要な食事は朝食，昼食，夕食であり，他は間食（スナック）に分類された[9]。個々の食品はユーロコードの定めるところの食品群に分類された[10]。食品摂取データは各センターごとの換算表に従ってエネルギーと食品成分とに換算された[11]。

2) 身体計測と健康データ

身長は0.1cmきざみで，体重は0.5kgきざみで測定し，体指数（Body Mass Index：BMI）は体重（kg）を身長（m）の二乗で割って算出した。健康状態に関し以下の質問がなされた。すなわち，健康状態について自分が感じていること，同年齢の他人と比較した健康状態評価，健康に関係した生活の質（QOL），疾病，薬の使用状況，身体の不具合や障害に関して質問がなされた。

3) 統計

食事パターンなどの分類による差異はχ^2検定，個人を栄養成分類小群を基にしてグループ分けしたものについては，クラスター分析を行った。クラスター分析の詳細は文献参照[12]。エネルギー摂取量の群間比較はANOVA，あるいはTurkey's法によった（$p<0.05$）。

(3) 結 果

1) 被験者

1988～1989年の基本調査に参加した者のうち，50～74%が1992～1993年の追跡調査にも参加した。すなわち最終的には，571名の男性，603名の女性が被験者となった。この間の死亡率は10～18%と推定された。健康でより活動的な者の参加率が高いという傾向がみられた。表1にセンター別の被験者の特徴を示した。

2) エネルギーおよび栄養素摂取の差異

基本調査と追跡調査が行われた4年の間に，ほとんどの調査地域においてエネルギー摂取量は1日当たり1MJ程度の減少がみられた。地域内および地域間の差異は大きかった。調査地域当たりの平均エネルギー摂取量は男女とも緯度と相関して高くなった。図1および図2の女性の例で示されたように，居住地の緯度が高いほど，1日当たりエネルギー摂取絶対量が増え，体重1kg当たりのエネルギー摂取量も高くなった。主要栄養素組成は地域内および地域間で差異が大きかった。欧州各地の調査でエネルギー摂取に占めるタンパク質，脂肪，炭水化物の比率は，それぞれ13～17%，25～42%，40～56%であることが報告されている[11]。本調査では，比較的少ない脂肪摂取量も

表1 SENECA調査の参加地域名，地域別参加人員数（男女）とBMI

	男			女		
	n	BMI (kg/m^2)	SD	n	BMI (kg/m^2)	SD
デンマーク						
Roskilde	53	26.2	3.1	56	25.1	4.9
オランダ						
Culemborg	52	26.2	2.9	66	25.1	4.9
ベルギー						
Hamme	67	26.0	3.3	58	28.6	5.0
フランス						
Haguenau	49	27.4	4.0	47	28.4	4.8
Romance	68	27.1	3.5	66	25.8	4.6
スイス						
Yverdon	62	26.1	3.8	69	25.8	4.3
イタリア						
Padua	70	26.8	3.5	68	25.3	4.3
スペイン						
Betanzos	27	27.1	3.8	40	27.0	4.2
ポルトガル						
Vila france de Xira	75	27.0	3.6	73	26.5	4.1

（出典：de Groot, et al., 1996.）

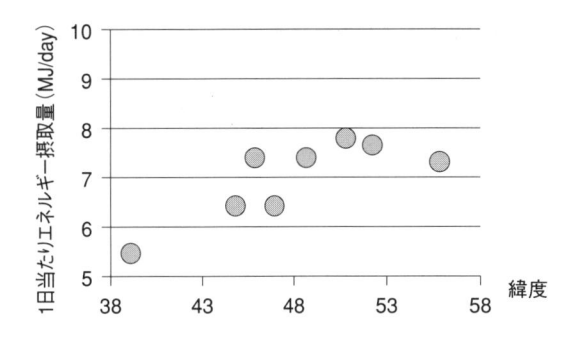

図1　1日当たりエネルギー摂取量（女性）と緯度との相関（SENECA調査）

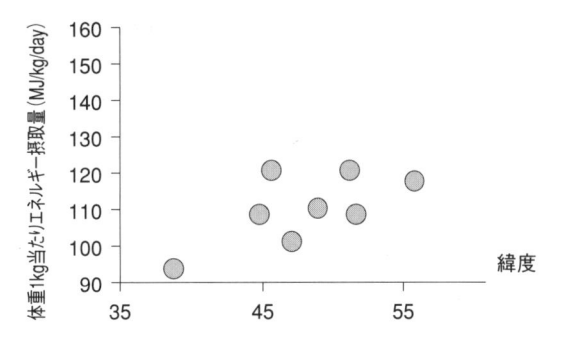

図2　体重1kg当たりエネルギー摂取量（女性）と緯度との相関（SENECA調査）

しくは比較的高い不飽和脂質摂取が南欧の調査地域でみられた。エネルギー摂取が減ったことにより1日当たり6.3MJ以下の被験者の比率が増えた。一般的に，6.3MJ以下のエネルギー摂取では微量栄養素の摂取が十分に行われないと考えられている。1993年では8％の男性と33％の女性がこのエネルギー摂取基準を下回っていた。ポルトガル，フランス南部およびスイスでは40％以上の女性被験者がこの基準以下であった。これらの地域やイタリアのパドアではビタミンB_1およびB_2摂取量が欧州で定めたRDI（1日当たり推奨摂取量）を下回った被験者が20％以上に上った。ミネラル類摂取はポルトガル調査地域が最低であった。ポルトガル地区女性のカルシウム摂取中央値は1日当たり550mg，鉄摂取量は同7mgであった[13],[14]。

被験者のうち栄養補助食品利用者の比率は5％以下のベルギーから60％を超えるデンマークまであった。しかし，栄養補助食品は栄養志向でないことが判明し，微量栄養素の適切な摂取を確保するのに役立っていなかった[14]。

3）食品および食品群の選択

一般的に男性は食品群の平均絶対摂取量が女性より多い。すべての被験者が穀物製品と野菜を摂取していた。牛乳と肉と果物を摂取しなかった被験者はごく少数だった。卵，魚，砂糖の摂取量は少なかった。食品群による明瞭な南北間差異はみられなかった。しかし北方のほうが固形脂肪，菓子パン（クロワッサンやデーニッシュ・ペストリーなど），砂糖製品をより多く摂取し，そして果物，野菜は南方より少なく摂る傾向がみられた。調査期間中にある食品類を健康によいとして取り入れたり悪いとして避けるように変えた被験者は少なかったが，「肉類」や「アルコール飲料類」に関しては1993年には1988～1989年に比べ50％以上の人が「避けたい」食品に入れた。摂取エネルギーの比率を決める，さまざまな食品から構成される食事は文化の一部として，さまざまな要因の影響を受けている。これら要因として例えば食事パターンやスナックがあげられる。

4）食事パターンと食間のスナックについて

欧州においては1日の食事回数に地域により大きな差がある。デンマークでは1日の食事回数の中央値は6回であり，南フランスでは3回である。したがってエネルギー摂取に占める昼食の比率と緯度とは有意な逆相関関係になる（表2）。食事に即して見てみると，地中海料理の健康性は欧州南部の料理方法にもよっているといえる[9]。スナックがエネルギー摂取と主要栄養素摂取に占める割合をSENECA被験者クラスター分析したところ，微量栄養素の摂取と関連があることが示唆された[12]。同様な分析によりオランダで主要栄養素摂取とスナックに相関があることがわかった。例えば，乳製品系のスナックを食べる人々（牛乳，乳製品を多く摂取し，同時にかなりの割合でケーキ，ペストリー，甘いソース類，砂糖，チョコレートなどの摂取が多い）は他の群に比べスナックからより多くのエネルギーを得ていた。これらの人々はタンパク質からのエネルギー摂取比率も他の群より高かった。果物をスナックとして食べる人々（果物，野菜，パン，穀物の消費摂取がよ

第2章 食パターンの変遷とエイジング

表2　6つのSENECA地域調査における食事頻度とエネルギー摂取*

地　　域	デンマーク Rosklide	オランダ Culemborg	フランス Hagenau	スイス Yverdon	イタリア Padua	フランス Romans
食事回数	6	6	5〜6	5	4	3
エネルギー						
男（MJ/day）	10.1	9.2	9.3	7.9	9.1	8.2
女（MJ/day）	7.5	7.6	7.4	6.3	7.3	6.4
昼食（%）	25	22	38	41	45	46
スナック（%）	22	32	12	10	8	7

（出典：Schlettwein-Gsell & Barclay, 1996）
*：3地域分のデータは欠落。

表3　エネルギーと主要栄養素のスナックの習慣別および種類別の1日当たり摂取例（オランダ）

摂　取	軽いスナック ($n=64$)	毎日スナック ($n=18$)	果物スナック ($n=21$)	甘みスナック ($n=11$)
エネルギー（MJ/day）	7.3	7.7	7.5	7.6
エネルギー源（%）				
スナック	24^x	33^{yz}	31^{yz}	28^{xz}
タンパク質	14^x	17^x	14^x	14^x
脂肪	40^x	38^x	37^x	42^x
炭水化物	43^x	44^x	46^x	44^x
単2糖類	22^x	21^x	24^x	22^x
アルコール	2^x	2^x	2^x	2^x

（出典：Haveman-Nies, et al. 1999）

り多い）の食事は炭水化物の比率が高い（表3）。

上記のSENECA被験者のスナックパターンによれば，スナックの多食が食事を減らすことや食事の補完にはなっておらず，スナック摂取が「過食」を招く，とは必ずしも言えない。

5）健康および寿命に対する食事の影響

SENECA調査の最終目標（FINALE）は被験者の基本的食事パターンや他の諸要素と寿命との相関をみることである。FIHNALEは本調査の最終局面であり，そのためのフィールドワークは最近終了した。早くも一部研究者は経時データを基に寿命との考察を進めている。それらの分析のひとつとして地中海型食事スコアが使われた。地中海型食事スコアは以下の特徴を持っている。

・高いMUFA/SFA比
・適当なアルコール摂取
・豆類，穀物，果物，野菜の高摂取
・肉と乳製品の低摂取

Trichopoulouら[15]によると，地中海型食事スコアの高いギリシャの高齢被験者は，食事スコアの低い被験者より，4年間の追跡調査中の死亡率が低い。同様なことがデンマークでもみられた[16]。しかし，オランダでは地中海型食事スコアが高いことによるよい結果はみられなかったが，オランダの例数は少なく，その影響とも考えられる。

(4) 考　察

本調査により，ヨーロッパの9つの（地域外への通勤者がいない）伝統が保たれている町の住民の，食事と栄養分摂取における地理的差異が示された。昼食のエネルギー摂取量と地理的緯度とは有意な逆相関が認められた。4年間でのエネルギー摂取量の減少は微量栄養素摂取不足の危険性をより多くの老年者にもたらした。食品グループ分けデータからは明確な南北間差異はみられなかったが，北方のほうが固形脂肪，菓子パン，砂糖製品を南方より多く摂る傾向がみられた。食間のスナックは北方のほうがより頻繁であった。地

中海型食事は健康や寿命に好影響をもたらすようであった。

上の結果を解釈するに際しては，van't Hofら[17]により詳説された方法論上の問題点を考慮すべきである。すなわち本調査においては，健康かつ教育のある老年者が対象であった，ということを留意すべきである。

エネルギー摂取量データに関しては，食事歴調査のほうが3日間の記録より高くなりがちなことを留意しなければならない。その一方で，Visserら[18]は食事歴調査をすると共に，被験者を代謝測定室に入れ，3日間のエネルギー消費を調べた。その結果，食事歴データは約12％過小に見積もられていた。バイアスが一定であれば，本調査の地域間比較に影響しない。しかし，摂取歴における過小評価は逆に微量栄養素摂取不足問題を過大評価することになる。しかし，同時に我々は微量栄養素摂取に関する評価に際し，ヨーロッパ最低推奨値[14]を採用したことを理解する必要がある。最近，Russell[19]は多くの栄養素に関し，高齢者における所要量はもっと高いことを示唆している。

食品摂取パターンを明らかにすることは食事改善への注意喚起のため必須である。本調査における地域別使用食品分析により，北部および南部欧州の食事パターンが再確認された。もし報告された食事パターンが，健康で長命な人々の食事を反映しているとすれば，各SENECA地域で報告された長寿の人々の食事は当然健康的であると言えよう。しかし南部地域の被験者では，肉からの飽和脂肪酸や菓子パンの摂取が少なめで，穀物，野菜，果物を多く摂取しており，さらに健康長命要素を満たしていると言える。これらは地中海食ピラミッドの典型であり，いまや健康的食生活のひとつの文化モデルとして認められている[20]。Trichopoulouら[15]，Oslerら[16]は，このような食事は実際，長寿に繋がるであろうとし，我々もSENECA調査のFINALEとしてそのことを証明できるだろうと期待している。

スナックは食品の地域文化による差異であるが，また地理的特質を有しており，北部地域ではスナックをより多く摂取している。スナックの栄養摂取に及ぼす影響として，スナックの多食が主たる食事の量を減らしたことを補うものになっていないか，あるいは過食になりBMIを増やさないか，という重要な問題がある。本調査結果や他の文献によれば，これらの問題が必ず起きるとは言えなかった[21]-[23]。

本調査のクラスター分析により，Schrollら[23]は，健康維持や日常生活における行動能力を保つには，全エネルギー摂取量のほうが食品パターンより重要であることを示した。しかしながら，クラスター分析は統計分析法や基軸の選び方に左右され，決定的な結論を導くとは言えないことに留意すべきである。しかし，本クラスター分析方法が他の調査[24]でも用いられているのは心強い。

先に述べたように，食事パターンや食品選択は文化の一部である。しかしながら，他にもさまざまな要因が食生活に影響を及ぼしている。地域で自活している高齢者におけるこれら食要因をPayetteら[25]はモデル化した。このモデルでは，食品の購入，調理，摂取にかかわる物質的，物理的，心理的さらに社会的要因をグループ化した。Payetteモデル中の変数は体重減の原因としてMorley[26]，Robbins[27]の9DやEgbert[28]の11Dwindlesにあげられている要因との重複が多い。9Dとは：Drug（薬），Depression（失意），Dysphasia（摂食障害），Dentition（歯列問題），Dementia（痴呆），Disease（病気），Diarrhea（下痢），Dysgeusia（味覚障害），Dysfunction（機能障害）。de Groot（1999 in press）はこれらのうちあるものは全エネルギー摂取量に占めるタンパク質，炭水化物，脂肪の比率と相関関係を持つことをSENECA調査から示した。

結論として，本SENECA調査において，食事パターンと摂食には地理的な差違が認められた。食事パターンと食品選択に関する分析により，南部のほうがより健康的な食事を摂っていることが確認された。地中海型食事は，昼食の組成や量により，健康や長寿に結びついていることが示された。しかし，最後の点に関しては本調査のFINALEや他の調査により確認の必要がある。

第2章 食パターンの変遷とエイジング

文 献

(1) Shimokata, H., Toin, J. D., Muller, D. C., Elahi, D., Coon, P. J. and Andres, R. : Studies on the distribution of body fat 1 : Effects of age, sex and obesity. J. Gerontol., 44 : M66-M73, 1989.

(2) Steen, B. : Body composition and aging. Nutr. Rev., 46 : 45-51, 1988.

(3) de Groot, C. P. G. M., Enzi, G., Perdigao, A. L. and Deurenberg, P. : SENECA. Nutrition and the Elderly in Europe. Changes in anthropometric characteristics. Eur. J. Clin. Nutr., 50 (Suppl. 2) : S 9 -S15, 1996.

(4) Lehman, A. B. and Bassay, E. J. : Longitudinal weight changes over four years and associated health factors in629men and women over65. Eur. J. Clin. Nutr., 50 : 6-11, 1996.

(5) Harris, T. B., Launer, L. J., Madan, J. and Feldman, J. J. : Cohort study of the effect of being overweight and change in weight on risk of coronary heart disease in old age. Br. Med. J., 314 : 1791-1794, 1997.

(6) Visser, M., Langlois, J., Guralnik, J. M., et al. : High body fatness but not low fat-free mass, predicts disability in older men and women : the Cardiovascular Health Study. Am. J. Clin. Nutr., 68 : 584-590, 1998.

(7) de Groot, C. P. G. M. and van Staveren, W. A. : Nutrition and the elderly. Manual of operations. Euronut Report11. Wageningen, The Netherlands, 1988.

(8) van Staveren, W. A., Burema, J., Livingstone, M. B. E., van den Broecke, I. and Kaaks, R. : Evaluation of the dietary history method used in the SENECA study. Eur. J. Clin. Nutr., 50 : S47-S55, 1996.

(9) Schlettwein-Gsell, D. and Barclay, D. : Nutrition in the Elderly in Europe. Longitudinal changes in dietary habits and attitudes of elderly Europeans. Eur. J. Clin. Nutr., 50 : S56-S66, 1996.

(10) Kohlmeier, L. and Poortvliet, E. J. : EUROCODE2. Food coding system version92／1. Berlin, Germany, 1992.

(11) Moreiras, O., van Staveren, W. A., Amorim Cruz, J. A., et al. : Longitudinal changes in the intake of energy and macronutrients of elderly Europeans. Eur. J. Clin. Nutr., 50 (Suppl. 2) : S67-S76, 1996.

(12) Haveman-Nies, A., de Groot, C. P. G. M. and van Staveren, W. A. : The contribution of snacks to daily micronutrient intake of Dutch elderly people. Neth. J. Public Health, 77 : 235-241, 1999.

(13) Amorim Cruz, J., Moreiras, O. and Brozowska, A. : Longitudinal changes in intake of vitamins and minerals of elderly Europeans. Eur. J. Clin. Nutr., 50 (Suppl. 2) : S77-S85, 1996.

(14) Trichopoulou, A. and Vassilakou, T. : Recommended dietary intakes in Europe. Eur. J. Clin. Nutr., 44 (Suppl. 2) : 51-100, 1990.

(15) Trichopoulou, A., and Kouris-Blazos, A., Vassilakou, T., et al. : Diet and survival of elderly Greeks : a link to the past. Am. J. Clin. Nutr., 6 (Suppl.) ; 1346S-1350S, 1995.

(16) Osler, M. and Schroll, M. : Diet and mortality in a cohort of elderly people in a North European Community. Int. J. Epidemiol., 26 : 155-159, 1997.

(17) van 't Hof, M., Burema, J. : Assessment of bias in the SENECA study. Eur. J. Clin. Nutr., 50 (Suppl. 2) : S 4 -S8, 1996.

(18) Visser, M., de Groot, C. P. G. M., Deurenberg, P. and van Staveren, W. A. : Validation of dietary history method in a group of elderly women using measurements of total energy expenditure. Br. J. Nutr., 74 : 775-785, 1995.

(19) Russell, R. M. : New views on the RDA's for older adults. J. Am. Diet. Assoc. 97 : 515-518, 1997.

(20) Willett, W. C., Sacks, F., Trichopoulou, A., et al. : Mediterranean diet pyramid : a cultural ; model for healthy eating. Am. J. Clin. Nutr., 61 (Suppl.) : 1402S-1406S, 1995.

(21) Booth, D. A. : Mechanisms from models-actual effects from real life : the zero-calorie drink-break option. Appetite, 11 (Suppl.) : 94-102, 1988.

(22) Drummond, S., Cranbie, N. and Kirk, T. : A critique of the effects of snacking on body weight status. Eur. J. Clin. Nutr., 50 : 779-783, 1996.

(23) Schroll. K., Carbajal, A., Decarli, B., et al. : SENECA Nutrition and the elderly in Europe. Food patterns of elderly Europe-

ans. Eur. J. Clin. Nutr., 50（Suppl. 2）：S86–S100, 1996.
(24) Tucker, K. L., Dallal, G. E. and Rush, D. : Dietary patterns of elderly Boston-area residents defined by Cluster analyses. J. Am. Diet. Assoc., 92：1487–1491, 1992.
(25) Payette, H., Gray-Donald, K., Cyr, R. and Boutier, V. : Predictors of dietary intake in a functionally dependent elderly population in the community. Am. J. Public Health, 85：677–683, 1995.
(26) Maley, J. E. : Anorexia of aging : physiologic and pathologic. Am. J. Clin. Nutr., 66：760–773, 1997.
(27) Robbins, L. J. : Evaluation of weight loss in the elderly. Geriatrics, 44：31–37, 1989.
(28) Egbert, A. M. : The dwindles : failure to thrive in older patients. Nutr. Rev., 54：S25–S30, 1996.

8. 日　本

柴　田　　博[*]

〈要約〉

　日本の歴史と世界の地理学的データを分析すると，動物性タンパク質が全タンパク質の50％に達することは長寿の絶対条件である。脂肪の動物性と植物性の割合も，タンパク質のそれと近似する傾向がある。

　高齢者の余命と基本的な日常生活動作（ADL）の維持のためには，血清アルブミンが高いことが必須である。血清コレステロールは，高齢者の死亡率に対して，U字型の関係を示し，また高次の生活機能，主観的幸福感に対して低いことが危険因子となる。

　栄養改善の有用な介入方法は，対象の生活機能と置かれている環境条件により異なる。自立し，自分でも調理をするようなシルバーマンションや地域の高齢者には，食に関する新しい知識，特に食肉に対するスティグマを払拭することが第一である。生活機能が低下し，給食を受けている施設老人の低栄養の改善には，市販の消化剤が有効であった。

(1) 日本人の長寿への栄養要因の貢献

　日本人は，わずか半世紀の間に，平均寿命に関して発展途上国から先進国に飛躍した国であり，その過程を学ぶことは世界，特にアジアの国々にとって大いに役立つ。

　今世紀の初め，欧米先進諸国は全て平均寿命50歳の壁を突破した。しかし，日本の平均寿命は30歳台を低迷していた。平均寿命のランクは世界の60番以下であったと推定している学者もいる。

　この低い平均寿命の大きな要因のひとつが劣悪な栄養状態であった。総エネルギーは2,000kcalを少し上回るくらい摂っていたが，動物性食品と油脂が決定的に不足していた。図1に今世紀の我が国の動物性タンパク質と植物性タンパク質の推移を示した。食糧需給表からのデータは供給量であるから，摂取量を調査している国民栄養調査のデータより少し高めに出るが，傾向はまったく一致している。

　今世紀の初めには，動物性タンパク質は3gくらいであり，タンパク質の95％は，米と大豆由来の植物性タンパク質で占められていた。時代を経るにつれ，植物性タンパク質の減少したのと同じだけの動物性タンパク質が増えてきた。1980年代の中ごろに両者の量は等しくなり，現在では，わずかに動物性のほうが多くなっている。

　表1に，戦後の食品摂取の推移を示した。1950～1965年は，穀類全体の量をみると減少しているようにみえるが，米のみをみると逆に増加していた。かなりドラスティックに食品摂取が変化を始めたのは，東京オリンピックの翌年の1965年からである。肉・乳・乳製品，油脂が増え始め，反比例して米が減少してきた。

　表2の栄養素の推移と併せてみるとわかりやすいが，日本のこのドラスティックな食品摂取パタンの変化は1975～1980年くらいにほぼ一定となった。それによって，日本人の食生活は，古い日本人や現在のアジア諸国民の状態と欧米人の状態のちょうど中間で止まって，あとはそれが続いているといえる。その結果，現在の日本人の食生活パタンと栄養素摂取は次のように特徴づけられる。

　① 総エネルギーは，ドラスティックな食生活

---

[*]東京都老人総合研究所副所長

8. 日　本

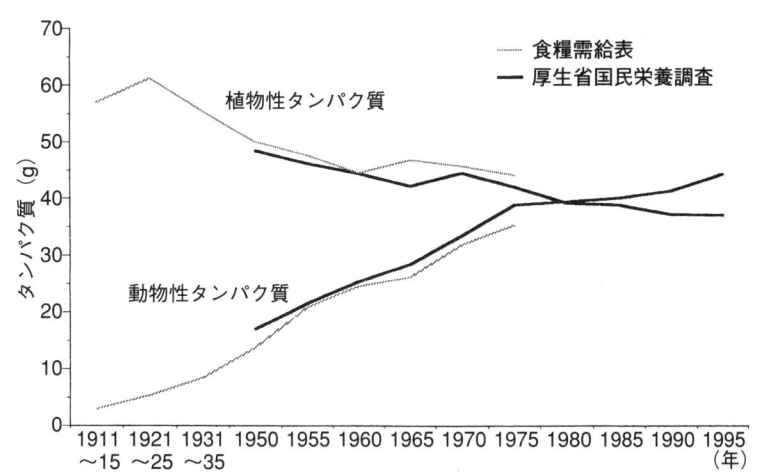

図1　日本の1人1日当たりの植物性タンパク質と動物性タンパク質摂取の推移（1911～1995）

表1　日本の戦後の食品摂取の推移

	1950	1955	1960	1965	1970	1975	1980	1985	1990	1996
肉（g）	17.8	12.0	18.7	29.5	42.6	64.2	67.9	71.7	71.2	77.9
魚介類（g）	76.0	77.2	76.9	76.3	87.4	94.0	92.5	90.0	95.3	96.9
卵（g）	9.9	11.5	18.9	35.2	41.2	41.5	37.7	40.3	42.3	42.1
乳・乳製品（g）	11.7	14.2	32.9	57.4	78.8	103.6	115.2	116.7	130.1	144.4
穀類（g）	467.6	479.6	452.7	418.5	374.1	336.3	317.6	307.4	282.7	260.4
野菜　緑黄食（g）	77.7	61.3	39.0	49.0	50.2	48.2	51.0	73.9	77.2	98.9
その他（g）	138.2	129.2	123.6	170.4	158.5	198.5	200.4	187.9	173.1	199.5
油脂（g）	4.4	4.4	6.1	10.2	15.6	15.8	16.9	17.7	17.6	16.9

（厚生省，国民栄養調査）

表2　日本の戦後の栄養素摂取の推移

	1950	1960	1965	1970	1975	1980	1985	1990	1996
総熱量（kcal）	2,098	2,104	2,184	2,210	2,226	2,119	2,088	2,026	2,002
タンパク質（g）	68.0	69.7	71.3	77.6	81.0	78.7	79.0	78.7	80.1
動物性（g）	17.0	22.3	28.5	34.2	38.9	39.2	40.1	41.4	43.1
植物性（g）	51.0	47.4	42.8	43.4	42.1	39.5	38.9	37.3	37.0
脂肪（g）	18.0	20.3	36.0	46.5	55.2	55.6	56.9	56.9	58.9
動物性（g）	-	-	-	-	26.2	26.9	27.6	27.5	29.3
植物性（g）	-	-	-	-	29.0	28.7	29.3	29.4	29.6
糖質（g）	418.0	411.2	384.0	368.0	335.0	309.0	298.0	287.0	274.0
Ca（mg）	270	338	465	536	552	539	553	531	573
VC（mg）	107	76	78	96	138	123	128	120	131

（厚生省，国民栄養調査）

の変化があったにもかかわらず，今世紀の間増加がみられず，現在2,000kcalのレベルにある。欧米では3,000kcalを超えている国がほとんどである。

②　タンパク質と脂肪の動物性のものと植物性のものの割合がほぼ等しくなっている。また，平均して魚と肉の摂取が1.2対1となっている。魚と肉の摂取が近似している国は日本以外では韓国にみられるのみである。このわが国の摂取パターンは，脂肪酸の理想的な摂取割合に貢献している。

③　野菜のうち，緑黄色野菜，根野菜を豊富に摂っている。また，海藻類やきのこ類を豊富に

第2章 食パターンの変遷とエイジング

表3 各国の総タンパク質に対する動物性タンパク質の比較 (1992～1994の平均)

	総タンパク質 (A) (g)	動物性タンパク質(B) (g)	植物性タンパク質 (g)	B/A (%)
スウェーデン	96.6	65.0	31.7	67.3
米国	112.5	72.8	39.7	64.7
オーストラリア	101.6	70.9	30.7	69.8
フランス	115.7	76.7	38.9	66.3
スペイン	106.1	63.7	42.4	60.0
日本	95.0	52.4	42.6	55.2
韓国	85.5	32.5	53.0	38.0
中華人民共和国	69.7	18.7	51.1	26.8
インド	58.0	9.1	48.9	15.7
カンボジア	44.5	8.8	35.7	19.8

(食糧需給表, 1996)

摂っている。野菜の摂取量が日本より多い国はあるが，その質を考えると日本は世界一優れている。

このような日本の栄養状態は慢性疾患の死亡率を減らし，平均寿命を伸長させることに大いに貢献した。1951年，それまで国民死因のトップであった結核が減少し，脳卒中に首位の座を明け渡した。その後，脳卒中死亡率は増え続けたが，栄養状態のドラステックな改善の始まった1965年から減り始めた。脳卒中死の減少が虚血性心疾患死の増加により効果が帳消しにされるという欧米の轍を踏むことがなかったので，1970年には，スウェーデンを抜いて平均寿命は世界一となった。以来，平均寿命世界一の座をほぼ一貫して保ち続けている。

アジアの国の中では，韓国がかなり日本に急接近してきている。1995年の韓国の国民栄養調査の成績では，動物性タンパク質の全タンパク質に占める割合は47.3%に達している。これは，日本より約20年遅れているが，アジアの中では日本に次いでいる。

表3は，欧米諸国，日本，韓国の1992～1993年ごろの供給量により計算した，全タンパク質に対する動物性タンパク質の割合を比較している。ここには示していないが，脂肪の動物性と植物性の比もタンパク質とそれにかなり似ているものである。したがって，動物性のものの割合の50%くらいの日本の平均寿命が世界一であることの原因が，タンパク質の摂り方に本質があるのか，脂肪の摂り方に本質があるのか，今のところ識別することはできない。

(2) 日本人の高齢者の余命を規定する栄養要因

地理病理学的には，栄養素摂取と高齢者の寿命にはひとつの傾向がみられる。そのひとつの軸は都市と農村の差である。発展途上国では，経済の発達の都市と農村の格差がそのまま食生活の近代化と相関する。そして，近代化の進んだ都市の平均寿命が長くなる。現在の韓国や中国にその典型をみる。戦後の日本も同じような足跡をたどったが，最近では，栄養の都市と農村の格差は少なくなってきている。ほんとうの先進国では栄養の都市と農村の差はなくなるので，環境条件の良い農村のほうが都市より平均寿命が長くなる。

我が国の栄養の地域差のもうひとつの軸は，東京を中心として，東北部と南西部の差である。食生活の近代化は南西部のほうに早かったためである。南西部の高齢者の長寿地域の典型が沖縄県である。著者らは，沖縄を代表とする農村と秋田を代表とする農村の24時間食事記録に基づく栄養調査を行った。結果を表4に示した[1]。食品としては，沖縄は肉の摂り方が多いが秋田では魚が多いので，動物性タンパク質の摂取量には有意差はない。最も大きな差は，脂肪の総エネルギーに占める割合であり，沖縄が有意に高い。また，沖縄は食塩の少ないことも目立つ。沖縄は秋田に比較し，脳卒中や癌のみでなく，心臓病も少ないことは注目に値する。

8. 日 本

表4 沖縄および秋田における栄養素摂取状況（65〜79歳）[1]

	男　性		女　性	
	沖縄 ($n=57$)	秋田 ($n=80$)	沖縄 ($n=91$)	秋田 ($n=74$)
総エネルギー（kcal）	1,768 ± 486	1,956 ± 594	1,468 ± 433	1,395 ± 412
タンパク質（g）	73.8 ± 25.7	67.8 ± 18.7	59.9 ± 21.2	53.2 ± 16.0*
動物性タンパク質（g）	38.1 ± 21.5	31.9 ± 14.5*	29.0 ± 15.7	25.2 ± 11.5*
脂　肪（g）	65.5 ± 22.6	38.1 ± 17.0**	48.4 ± 21.7	35.2 ± 15.4**
動物性脂肪（g）	30.0 ± 20.0	18.9 ± 12.6**	21.6 ± 12.6	16.8 ± 9.6**
炭水化物（g）	210.2 ± 63.3	284.4 ± 99.5**	193.5 ± 52.7	206.1 ± 68.3
カルシウム（mg）	596.3 ± 306.7	451.2 ± 237.1**	525.9 ± 277.8	446.5 ± 207.7*
鉄（mg）	11.1 ± 5.6	8.6 ± 2.6*	9.5 ± 3.7	7.8 ± 3.1*
ナトリウム（g）	3.5 ± 1.3	5.4 ± 1.8**	3.1 ± 1.1	4.2 ± 1.6**
ビタミンA（IU）	3,761 ± 7,487	1,651 ± 2,947*	3,690 ± 5,499	1,944 ± 2,625*
B_1（mg）	0.97 ± 0.46	0.83 ± 0.29*	0.85 ± 0.43	0.69 ± 0.25**
B_2（mg）	1.30 ± 0.85	1.05 ± 0.48	1.14 ± 0.52	1.01 ± 0.44
C（mg）	170.8 ± 133.7	82.7 ± 84.3**	156.0 ± 107.7	80.5 ± 64.7**
総エネルギーに対する 　タンパク質の比率（%）	16.7 ± 3.2	14.2 ± 2.8**	16.2 ± 2.8	15.5 ± 2.8
総エネルギーに対する 　脂肪の比率（%）	28.3 ± 6.5	17.6 ± 6.4**	28.8 ± 6.7	22.5 ± 6.9**
総エネルギーに対する 　炭水化物の比率（%）	48.3 ± 10.1	58.2 ± 7.9**	53.7 ± 7.9	59.1 ± 8.2**
総エネルギーに対するその他 　エネルギーの比率（%）	6.7 ± 6.4	10.0 ± 7.5**	1.3 ± 1.4	2.9 ± 3.4**
タンパク質における動物性 　タンパク質の比率（%）	49.4 ± 16.4	45.9 ± 13.4	47.9 ± 15.4	46.0 ± 13.7
総脂肪における動物性 　脂肪の比率（%）	50.5 ± 19.3	48.3 ± 18.1	45.1 ± 15.9	46.7 ± 19.0

*：$p<0.05$，**：$p<0.01$．

　地域差に比較し，ひとつの地域の中における食品摂取や栄養素の個人差と余命の関係を見ることは難しい．著者らは，1976年東京都小金井市の在宅高齢者422名の70歳のときの栄養状態と10年間の生存率にどのような関係があるかを観察した[1]〜[4]．図2に示したように，牛乳を毎日200cc以上飲用していた群では，そうでない群より有意に生存率が高かった[1]．また，女性のみであるが，油脂を使った料理を頻回に食べる群はそうでない群より，有意に生存率が高かった[1]．

　血液中の栄養摂取のうち，最も生存率に強く関連したのは，血清アルブミンであった．アルブミン値の高い群ほど生存率が高かった[2],[3]．血清中の総コレステロールと生存率の関係は図3に示したとおりである．70歳時点の血清コレステロールを四部位に分けてみたとき，高いほうから3番目

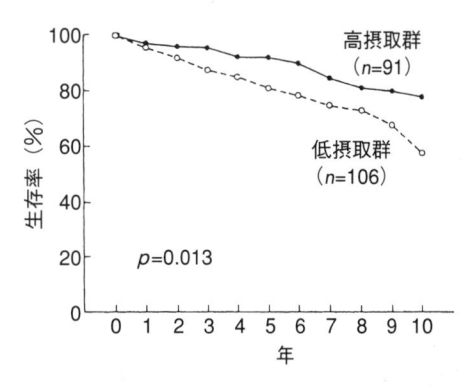

図2　70歳老人の牛乳の高摂取群と低摂取群の生存率の比較（男性）[1]

の群の生存率が最も高かった[4]．高齢者の余命に対して最善のコレステロールレベルは，中高年期より少し高くなるものと考えられる．最も低い群の生存率は最も悪く，最も高い群は次に悪かっ

第2章　食パターンの変遷とエイジング

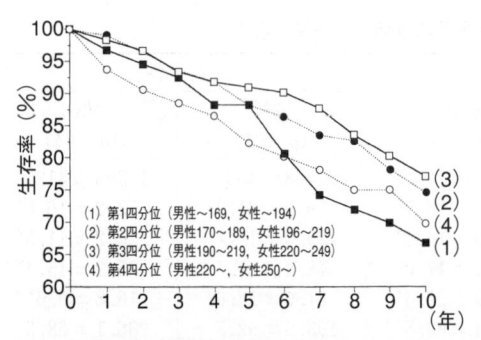

図3　70歳老人の血清総コレステロール値（mg/dl）と10年間の四分位別生存率（男女計）[4]

(1) 第1四分位（男性〜169，女性〜194）
(2) 第2四分位（男性170〜189，女性196〜219）
(3) 第3四分位（男性190〜219，女性220〜249）
(4) 第4四分位（男性220〜，女性250〜）

表5　6年間の生活機能（IADL, ADL）低下の予知因子（南外村65歳以上住民）

	IADL 低下	ADL 低下
年　齢	***	***
教育歴	*	
健康度自己評価	*	
知的活動性	**	
握　力		*
血清アルブミン		*

＊：$p<0.05$，＊＊：$p<0.01$，＊＊＊：$p<0.001$.（TMIG-LISA）

た[4]。

(3) 生活機能や主観的QOLへの栄養の影響

平均寿命や余命は，生命の量ともいうべきものである。これに対し，生活の質（quality of life：QOL）が一定の生命の量を獲得した先進国では大きなテーマとなってきている。ここでは，QOLの中の最も大切な要素である生活機能と人生や生活への満足度に対する栄養的要因の貢献について著者らの研究結果を報告する。

著者らは，1991年より老化に関する学際的長期縦断研究を行ってきている（TMIG-LISA）[5]。この研究により，日常生活動作（ADL）に最も大きな影響を与える栄養学的要因は，血清中のアルブミンであることが示された。ベースラインのアルブミンが低いことは，他の交絡要因をコントロールしてもADL低下の危険因子となった（表5）。ADLは，食事，着脱衣，入浴，排泄などの日常の基本動作である。

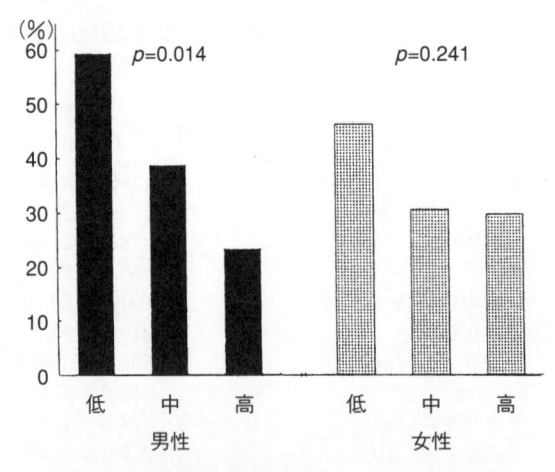

図4　小金井市高齢者における（LDL+VLDL）コレステロール三分位別2年間の「老研式活動能力」指標得点低下群の頻度[6]

ADLより一段高いレベルの生活機能は，日用品の買い物，金銭管理などの能力であり，表5でIADLとしてある。これは手段的ADL（instrumental ADL）の略語である。このレベルの生活機能には血清中のアルブミンは効いていない。

著者らは，このIADLを含む社会的なレベルでの生活機能を測定するための尺度を開発し，これに「老研式活動能力指標」と命名した。この高いレベルでの生活機能能力は血清総コレステロールの低い群で低下しやすいことをすでに報告した[6]。ここでは，総コレステロールのうち，HDLコレステロールと（LDL+VLDL）コレステロールに分けて，それぞれの分画が影響するかを検討した。図4に示したように（LDL+VLDL）コレステロールの低いことが危険因子となることを示した。図には示していないが，HDLコレステロールは無関係であった。LDLコレステロールなどを悪玉コレステロールなどと呼ぶ人もいるが，きわめて軽率な態度である。高齢者の生活機能には必須のコレステロールなのである。

著者らは，地域高齢者の生活満足度を測定する目的で geriatric depression scale（GDS）を用いてうつ状態を調査している。うつ状態の低い人は生活満足度が高いとみなされる。ベースラインのビタミンE（αトコフェロール）と血清コレステロールの低い群は4年間にうつ状態が進みやすいことがわかった。この際も，HDLコレステロー

8. 日 本

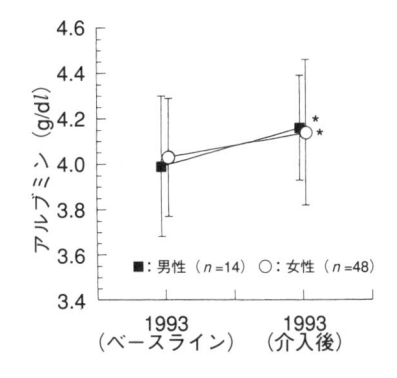

図5 シルバーマンションにおける介入による血清アルブミンの変化（$*:p<0.05$）[9]

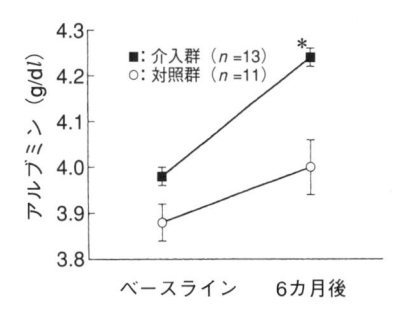

図6 市販の消化剤投与群と対照群の血清アルブミン変化（mean±SE, $*:p<0.001$）[10]

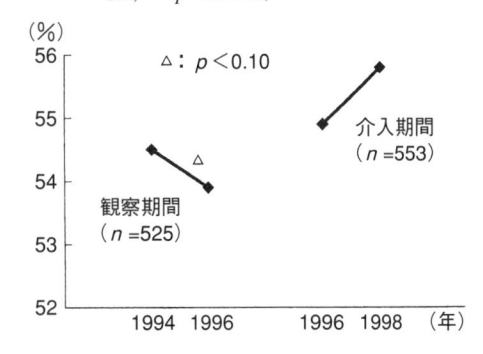

図7 観察期間と介入期間の2日に1回以上肉を食べる群の2年間の縦断変化（南外村における67歳以上の住民）

ルは関係しておらず，(LDL+VLDL) コレステロールの低いことが危険因子となっていた[7]。

以上みてきたように，高いレベルの生活機能を維持する上で，また主観的幸福感を保った上で，血清コレステロール，とりわけ (LDL+VLDL) コレステロールが一定のレベルにあることは，極めて大切なことである。

(4) 栄養改善のための介入研究

これまでみてきたように，高齢者の栄養状態は余命のみでなく，QOLの生活機能や主観的幸福感に深く関係している。したがって栄養状態を改善すること，特に低栄養を減らすことは，高齢者の健康の維持・増進のために大切なことと考えられる。著者らは，高齢者の栄養改善のための介入研究を試みてきた。栄養改善の方法は対象の生活機能のレベルや置かれている環境によって大きく異なる。

1993～1995年にかけて，シルバーマンションの住民に対する介入を試みた。この住民はマンションに部屋を所有し，一般住民より学歴も高く収入も多い。生活機能は自立しており，食事はマンションのレストランの使用，自分の部屋のキッチンでの調理，外食も自由である。この対象で主として問題なのは，肉や脂肪は摂らないほうがよいとする誤った食養生の観念であった[8]。2年間，80余回の講演，毎週の個別相談，スタッフ（栄養士，調理師を含む）との学習会を通じ，ほぼ理想的な食生活を確立することに成功した[7]。その結果，対象の血清アルブミンは，ベースラインより有意に上昇した（図5）。対照群として同年齢の地域高齢者の血清アルブミンの加齢変化をみたが，明らかに低下していた。この対象のアルブミンの上昇は介入効果によるものと考えられる[9]。

1998年夏より6カ月間，ある特別養護老人ホーム100名（平均年齢80歳）の栄養改善の試みを行った。この対象は生活機能に障害をもち，ケアを受けながら1日1,500～1,600kcalのほぼ理想的な給食を受けている。それにもかかわらずBMI（kg/m²）は，19.4±3.5，血清アルブミンも4を切っており，低栄養状態であった。この対象の半数に，市販の消化剤（1日量に，ビオジアスターゼ135mg，リパーゼAP12mg，ニューラーゼ90mgを含む）を投与し，他の半数を対照群として6カ月間観察する計画を立てた。インフォームドコンセントにおける不同意，途中脱落を除き，6カ月間継続服用した群と対照群を比較したのが図6である。消化剤投与群にのみ6カ月間に有意なアルブミンの上昇をみた。体重の有意な変化はなかっ

た[10]。

その一環として，1996年より秋田県の南外村で栄養状態を改善させるための介入研究を行った。在宅の寝たきりを除く67歳以上の全住民に，行政や地域組織と協力して徹底した教育活動を展開した。図7にみるように，観察期間では，同一対象を2年間追跡し，2日に1回以上肉を食べる群の頻度は低下した。しかし，介入後の2年間では，肉の高摂取群は増加したのである。これに対応して，血清アルブミンも，観察期間は低下したが，介入後は上昇した（図8）。

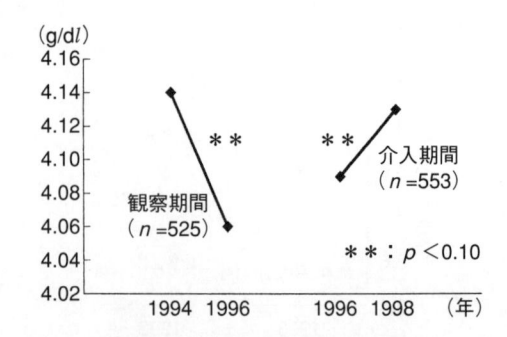

図8　観察期間と介入期間の血清アルブミンの縦断変化（南外村における67歳以上の住民）

文　献

(1) Shibata, H. et al. : Nutrition for the Japanese elderly. Nutrition and Health, 8：165-175, 1992.
(2) Shibata, H. et al. : Predictors of all-cause mortality between ages 70 and 80：the Koganei Study. Arch. Gerontol. Geriatr., 14：283-297, 1992.
(3) Shibata, H. et al. : Longitudinal changes of serum albumin in the elderly people living in the community. Age and Ageing, 20：417-420, 1991.
(4) 柴田　博：栄養と総死亡率．中高年の疾病と栄養（柴田　博編）．建帛社，東京, p. 3, 1996.
(5) Shibata, H., Suzuki, T., Shimonaka, Y. (eds) : Longitudinal Interdisciplinary Study on Aging, Serdi publisher, Paris, 1997.
(6) Shibata, H. et al. : Health problems in aging populations. J. Epidemiol., 6 (Suppl.)：s71-s78, 1996.
(7) Shibata, H. et al. : Relationship of serum cholesterols and vitamin E to depressive status in the elderly. J. Epidemiol. (in press)
(8) 柴田　博：中高年こそ肉を摂れ!!．講談社，東京, 1999.
(9) 熊谷　修・他：自立高齢者の老化を遅らせるための介入研究—有料老人ホームにおける栄養状態改善によるこころみ．日本公衛誌. 46：1003-1012, 1999.
(10) 柴田　博・他：市販の消化剤を用いた虚弱高齢者の栄養状態を改善する試み．Geriat. Med., 37：1355-1359, 1999.

第3章 食生活，運動と生活習慣病

1. 慢性疾患の予防——運動と栄養

ナンバール・ゾフーリ*

(1) 序　論

　世界の人口が空前の速度で高齢化していることは，現在，十分に認識されている。この高齢者の数と比率の劇的な増加に対する主な懸念は，政府，医療機関，家族の公的・私的なリソースにかかる負担である。高齢化に伴うコストの増加の大部分は，罹患率と，それに伴う高齢者の身体的機能の低下に直接比例する。死亡年齢の上限は上昇し，国によっては上昇し続けている一方で，高齢者が身体障害のない状態で過ごす時間の比率は同程度に減少してはおらず，実際は老年期における慢性疾患の高い罹患率のために増加したかもしれない。

　慢性疾患の発生の危険性に影響を与えることが知られる多くの要因の中で，食事と身体活動（PA）は最も重要な2つのこととして認められている。幸せな老後のためにこれら2つの要因が生涯を通じて重要であることを，多くの研究が立証してきた。それと同時に多くの研究が，老年期にも健康と身体的機能を維持し続けるために，これらの同じ生活スタイルを維持することが重要であることを確立しつつある。この論文では，多くの主要な慢性疾患の発生における食事と身体活動（PA）の役割についての知見を概説する。

　食事，栄養状態，身体活動，および健康の関係は，各段階における多くの相互作用と複合的な要素を伴い，非常に複雑である。以下に吟味するように，食事と活動は共に個人の身体的状態と栄養状態に影響を及ぼしている。これらはまた互いに密接に関係し，影響を与えあっている。栄養状態という用語が，体格と，栄養素摂食量と栄養素体内レベルという2つの異なる概念を含むことに注目することが重要である。後に述べるように，これらの要因は共に慢性疾患の危険性の重要な決定要因である。高齢者に関して言うと，慢性疾患の存在はしばしば，活動性，身体的機能，さらなる他の疾患への罹患に対するこれらの影響という点で決定的であり，日常生活活動と自己管理能力に影響を及ぼしている。

(2) 肥　満

　ほとんどの慢性疾患の病因に重要な役割を果たすので，ひとつの慢性疾患であり，病的な事態であるとの認識が高まっている健康状態，肥満に関する簡単な議論から始めることは価値がある。おそらく，高齢者の慢性疾患，疾病罹患，身体障害に寄与する単一の最も重要な栄養学的要因は体重である。以下に吟味するように，肥満は，例えば心血管系疾患，癌，糖尿病，高血圧，骨粗鬆症といった多くの慢性疾患と関係があることが知られている。肥満度と脂肪蓄積分布パターンは危険性の重要な決定因子であり，内臓脂肪性肥満のほうが下半身肥満より一貫して高い危険性を示している[1]。

　体重増加の影響は，主として糖尿病，高血圧，高脂血症といった慢性疾患を通じて明白になる。肥満では多くの重要な代謝異常が生じ，それには，

---

*Namvar Zohoori : Research Assistant Professor, Department of Nutrition, Schools of Public Health and Medicine, University of North Carolina at Chapel Hill, North Carolina, USA

インスリン抵抗性と NIDDM を起こしやすくする，血中の総コレステロール，LDL-コレステロール，トリグリセリドの増加，HDL-コレステロールの減少が含まれる[2]。これらの影響は，年齢，性，人種，体脂肪蓄積分布タイプといった多くの要因によって修飾されるようである。女性における胆嚢，胆管，子宮内膜，卵巣，乳房，子宮頸部の癌，男性における大腸，前立腺の癌などの多数の癌もまた，体重過多と関係づけられてきた。これらについては，後にさらに詳しく吟味する。

肥満は身体の活動と機能にも重要な機械的影響を及ぼす。著しい肥満は移動や関節の物理的動作を制限し，日常生活における活動を制限する。それに加えて，いくつかの研究は，特に膝や股関節の骨関節症（OA）の発症に対する肥満の直接的で独立した影響を示している[3]。この作用のメカニズムは，増加した体重と，これらの下肢関節が受けた機械的な損傷であろう。しかし，肥満は手も含めて全ての関節の骨関節炎に対する独立した危険因子でもあることを示した研究は[3]，骨関節炎の発症に対する肥満の影響の他の非機械的な代謝的な経路を示唆しているかもしれない。

一般的に，身体活動レベルが低いことは肥満の危険性の増加に相関するが[4]，エネルギー消費量は身体活動のタイプ，活動の強さとエネルギー効率，使用される筋肉，活動に含まれる動きの範囲によって有意に異なることがありうるため，この相関は非常に複雑である[5]。さらに，筋肉の代謝特性の変化に対する遺伝的な影響が，肥満の成因において役割を果たすであろうという，いくつかの証拠がある[6]。また肥満の発生に対する食事と身体活動の相互作用的影響に関する興味深い問題もある。身体活動はエネルギーバランスに対する高脂肪食の影響をある程度まで緩和することができるという証拠を提供するいくつかの臨床データがある。いかなる状態のエネルギーバランスも，食事または運動単独ではなく，2つの間の相互作用によって決定される[7]。

(3) 冠動脈性心疾患

冠動脈性心疾患（CHD）と他の心血管系疾患は，依然として高齢者における死亡と能力障害の一番の原因となっている。米国では，ここ20～30年の間に CHD 死亡率が驚異的に減少している[8]。この減少に寄与した主な要因は，バター，卵，動物性脂肪や油のようなアテローム形成性食品の消費の著しい減少と，植物性油，魚，食物繊維の消費の増加によって証明される食習慣の変化であった[9]。動物やヒトを用いた多くの実験的，観測的研究は，食事と高脂血症，高コレステロール血症，および CHD のつながりを立証した。そして，今では食事中の飽和脂肪酸とコレステロールは血中コレステロールとリポタンパク質濃度の主な決定因子であり[10]，食事による脂肪摂取，特に飽和脂肪の摂取を減らすことは，血清コレステロールの低下をもたらす[10],[11]ことが明らかであり，血清コレステロールの低下は多くの集団において CHD 発症が少ないことと相関することが示されている[12]-[14]。

CHD の予防において，もうひとつの重要な食物成分は食物繊維であり，食物繊維の食事への添加が，コレステロール減少効果とは独立して，CHD から防御することが示されている。多くの国を比較すると，食物繊維の摂取量と CHD 死亡率との間に負の相関があることが示されており[15]，さまざまな集団における多くの疫学的研究は，毎日の食物繊維と総炭水化物摂取量の増加が CHD 死亡率を実質的に減少させるとの観察を支持している[2]。

CHD の成因における身体活動の役割も，広く研究されている。全般的に，このテーマに関する文献は，身体活動は CHD の危険性と一貫して負の相関をするとの考えを強く支持している[4]。この相関はさまざまな心血管系終着事象に対して論証されてきており，多くの研究が身体活動と CHD の危険性との負の相関（活動的な人は非活動的な人よりも CHD の危険性が少ない）だけでなく，身体活動量と CHD の危険性の間の用量依存的な傾斜[16]も示しており，後者は2つを関係づける疫学的証拠を補強している。

CHD の一次予防とは別に，運動トレーニングと身体活動は，若年，高齢者のいずれの臨床患者においても，二次予防における健康と機能に対して好ましい影響を与えることもまた示されてい

る[17]。このことは高齢者におけるCHD危険因子の公衆衛生的負担と，高齢者の身体活動レベルの一般的な半適切性を考慮する時，特に重要である。

(4) 高血圧症

加齢に伴う身体障害の他の主な原因は，高血圧症と，CHDや脳卒中など，それが影響した結果の疾病である。肥満と高血圧症の関係は，多くのヒト集団について広く研究され，レビューされてきており，事実，世界中の研究者を通じて実質的に全ての疫学的研究が2つの間の強い相関を見出している[18]。一般的に，成人における体重増加は血圧上昇と相関し，肥満高血圧患者の体重減少は血圧低下と相関することが古くから知られている。それに加えて，ナトリウム，カリウム，カルシウム，マグネシウムを含め，多くの食事性の要因が高血圧の成因として関与するとされ，最近レビューされた[19]。相関はナトリウム摂取量の場合が最も強い。ヒトにおいては，その証拠は多数の人類学的，疫学的，および介入試験に基づいており，またこの相関の強さは，年齢，血圧レベルと共に増加し，高血圧の家系の人の間で増加することが示されている。さらに，メタアナリシスは，特に高血圧患者において塩化ナトリウムの摂取量減少に応じて血圧が一貫して低下することを証明している[20]。全般的に，高血圧症の予防における他の電解質の影響は，特に高齢者において，疑わしいままである[4]。

多くの疫学的観測研究や対照と比較した介入試験は，高血圧の予防と治療の両方においても身体活動の重要性も証明している[4]。計画的疫学研究は，高い身体活動レベルの人々は，後の人生において高血圧症を発症する危険性が実質的に低いことを示している[21]。それに加えて，血圧の高い人の血圧に対する身体活動の効果を決定するために介入試験が行われてきた。全体的に，これらの研究は，身体活動が収縮期血圧と拡張期血圧の両者を一貫して約6～7 mmHg低下させ[22]，活発な活動の結果に比べて，穏やかな強度の活動の効果は同等であるか，または優れているらしいことを示している[23],[24]。このことは，高齢者においては特に重要である。高齢者はマイナスの結果をみる危険に不当に身をさらすことなく，運動の有益な影響の恩恵を蒙ることができる。しかし，降圧剤療法，体重変化，総カロリー摂取量および支出量の複合的な効果などは全て高齢者にとって重要な要因であるにもかかわらず，身体活動の影響は，これら多くの要因について適切な対照を設けた試験によって研究されてはいないということに注意すべきである[4]。

(5) 悪性腫瘍

食習慣と種々の癌の危険性の関係に関する文献は非常に多いので，ここでは短い要約のみを試みる。多くのコホート研究や，症例対照研究が，食事と癌の関連について知識を増加させてきた[25]。食道癌はアルコールとタバコの使用と相関し[26]，また，特定のタイプの保存食はその危険性を増加させ，一方でいくつかのビタミン，ミネラル，果物，および野菜は防御作用を持つことが示唆されている[27]。胃癌もまた，塩蔵の保存食品が多い食事，および新鮮な果物や野菜の低レベルの摂取と相関する[28]。食事と大腸癌に関するデータは一貫しないが，一般的に多量の脂肪の摂取からなる食事，および少量の食物繊維と野菜の摂取からなる食事によって危険性は増加するようであり，また，危険性は，特にビールなどのアルコール飲料の消費によっても増加し，カルシウム摂取量の増加によって減少する可能性がある[29]。乳癌の危険性は高カロリー食と相関し，食事中の脂肪とアルコール相関データが最も強い栄養素である。その一方で食事によるビタミンEとレチノイドの補給により，乳癌の予防における低脂肪食の有効性が増加するらしいとの仮説が唱えられている[30]。前立腺癌の危険性も高脂肪食を摂取する男性で高く，食事からの抗酸化性ビタミン，トマト，セレンが防御的な役割を果たすように思われる[31]。

身体活動と癌の危険性の関係に注目した文献も増えており，多くの優れた最近のレビューも発表されている[32],[33]。全体的にほとんどの研究が，身体活動が癌の発病率と死亡率の両方と負に相関することを示している[32]。最も一貫性が高く，最も強い相関は結腸癌で示され，仕事とレジャーのいずれにおける身体活動でも結腸癌の発生に対し

第3章 食生活，運動と生活習慣病

て常に防御作用を示す．この効果は実質的で，非活動的な人では活動的な人より50～100％高い危険性をもたらす[32]．身体活動との相関について他に広く研究されているのは乳癌だけである．これらの研究相互には多くの方法論的な不一致があるにもかかわらず，発表されている結果の大部分では身体活動レベルの高い女性では乳癌の危険性が低下することが認められており[32],[33]，思春期や成人初期における身体活動が，後の乳癌の発生を防ぐことを示唆している[34]．身体活動とその他の部位の癌の関係についての結果はあまりにも一貫せず，明確な結論を引き出すことはできない[4]．

より全般的には，メカニズムの観点から癌予防における身体活動の役割の重要性を支持する研究報告が増加している．改善された生活スタイル，喫煙，body mass index（BMI），脂肪蓄積分布のような多くの混同要因が存在し，それらの影響がコントロールされる必要があるが，複数の研究が継続的な身体活動が発癌を予防するか，または遅らせることを示唆している[32]．この効果を成立させるメカニズムの候補は多数あり，これらのいくつかには一定のホルモンやその代謝産物の量の低減，日光照射の増加とそれに伴うビタミンD量の増加，体脂肪の減少と脂肪分布の変化，消化管の運動性向上，抗酸化的防御の改善，免疫機能の賦活，特にマクロファージ，ナチュラルキラー細胞，リンフォカイン活性化キラー細胞とそれらを調節するサイトカインの数および活性の増加が含まれる[33]．これらの結論のほとんどはいまだ実験的，かつ予備的であるが，適切な食事を含んだ賢明な生活スタイルの一部として，穏やかで規則正しい身体活動を含めることは正当化されているように思う．

(6) 糖尿病

高齢者の疾病罹患と身体障害のひとつの主な源は糖尿病である（ここの議論ではインスリン非依存性糖尿病，NIDDMに限る）．老化に伴って糖尿病の罹患率は増加し，NIDDMの全患者の半分以上が65歳以上である[35]．遺伝的，環境的，生活スタイル的要因が全て糖尿病発症の危険性を増加させるようである．しかし，NIDDM発症の危険性に対する特定の食事性要因の影響に関する再現性のあるデータは比較的乏しい．高脂肪，低食物繊維，低炭水化物食がNIDDMの発症と相関している可能性の示唆はいくつかあるが，相対的体重が糖尿病罹患率との一貫した相関を認められてきた唯一の栄養的要因のように思われる[36]-[38]．

しかし，身体活動とNIDDMの相関を支持する少なからぬ証拠がある[4],[39]-[41]．この相関の証拠は，多くの横断的，計画的，症例対照，および介入研究から得られている．全般的に，これらの研究は，活動的な人は非活動的な人より食事後のグルコースとインスリン濃度が低く[42]，不活動はグルコース不耐性とNIDDM発症の危険性の増加と相関することを見出している[43]-[46]．この証拠は身体活動量とNIDDM発症の危険性の間の用量依存的相関の発見[43]-[46]，身体活動によって達成できる危険性の減少が比較的大きいこと[43],[46]，また年齢，BMI，高血圧罹患歴，親の糖尿病歴といった，その他多くの危険要因を調整した後も相関が持続することによって[46]強化されている．そのうえこの相関は，米国，中国，スウェーデン，日本，オランダ，およびその他の国の多くの異なる集団を比較しても再現する[4]．特に重要なのは，中年層における関連と同じように，身体活動とフィットネスの有益な影響が高齢者においても明白であるという事実である[40],[47]．

運動と糖尿病の関係の生理学的基礎は広く研究されてきており，本稿はこの関係の証拠にさらに証拠を加えるものである．インスリンと同様に，ひとしきりの運動は収縮する骨格筋へのグルコース取り込み速度を増加させる．これはグルコース輸送担体であるGLUT 4の形質細胞膜と横細管へのトランスロケーションによって調節されるだけでなく，血流量の増加とも関係があるプロセスである[4],[41]．運動とインスリンは，共にグルコース輸送の活性化を引き出す，異なった，しかし相乗的な信号経路を利用している．そしてこれがおそらく，なぜインスリン抵抗性を持つ人が急性の運動に反応して筋肉へのグルコース輸送を増加させることができるかを説明している．この促進効果は24時間かそれ以上持続し，それ故，規則的な身体活動の影響の多くは個々の活動の重複した影

響によるものであり，したがってトレーニングや体組成変化に対する長期的な適応とは無関係であると思われる[48]。しかしながら，ヒトにおける運動トレーニングは，GLUT 4 発現の増加を含む，多数の長期的で有益な骨格筋の適応ももたらす[41]。トレーニングした人の筋肉のGLUT 4 のこの増加は，筋肉のグルコース取り込みのインスリンに対する反応性の増加に寄与する。最後に，身体活動は，インスリン抵抗性に対する既知の危険要因である，総体脂肪量，もしくは特に内臓脂肪を減らすことにより，NIDDMの発症を予防，もしくは遅延させるだろうという重要な事実を忘れてはならない[4],[39]。

(7) 骨関節症

骨関節症（OA）は高齢者の身体障害と活動制限をもたらす主原因である。それにもかかわらず，文献はこの状態に対する成因と危険因子についてあまり明確な結論を示していない。それはおそらくある程度，骨関節症の危険要因と成因は各関節ごとに異なるという事実のためである[4]。それにもかかわらず，多くの最近の研究は，可能性がある食事性危険因子について，いくつかの興味深い問題を提示している。例えば，高コレステロール血症と高い血中コレステロール濃度はそれぞれ単独でOA全体や身体障害と相関することが示されている[49]。ビタミンDやビタミンCなど特定の抗酸化性ビタミンの高摂取量および高血中濃度はOAを持つ人における軟骨の損失と病状進行の危険性を軽減するとの証拠もある[50]。興味深いことであり，また身体障害の発生における遺伝と栄養の相互作用の一例として，すでに骨粗鬆症とは関係づけられているビタミンD受容体（VDR）遺伝子の多形性（「T」対立遺伝子）が膝のOAの危険性の増加とも相関することが発見され[51]，それはOAの成因においてビタミンDが重要である可能性をさらに指摘していることである。複数の研究が，中年期や成人期後期における健康リスク（喫煙，BMI，運動の組み合わせとして定義される）が低い人は，健康リスクが高い人より高齢で身体障害が始まり，あらゆる年齢において身体障害の合計のレベルが低いことも示している[52]。

身体活動の役割に関して，活動的な生活スタイルが骨関節症の発生に対して保護作用を示すかどうかは知られていない[4]。事実，激しい身体活動とOAの危険性との間には正の相関があることを示す証拠のほうが強いようにみえる。しかし，ほとんどの研究は，フットボールやサッカーの選手，および荷重負荷スポーツに参加している人の下肢におけるOAのように，特殊なスポーツ活動に応じた特殊な関節におけるOAの発生危険性を示しており[53],[54]，この危険性の増大は身体活動そのものよりも関節損傷とその結果としてのOAの発生の危険性によるものが大きい可能性があることのある程度の証明もある[55]。より重要なことは，OAを持つ人において，規則的かつ中程度の身体活動は安全であるだけでなく[55],[56]，関節の腫れ，痛みなどの症状からの解放や，機能状態，社会心理的適合，自己効力の改善をも提供すること[57]-[59]が示されていることである。加えて，これらの研究は栄養と身体活動の量が最も重要な要素である，修正可能な健康リスクが，OAとそれに続く身体障害の初期の発生と最終的な進行に重要な影響を持ちうる可能性を示唆している。

(8) 骨粗鬆症

骨粗鬆症は高齢者，特に女性高齢者における身体障害の主要な原因である。しかし，骨粗鬆症の決定因子に関して行われた膨大な量の研究にもかかわらず，食事成分，特にカルシウムと骨量を関係づける証拠はまだ決定的ではない。最近のいくつかの無作為試験は，食事中のカルシウムが骨量と骨損失の減少に独立的に正相関することを示している[60],[61]。しかし，そのような関係がないことを示す研究も多くある[62],[63]。この矛盾は集団の人口構成の相違と方法論の相違を含む多くの要因で説明される。それにもかかわらず，少なくとも弱い関係が存在するのではないかと思わせる十分な証拠がある。

同様に，高齢者の骨粗鬆症に対する身体活動の影響と骨折の危険性については，かなり多数の文献がある。この文献の完全なレビューと検討は本論文の範囲を超えており，このテーマのより詳細

な議論については，この項の基礎として用いた多数の最近のレビューを参照されたい[64]-[67]。簡単にいうと，骨のミネラル密度（BMD）の維持が骨折の危険性に対する予防の極めて重要な要因であるように思われる。文献で多くのBMD決定因子が確認されているが，これらの決定因子に基づく予防的な戦略を開発するためには，さらなる研究が必要である。身体活動は最大骨量の決定因子である。成長期の間，身体活動は骨の構造と骨格強度の発育に重要である。一方，成人期においては，身体活動は年齢と相関した骨損失を低減させる可能性がある。最大骨量の7％・8％の増大の効果の大きさは，もしそれが成人期を通じて維持されるならば，骨折の危険性の1.5倍の減少に相当する。さらに，高齢者では，適切な形の運動は転倒の危険を減少させ，その結果，骨折の危険も減少させることができよう。未だ予備的ではあるが，最新の情報はこれらの目的を達成するための運動の最適な形は生涯を通じて変化するだろうということを示唆している。幼児期における活発な身体活動（荷重負荷性，抵抗性，衝撃性要素を含むような）は，最大骨量を最大値化するかもしれない。このタイプの活動は若年成人期を通じて最適のように思われるが，年齢に応じた退行が生じるにつれ，運動の衝撃性要素を制限するような活動の修正が必要になるだろう。高齢者において，強度を徐々に増す運動が転倒の危険要因を減少させ，BMDを高める可能性もある，安全かつ効果的な運動の形であることが立証されている。虚弱な高齢者においては，バランスと自信を改善させる活動も価値があるかもしれない。要するに，一生涯を通じた身体活動の増加は，骨粗鬆症と骨粗鬆症による骨折を減らすための戦略のひとつの実感できる要素であろう[67]。

(9) サルコペニア

ここに言及する価値がある最近の興味深い研究分野のひとつは，一面では筋肉の量と強さの，他面では高齢者における疾病と身体機能的能力の関係である。サルコペニア，または加齢に伴う筋肉量の損失は，いまだ定義と理解が曖昧な概念である[68]-[71]。しかし加齢と共に筋力が明確に減少し，筋量について補正すると，年齢との有意な相関は失われることが示されており，サルコペニアは加齢に伴う筋力の低下の主要な要因である[73]と信じられている。しかしこの関係は十分に探究されておらず，非常に複雑なものであろうと思われる[70],[74]-[78]。この複雑さは，栄養とその他の要因の両者との相互作用において示される。例えば，あらゆる年齢において体重の重い人は強い筋力を持つように，体重は筋肉量の独立した決定因子であることが示されており[79],[80]，そしてサルコペニアもまた栄養状態や栄養の摂取量と密接な関係がある[75],[81]-[83]。また，サルコペニアは他の疾病，内分泌，代謝要因と結びついており[84],[85]，糖尿病や骨粗鬆症などの慢性疾患の危険性の増加にも寄与するかもしれない[70]。その複雑さにもかかわらず，サルコペニアは運動や栄養などの生活スタイルの改善によって回復可能であることが示されている[82],[83]。それ故サルコペニアは高齢者における栄養，疾病，機能状態の関係の重要な媒体であると考えることは合理的であり，そのような集団を評価するときに考慮する必要がある。

(10) 結論

この論文では，主な慢性疾患と相関する身体活動と食事性要因について簡単に要約した。早くから知られていたように，食事，栄養状態，身体活動と慢性疾患の発症の危険性の相互関係は極めて複雑である。一般的に，これらの関係のいくつかは，たとえ完全には理解されていないとしてもよく知られている。しかし高齢者においては，この関係はさらに複雑になる。年齢に伴う多くの変化のため，高齢者はより栄養障害を受けやすい。社会的，心理学的，身体的，生体生理学的，社会人口統計学的な条件は，高齢者の身体活動量だけでなく栄養の摂取と状態にも，しばしば有害な方向で複合して影響を与えることがある。これらの影響は体重の大幅な変化だけでなく，重要な主栄養素，微量栄養素に関してもみられる。高齢者においては，これらの変化は最終的に個人の機能状態とQOLに影響を与える罹患率の増加になる。

高齢者においては，通常は加齢に帰せられる多くの変化が，実際には身体的な不活動と不使用の

結果であり[86],[87],また身体活動と運動の多くの恩恵を高齢者も享受していることは,一般的に認識されている.その恩恵には,心血管系機能,神経生理学的機能,骨代謝における恩恵のみならず,免疫機能の改善,特定の癌の危険性の減少,末梢のインスリン抵抗性の低下,インスリン刺激によるグルコース代謝の改善などがある.また逆に,それは真のもの(すなわち,身体と疾患に原因を持つ)であるかもしれないし,また高齢者やその介護人の側の過度の用心の結果としてのものなのかもしれないが,不健康それ自身が高齢者の身体活動量に影響を与えることは明らかである.いずれにしろ,身体活動量の減少と,それに伴うカロリー摂取量の低下などの食事の変化は,高齢者の健康維持にとって重要で厳しい結果をもたらしうる.

文 献

(1) Larsson, B., Svardsudd, K., Welin, L., Wilhelmsen, L., Bjorntorp, P. and Tibblin, G. : Abdominal adipose tissue distribution, obesity, and risk of cardiovascular disease and death : 13year follow up of participants in the study of men born in1913. Br. Med. J. Clin. Res. Ed., 288 : 1401-1404, 1984.

(2) Anderson, J. W. and Akanji, A. O. : The reversibility of obesity, diabetes, hyperlipidemia, and coronary heart disease. In : Western diseases : Their dietary prevention and reversibility (ed. by Temple, N. J. and Burkitt, D. P.). Humana Press, Totowa, NJ, pp. 317-348, 1994.

(3) Oliveria, S. A., Felson, D. T., Cirillo, P. A., Reed, J. I. and Walker, A. M. : Body weight, body mass index, and incident symptomatic osteoarthritis of the hand, hip, and knee. Epidemiology, 10 : 161-166, 1999.

(4) U.S.Department of Health and Human Services. : Physical activity and health : A report of the Surgeon General. Atlanta, GA, U.S. Department of Health and Human Services, Centers for Disease Control and Prevention, National Center for Chronic Disease Prevention and Health Promotion, 1996.

(5) Weinsier, R. L., Hunter, G. R., Heini, A. F., Goran, M. I. and Sell, S. M. : The etiology of obesity : relative contribution of metabolic factors, diet, and physical activity. Am. J. Med., 105 : 145-150, 1998.

(6) Wade, A. J., Marbut, M. M. and Round, J. M. : Muscle fibre type and aetiology of obesity. Lancet, 335 : 805-808, 1990.

(7) Hill, J. O. and Peters, J. C. : Environmental contributions to the obesity epidemic. Science, 280 : 1371-1374, 1998.

(8) Stamler, J. : The marked decline in coronary heart disease mortality rates in the United States, 1968-1981 ; summary of findings and possible explanations. Cardiology, 72 : 11-22, 1985.

(9) Burke, G. L., Sprafka, J. M., Folsom, A. R., Hahn, L. P., Luepker, R. V. and Blackburn, H. : Trends in serum cholesterol levels from1980to1987. The Minnesota Heart Survey. N. Engl. J. Med., 324 : 941-946, 1991.

(10) Kushi, L. H., Lew, R. A., Stare, F. J., et al. : Diet and 20-year mortality from coronary heart disease. The Ireland-Boston Diet-Heart Study. N. Engl. J. Med., 312 : 811-818, 1985.

(11) Knopp, R. H., Walden, C. E., Retzlaff, B. M., et al. : Long-term cholesterol-lowering effects of 4 fat‐restricted diets in hypercholesterolemic and combined hyperlipidemic men. The Dietary Alternatives Study. JAMA, 278 : 1509-1515, 1997.

(12) Stampfer, M. J., Sacks, F. M., Salvini, S., Willett, W. C. and Hennekens, C. H. : A prospective study of cholesterol, apolipoproteins, and the risk of myocardial infarction. N. Engl. J. Med., 325 : 373-381, 1991.

(13) Fagot-Campagna, A., Hanson, R. L., Narayan, K. M., et al. : Serum cholesterol and mortality rates in a Native American population with low cholesterol concentrations : a U-shaped association. Circulation, 96 : 1408-1415, 1997.

(14) Chen, Z., Peto, R., Collins, R., MacMahon, S., Lu, J. and Li, W. : Serum cholesterol concentration and coronary heart disease in population with low cholesterol concentrations. BMJ, 303 : 276-282, 1991.

(15) Liu, K., Stamler, J., Trevisan, M. and Moss, D. : Dietary lipids, sugar, fiber and mortality from coronary heart disease. Bivariate analysis of international data. Arteriosclerosis, 2 : 221-227, 1982.

(16) Bray, G. A. : Complications of obesity. Ann. Intern. Med., 103 : 1052-1062, 1985.

(17) Linxue, L., Nohara, R., Makita, S., et al. : Effect of long-term exercise training on regional myocardial perfusion changes in patients with coronary artery disease. Jpn. Circ. J., 63 : 73-78, 1999.

(18) Kotchen, T. A. and Kotchen, J. M. : Nutrition, diet and hypertension. In : Shils ME, Olson JA, Shike M, Ross AC, eds. Modern nutrition in health and disease. 9 ed. Williams and Wilkins, Baltimore, pp. 1217-1227, 1999.

(19) Kotchen, T. A. and McCarron, D. A. : Dietary electrolytes and blood pressure : a statement for healthcare professionals from the American Heart Association Nutrition Committee. Circulation, 98 : 613-617, 1998.

(20) Midgley, J. P., Matthew, A. G., Greenwood, C. M. and Logan, A. G. : Effect of reduced dietary sodium on blood pressure : a meta-analysis of randomized controlled trials. JAMA, 275 : 1590-1597, 1996.

(21) Paffenbarger, R. S. J., Jung, D. L., Leung, R. W. and Hyde, R. T. : Physical activity and hypertension : an epidemiological view. Ann. Med., 23 : 319-327, 1991.

(22) Kelley, G. and McClellan, P. : Antihypertensive effects of aerobic exercise. A brief meta-analytic review of randomized controlled trials. Am. J. Hypertens., 7 : 115-119, 1994.

(23) Matsusaki, M., Ikeda, M., Tashiro, E., et al. : Influence of workload on the antihypertensive effect of exercise. Clin. Exp. Pharmacol. Physiol., 19 : 471-479, 1992.

(24) Marceau, M., Kouame, N., Lacourciere, Y. and Cleroux, J. : Effects of different training intensities on 24-hour blood pressure in hypertensive subjects. Circulation, 88 : 2803-2811, 1993.

(25) Willett, W. C. : Diet, nutrition and the prevention of cancer. In : Modern nutrition in health and disease. 9th ed. (ed. by Shils, M. E., Olson, J. A., Shike, M. and Ross, A. C.). Williams and Wilkins, Baltimore, pp. 1243-1253, 1999.

(26) Kjaerheim, K., Gaard, M. and Andersen, A. : The role of alcohol, tobacco, and dietary factors in upper aerogastric tract cancers : a prospective study of 10,900 Norwegian men. Cancer Causes Control, 9 : 99-108, 1998.

(27) Ribeiro, U. J., Posner, M. C., Safatle-Ribeiro, A. V. and Reynolds, J. C. : Risk factors for squamous cell carcinoma of the oesophagus. Br. J. Surg., 83 : 1174-1185, 1996.

(28) Correa, P., Malcom, G., Schmidt, B., et al. : Review article : Antioxidant micronutrients and gastric cancer. Aliment Pharmacol. Ther., 12 (Suppl. 1) : 73-82, 1998.

(29) Shike, M. : Diet and lifestyle in the prevention of colorectal cancer : an overview. Am. J. Med., 106 : 11S-15S, 1999.

(30) Snyderwine, E. G. : Diet and mammary gland carcinogenesis. Recent Results Cancer Res., 152 : 3-10, 1998.

(31) Gallagher, R. P. and Fleshner, N. : Prostate cancer : 3. Individual risk factors. Can. Med. Assoc. J., 159 : 807-813, 1998.

(32) Woods, J. A. : Exercise and resistance to neoplasia. Can. J. Physiol. Pharmacol., 76 : 581-588, 1998.

(33) McTiernan, A., Ulrich, C., Slate, S. and Potter, J. : Physical activity and cancer etiology : associations and mechanisms. Cancer Causes Control, 9 : 487-509, 1998.

(34) Mittendorf, R., Longnecker, M. P., Newcomb, P. A., et al. : Strenuous physical activity in young adulthood and risk of breast cancer (United States). Cancer Causes Control, 6 : 347-353, 1995.

(35) Fonseca, V. and Wall, J. : Diet and diabetes in the elderly. Clin. Geriatr. Med., 11 : 613-624, 1995.

(36) Salmeron, J., Manson, J. E., Stampfer, M. J., Colditz, G. A., and Wing, A. L. : Willett WC. Dietary fiber, glycemic load, and risk of non-insulin-dependent diabetes mellitus in women. JAMA, 277 : 472-477, 1997.

(37) Bennett, P. : Epidemiology of non-insulin-dependent diabetes. In : Diabetes mellitus (ed. by LeRoith, D., Taylor, S. I. and Olefsky, J. M.). Lippincott-Raven, Philadelphia, pp. 455-459, 1996.

(38) Marshall, J. A., Hamman, R. F. and Baxter, J. : High-fat, low-carbohydrate diet and the etiology of non-insulin-dependent diabetes mellitus : the San Luis Valley Diabetes Study. Am. J. Epidemiol., 134 : 590-603, 1991.

(39) Walker, K. Z., Piers, L. S., Putt, R. S., Jones, J. A. and O'Dea, K. : Effects of regular walking on cardiovascular risk factors and body composition in normoglycemic women and women with type 2 diabetes. Diabetes Care, 22 : 555-561, 1999.

(40) Baan, C. A., Stolk, R. P., Grobbee, D. E., Witteman, J. C. and Feskens, E. J. : Physical activity in elderly subjects with im-

paired glucose tolerance and newly diagnosed diabetes mellitus. Am. J. Epidemiol., 149 : 219-227, 1999.
(41) Goodyear, L. J. and Kahn, B. B. : Exercise, glucose transport, and insulin sensitivity. Ann. Rev. Med., 49 : 235-261, 1998.
(42) Regensteiner, J. G., Shetterly, S. M., Mayer, E. J., et al. : Relationship between habitual physical activity and insulin area among individuals with impaired glucose tolerance. The San Luis Valley Diabetes Study. Diabetes Care, 18 : 490-497, 1995.
(43) Kaye, S. A., Folsom, A. R., Sprafka, J. M., Prineas, R. J. and Wallace, R. B. : Increased incidence of diabetes mellitus in relation to abdominal adiposity in older women. J. Clin. Epidemiol., 44 : 329-334, 1991.
(44) Manson, J. E., Nathan, D. M., Krolewski, A. S., et al. : A prospective study of exercise and incidence of diabetes among US male physicians. JAMA, 268 : 63-67, 1992.
(45) Manson, J. E., Rimm, E. B., Stampfer, M. J., et al. : Physical activity and incidence of non-insulin-dependent diabetes mellitus in women. Lancet, 338 : 774-778, 1991.
(46) Helmrich, S. P., Ragland, D. R., Leung, R. W. and Paffenbarger, R. S., Jr. : Physical activity and reduced occurrence of non-insulin-dependent diabetes mellitus. N. Engl. J. Med., 325 : 147-152, 1991.
(47) Hollenbeck, C. B., Haskell, W., Rosenthal, M. and Reaven, G. M. : Effect of habitual physical activity on regulation of insulin-stimulated glucose disposal in older males. J. Am. Geriatr. Soc., 33 : 273-277, 1985.
(48) Harris, M. I., Hadden, W. C., Knowler, W. C. and Bennett, P. H. : Prevalence of diabetes and impaired glucose tolerance and plasma glucose levels in U.S. population aged 20-74yr. Diabetes, 36 : 523-534, 1987.
(49) Sturmer, T., Sun, Y., Sauerland, S., et al. : Serum cholesterol and osteoarthritis. The baseline examination of the Ulm Osteoarthritis Study. J. Rheumatol., 25 : 1827-1832, 1998.
(50) McAlindon, T. E., Jacques, P., Zhang, Y., et al. : Do antioxidant micronutrients protect against the development and progression of knee osteoarthritis? Arthritis Rheum., 39 : 648-656, 1996.
(51) Keen, R. W., Hart, D. J., Lanchbury, J. S. and Spector, T. D. : Association of early osteoarthritis of the knee with a Taq I polymorphism of the vitamin D receptor gene. Arthritis Rheum., 40 : 1444-1449, 1997.
(52) Vita, A. J., Terry, R. B., Hubert, H. B. and Fries, J. F. : Aging, health risks, and cumulative disability. N. Engl. J. Med., 338 : 1035-1041, 1998.
(53) Spector, T. D., Harris, P.A., Hart, D. J., et al. : Risk of osteoarthritis associated with long-term weight-bearing sports : a radiologic survey of the hips and knees in female ex-athletes and population controls. Arthritis Rheum., 39 : 988-995, 1996.
(54) Kujala, U. M., Kettunen, J., Paananen, H., et al. : Knee osteoarthritis in former runners, soccer players, weight lifters, and shooters. Arthritis Rheum., 38 : 539-546, 1995.
(55) Roos, H., Lindberg, H., Gardsell, P., Lohmander, L. S. and Wingstrand, H. : The prevalence of gonarthrosis and its relation to meniscectomy in former soccer players. Am. J. Sports Med., 22 : 219-222, 1994.
(56) Ettinger, W. H., Jr. : Physical activity, arthritis, and disability in older people. Clin. Geriatr. Med., 14 : 633-640, 1998.
(57) Minor, M. A. and Brown, J. D. : Exercise maintenance of persons with arthritis after participation in a class experience. Health Educ. Q., 20 : 83-95, 1993.
(58) Minor, M. A., Hewett, J. E., Webel, R. R., Anderson, S. K. and Kay, D. R. : Efficacy of physical conditioning exercise in patients with rheumatoid arthritis and osteoarthritis. Arthritis Rheum., 32 : 1396-1405, 1989.
(59) Minor, M. A., Hewett, J. E., Webel, R. R., Dreisinger, T. E. and Kay, D. R. : Exercise tolerance and disease related measures in patients with rheumatoid arthritis and osteoarthritis. J. Rheumatol., 15 : 905-911, 1988.
(60) Dawson-Hughes, B., Harris, S. S., Krall, E. A. and Dallal, G. E. : Effect of calcium and vitamin D supplementation on bone density in men and women 65 years of age or older. N. Engl. J. Med., 337 : 670-676, 1997.
(61) Reid, I. R., Ames, R. W., Evans, M. C., Gamble, G. D. and Sharpe, S. J. : Long-term effects of calcium supplementation on bone loss and fractures in postmenopausal women : a randomized controlled trial. Am. J. Med., 98 : 331-335, 1995.
(62) Sowers, M. R., Clark, M. K., Wallace, R. B., and Jannausch, M. : Radial bone mineral density in pre-and perimenopausal

women: a prospective study of rates and risk factors for loss. J. Bone Miner. Res., 7: 647-657, 1992.

(63) Mazess, R. B. and Barden, H. S.: Bone density in premenopausal women: effects of age, dietary intake, physical activity, smoking and birth-control pills. Am. J. Clin. Nutr., 53: 132-142, 1991.

(64) Lewis, R. D. and Modlesky, C. M.: Nutrition, physical activity, and bone health in women. Int. J. Sport Nutr., 8: 250-284, 1998.

(65) Turner, C. H.: Exercise as a therapy for osteoporosis: the drunk and the street lamp, revisited. Bone, 23: 83-85, 1998.

(66) Ernst, E.: Exercise for female osteoporosis. A systematic review of randomised clinical trials. Sports Med., 25: 359-368, 1998.

(67) Henderson, N. K., White, C. P. and Eisman, J. A.: The roles of exercise and fall risk reduction in the prevention of osteoporosis. Endocrinol. Metab. Clin. North Am., 27: 369-387, 1998.

(68) Roubenoff, R.: The pathophysiology of wasting in the elderly. J. Nutr., 129: 256S-259S, 1999.

(69) Baumgartner, R. N., Koehler, K. M., Gallagher, D., et al.: Epidemiology of sarcopenia among the elderly in New Mexico. Am. J. Epidemiol., 147: 755-763, 1998.

(70) Dutta, C.: Significance of sarcopenia in the elderly. J. Nutr., 127: 992S-993S, 1997.

(71) Rosenberg, I. H.: Sarcopenia: origins and clinical relevance. J. Nutr., 127: 990S-991S, 1997.

(72) Frontera, W. R., Hughes, V. A., Lutz, K. J. and Evans, W. J.: A cross-sectional study of muscle strength and mass in 45-to 78-yr-old men and women. J. Appl. Physiol., 71: 644-650, 1991.

(73) Evans, W. J. and Campbell, W. W.: Sarcopenia and age-related changes in body composition and functional capacity. J. Nutr., 123: 465-468, 1993.

(74) Harris, T.: Muscle mass and strength: relation to function in population studies. J. Nutr., 127: 1004S-1006S. 1997.

(75) Roubenoff, R. and Harris, T. B.: Failure to thrive, sacropenia and functional decline in the elderly. Clin. Geriatr. Med., 13: 613-622, 1997.

(76) Ferrucci, L., Guralnik, J. M., Buchner, D., et al.: Departures from linearity in the relationship between measures of muscular strength and physical performance of the lower extremities: the Women's Health and Aging Study. J. Gerontol. A Biol. Sci. Med. Sci., 52: M275-M285, 1997.

(77) Chumlea, W. C., Guo, S. S., Vellas, B. and Guigoz, Y.: Techniques of assessing muscle mass and function (sarcopenia) for epidemiological studies of the elderly. J. Gerontol. A Biol. Sci. Med. Sci., 50 (Spec. No): 45-51, 1995.

(78) Dutta, C. and Hadley, E. C.: The significance of sarcopenia in old age. J. Gerontol. A Biol. Sci. Med. Sci., 50 (Spec. No): 1-4, 1995.

(79) Era, P., Lyyra, A. L. and Viitasalo, J. T.: Heikkinen. Determinants of isometric muscle strength in men of different ages. Eur. J. Appl. Physiol., 64: 84-91, 1992.

(80) Forbes, G. B.: Lean body mass-body fat interrelationships in humans. Nutr. Rev., 45: 225-231, 1987.

(81) Baumgartner, R. N., Koehler, K. M., Romero, L. and Garry, P. J.: Serum albumin is associated with skeletal muscle in elderly men and women. Am. J. Clin. Nutr., 64: 552-558, 1996.

(82) Evans, W. J. and Exercise, nutrition, and aging. Clin. Geriatr. Med., 11: 725-734, 1995.

(83) Fielding, R. A.; The role of progressive resistance training and nutrition in the preservation of lean body mass in the elderly. J. Am. Coll. Nutr., 14: 587-594, 1995.

(84) Kenney, W. L. and Buskirk, E. R.: Functional consequences of sarcopenia: effects on thermoregulation. J. Gerontol. A Biol. Sci. Med. Sci., 50 (Spec. No): 78-85, 1995.

(85) Poehlman, E. T., Toth, M. J, Fishman, P. S., et al.: Sarcopenia in aging humans: the impact of menopause and disease. J. Gerontol. A Biol. Sci. Med. Sci., 50 (Spec. No): 73-77, 1995.

(86) Wagner, E. H., La Croix, A. Z., Buchner, D. M. and Larson, E. B.: Effects of physical activity on health status in older

adults. I : Observational studies. Ann. Rev. Public Health, 13：451-468, 1992.
(87) Buchner, D. M., Beresford, S. A., Larson, E. B., La Croix, A. Z. and Wagner, E. H.: Effects of physical activity on health status in older adults. II. Intervention studies. Ann. Rev. Public Health, 13：469-488, 1992.

2. エイジングと糖代謝

沈　鎮平，井原　裕，津浦佳之，山田祐一郎，清野　裕*

　近年，動脈硬化，癌，虚血後再灌流障害，白内障など多くの病態の発症に酸化ストレスが関与していることが報告されているが，細胞生物学の大きなテーマである老化やアポトーシスにも酸化ストレスがかかわっていることが明らかになってきている[1]。生体内では絶えずいくつかの経路で低濃度の活性酸素が生成されており，生体はこれに対し活性酸素の消去系として抗酸化酵素や低分子化合物を持ち，生成系と消去系のバランスを保っている。しかし，何らかの原因で活性酸素の生成系が消去系に対し優位となった場合，生体は酸化的障害を受け，このような状態を酸化ストレスと呼ぶ。膵ラ氏島では他の組織と比較し，元来活性酸素の消去系である抗酸化酵素の発現量およびその活性が低いと報告されており[2],[3]，膵ラ氏島は老化に伴い増加する酸化ストレスにより傷害を受けている可能性が高いと考えられる。実際，我が国の糖尿病患者数は高齢になるほど増加しており（図1），糖尿病は老化に関連した疾患であると考えられている。しかし，老化と糖代謝との関係や我が国で主である2型糖尿病の発症との関係に酸化ストレスが関与しているか否かは明らかでない。そこで，これらについて著者らの最近の知見を中心に概説する。

(1) 耐糖能障害とエイジング

　68名の健常者を図2に示すように5つのグループに分け，経口糖負荷試験（OGTT）を施行

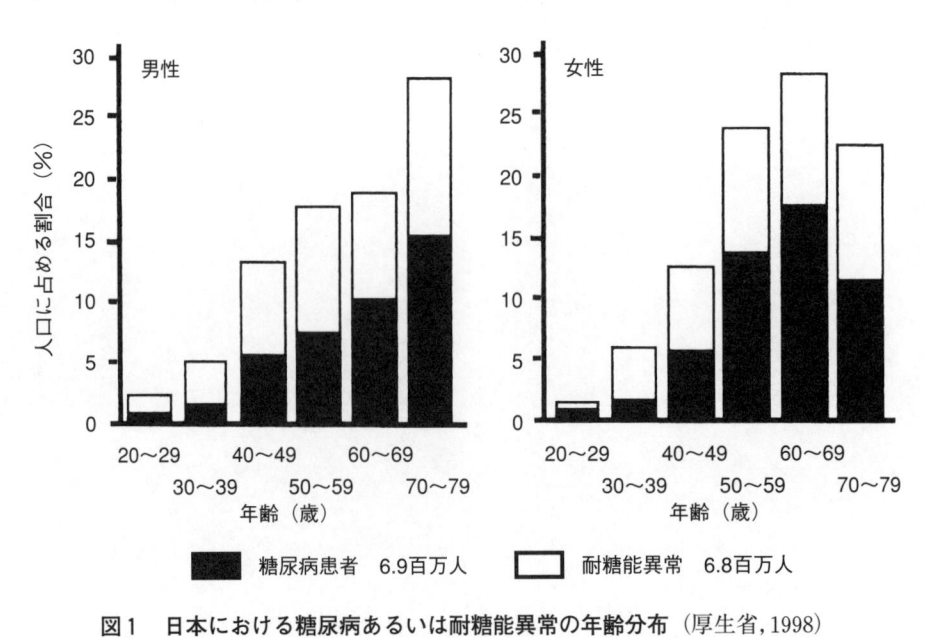

図1　日本における糖尿病あるいは耐糖能異常の年齢分布（厚生省，1998）

*京都大学大学院医学研究科病態代謝栄養学

2. エイジングと糖代謝

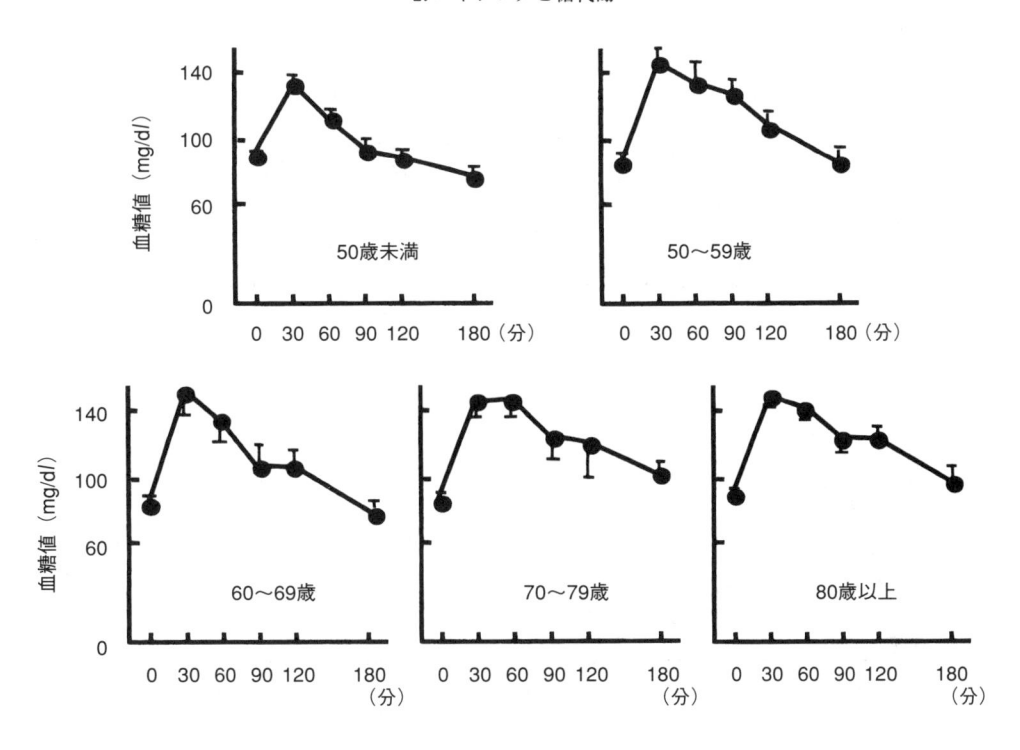

図2 経口ブドウ糖負荷試験による血糖値の年齢による変化

し,負荷前,30分後,60分後,90分後,120分後,180分後に血糖値とインスリン値を測定した。全てのグループで負荷前血糖に有意な差は認めず,30分後に頂値を示した（図2）。50歳未満では上昇した血糖値が120分後には負荷前血糖値に回復するが,高齢になるに従い120分後の血糖値は有意に高値を示し,負荷前血糖値に回復するまで長時間を要していた。すなわち,健常者であっても老化により耐糖能が低下していた。インスリン値は負荷前,30分後とも全グループで有意な差を認めないが,60歳以上では上昇したインスリン値が180分後になっても負荷前値に復すことなく上昇していた（図3）。このことから,高齢になるに従いインスリン抵抗性が増すため,これを代償するために必要なインスリン量は増加するが,高齢者ではこれを代償するのに充分量のインスリンが分泌されず,耐糖能が低下するものと考えられた。

(2) GKラットのエイジングと膵β細胞数

2型糖尿病と老化の関係を検討する目的で,非肥満2型糖尿病のモデルである Goto-Kakizaki (GK) ラットの膵ラ氏島の形態変化を週齢を追って解析した。GKラットは生後3～4週齢で糖尿病を発症し,空腹時高血糖,グルコース反応性のインスリン分泌障害,肝臓および末梢でのインスリン抵抗性,典型的な糖尿病合併症など2型糖尿病の特徴を示す実験動物である[4]～[7]。組織学的検討を行ったところ,このラットの膵ラ氏島では週齢が進むに従い,膵β細胞数が減少し,繊化が進行していた。

(3) GKラットのエイジングと酸化ストレス

1型糖尿病では,免疫機序を介して産生される活性酸素が膵β細胞死の原因として重要な役割を果たしていることが報告されている[8]～[11]。一方,2型糖尿病ではさまざまな合併症の発症に酸化ストレスが関与していることが明らかになってきてはいるが,膵β細胞と酸化ストレスとの関係は不明である。そこで著者らは,酸化ストレスの指標2つに注目し,2型糖尿病における膵β細胞と酸化ストレスとの関係を検討した。

第3章 食生活,運動と生活習慣病

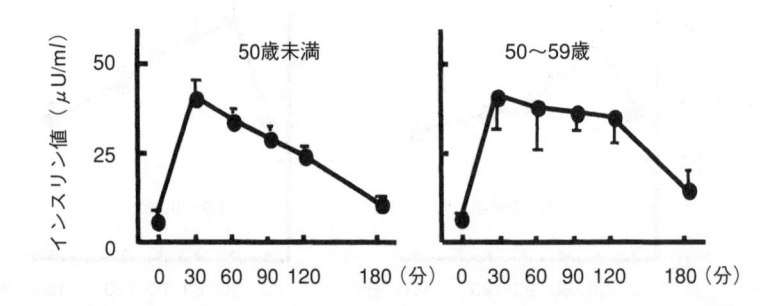

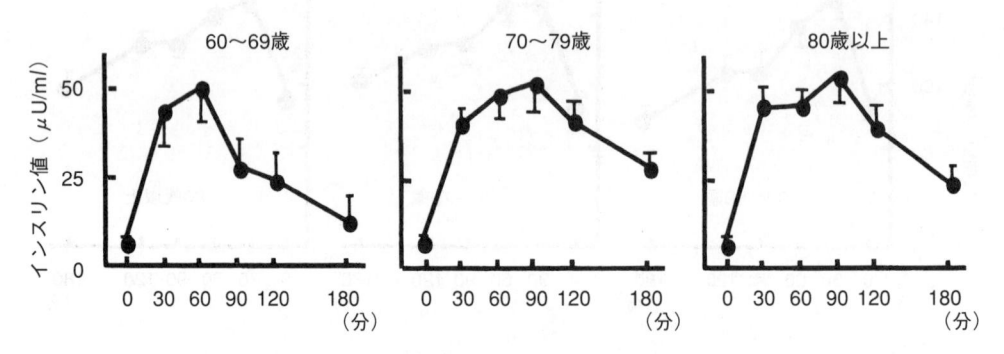

図3 経口ブドウ糖負荷試験によるインスリン値の年齢による変化

一つ目の指標は,8-hydroxy-2′-deoxyguanosine (8-OHdG)[12]で,活性酸素によりデオキシグアノシンのC-8位に酸素が導入されOHとなった化合物で,これによりDNA複製時に相補塩基としてアデニンが誤って取り込まれ,8-OHdG:アデニン対が形成される。さらにもう一度複製が行われるとT:A対が形成され（G:C→T:A transversion),遺伝子変異を起こす。よって,酸化ストレスによる核酸傷害のマーカーと考えられている。2型糖尿病患者の尿中および末梢血DNA中で8-OHdGが増加していることが報告され[13],[14],2型糖尿病ではあらゆる組織が酸化ストレスによる傷害を受けている可能性が考えられた。

二つ目の指標は,4-hydroxy-2-nonenal (HNE)修飾タンパク[12]で,リノール酸やアラキドン酸などの不飽和脂肪酸が活性酸素により過酸化脂質となるが,HNEはこの過酸化脂質の分解産物である。さらに,このHNEはタンパク質中のアミノ酸のリジン,システイン,あるいはヒスチジンに付加しHNE修飾タンパクを形成し,組織に沈着し細胞毒性を示す。よって,HNE修飾タンパクは酸化ストレスによる細胞傷害の指標となる。そこでGKラットおよび対照としてWistarラット5,8,12,21週齢の各膵臓パラフィン切片を作成し8-OHdGに対するモノクローナル抗体[15]およびHNE修飾タンパクに対するポリクローナル抗体[16]を用いて免疫組織染色を行った。抗8-OHdG抗体を用いた免疫組織染色の結果,Wistarラット膵β細胞では各週齢とも微弱な8-OHdG陽性像を認めるのみであったが,GKラットでは週齢が進むにつれ膵β細胞の8-OHdG陽性度は増強していた。そこで,これらの像をコンピュータに取り込み,NIH imageにて画像解析し,8-OHdGの検出量を2つの指標を用い定量化した（図4)。1つが8-OHdG indexで,陽性細胞1個当たりの染色強度を表し,もう1つはpositive percentageで,膵ラ氏島1つ当たりの陽性細胞の割合を表す。GKラットの8-OHdG indexは5週齢ではWistarラットと差を認めなかったが,週齢を追うに従い有意に増強していた。positive percentageはWistarラットと比較し,5週齢です

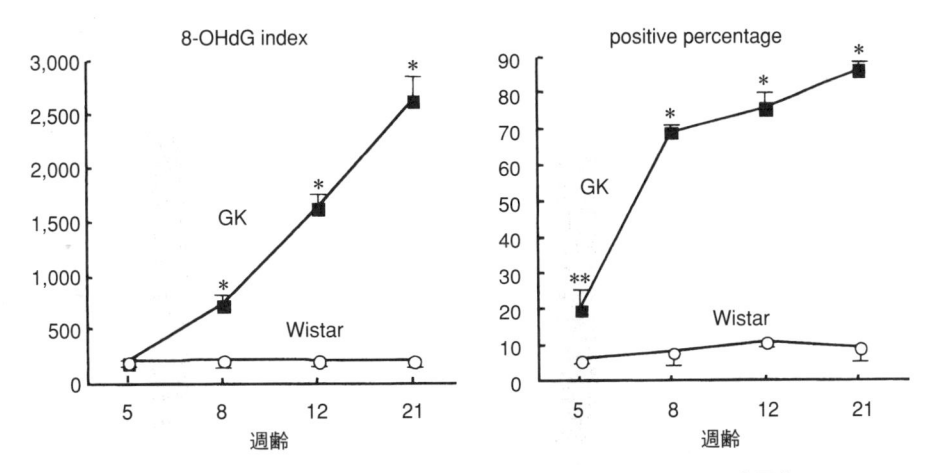

図4 GK および Wistar ラット膵ラ氏島における 8-OHdG の定量化
■GK：rats, ○：control Wistar rats, ＊：$p<0.01$　＊＊：$p<0.05$ vs. corresponding Wistar rats.

でに有意に増加しており，かつ週齢が進むに従い有意に増加していた。一方，Wistar ラットでは 8-OHdG index, positive percentage ともに非常に低い値で，かつ週齢による変化を認めなかった。抗 HNE 修飾タンパク抗体を用いた免疫組織染色を行った結果，Wistar ラット膵 β 細胞では HNE 修飾タンパクが検出されなかったが，GK ラットでは 5 週齢ですでに検出され，週齢が進むにつれ，その検出度は増強していた。

以上のことより，GK ラットでは老化により酸化ストレスが増加し，これにより膵 β 細胞は傷害され，その結果，膵 β 細胞数の減少と膵ラ氏島の線維化が引き起こされると考えられた。

(4) 慢性高血糖と酸化ストレス

グルコースは高い反応性を示すアルデヒド基を有するため，メイラード反応というタンパクの非酵素的糖負荷反応を起こす[17]-[19]。この反応を一般にグリケーションと呼ぶが，タンパクのグリケーションにより advanced glycosylation end products (AGE) 産生に至るまでの中間産物であるアマドリ転移産物から活性酸素が生成されるため，高血糖の持続が酸化ストレスを増強すると考えられる。そこで，著者らは血糖の変化が膵 β 細胞の酸化ストレスに与える影響を検討した。4 週齢の GK ラットに 30%ショ糖水を 4 週間負荷し，膵臓のパラフィン切片を作成し免疫組織染色を行った。ショ糖負荷 GK ラットでは，未処置に比べると膵ラ氏島に強い線維化と膵 β 細胞の減少を認めた。8-OHdG の検出量を定量化し，未処置の GK ラットと比較したところ，8-OHdG index, positive percentage ともショ糖負荷 GK ラットで有意に増強していた（図5）。HNE 修飾タンパクにおいても同様で，未処置の GK ラットと比較し，ショ糖負荷 GK ラットの膵 β 細胞で HNE 修飾タンパクが強く認められた。

以上をまとめると，遺伝的背景を持った GK ラットでは，老化により産生される酸化ストレスが膵 β 細胞を傷害し高血糖を引き起こし，高血糖の持続がさらに酸化ストレスを増強すると考えられた。

(5) 酸化ストレスと膵 β 細胞機能

次に酸化ストレスと膵 β 細胞機能との関係を明らかにするために，酸化ストレスがグルコース反応性インスリン分泌に与える影響を検討した。バッチインキュベーション法にて，Wistar ラット単離膵ラ氏島にグルコースおよび活性酸素種のひとつである過酸化水素を負荷し，インスリン分泌反応を解析した。その結果，16.7mM グルコース刺激によるインスリン分泌は 50μM の過酸化水素により有意に抑制され，用量依存的にその抑制効果は増強した。活性酸素の増加によりグルコース反応性インスリン分泌が抑制されることが明ら

第3章 食生活，運動と生活習慣病

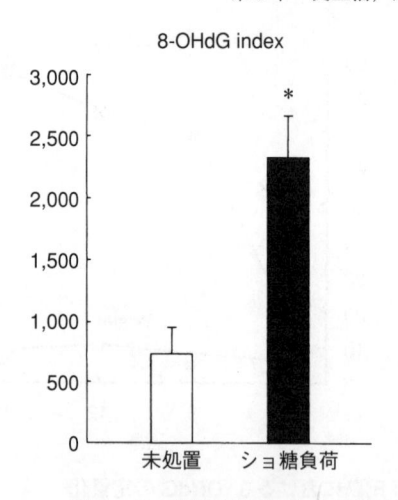

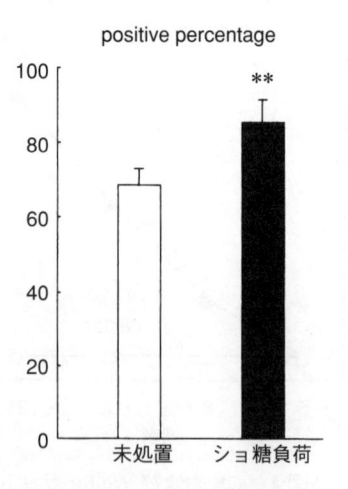

図5 ショ糖負荷GKラット膵ラ氏島における8-OHdGの定量化
＊：$p<0.0001$，＊＊：$p<0.0005$ vs. 未処置GK rats.

かになったが，その機構については不明であった。最近著者らは，nitric oxide（NO）ドナーであるsodium nitroprusside（SNP）が，膵β細胞に発現し糖代謝にかかわる酵素の活性にどのような影響を与えるかを報告した[20]。SNPは，glucokinase, glucose-6-phosphate isomeraseの活性を濃度依存的に上昇させ，phosphofructokinaseの活性を有意に抑制した。さらに，これら3つの酵素の混合活性はSNPで有意に抑制された（表1）。これらのことより，酸化ストレスは糖代謝を阻害することによりインスリン分泌を抑制するものと考えられた。すなわち，酸化ストレスは膵β細胞を形態的に傷害するのみならず機能的にも障害することが明らかとなった。

(6) α-tocopherolと耐糖能

それでは，抗酸化物は酸化ストレスによる耐糖能の増悪を抑制できるであろうか。

著者らは，GKラットをα-tocopherol 0, 20, 500（mg/Kg・飼料）含んだ飼料で4週間飼育し（それぞれE－，E+，E＋＋ラット），腹腔内糖負荷試験（IPGTT）を施行し，血糖値およびインスリン値を比較した（図6）。E＋＋ラットの血糖値は，30分，120分で他の群のラットに比較し有意に低下しており，インスリン値は30分で有意に高値を示していた。また，グリコヘモグロビン（HbA_{1c}）は，E－ラットに比較しE+，E＋＋ラットとも有意に低値であり，E＋＋ラットのHbA_{1c}はE+ラットのHbA1cと比較しても有意に低下して

表1 糖代謝に関与する酵素の活性に及ぼすSNPの影響

酵素	control（％）	0.1mM SNP（％）	1 mM SNP（％）
グルコキナーゼ（glucokinase：GK）	100 ± 8	125 ± 7 ＊	145 ± 9 ＊
グルコース-6リン酸（glucose-6-phosphate isomerase：ISO）	100 ± 7	135 ± 9 ＊	155 ± 12＊
ホスフォフルクトキナーゼ（phosphofructokinase：PFK）	100 ± 3	61 ± 11＊	55 ± 12＊
フルクトース二リン酸アルドラーゼ（fructose diphosphate aldolase）	100 ± 2	104 ± 10	103 ± 11
混合（GK+ISO+PFK）	100 ± 3	85 ± 4 ＊＊	77 ± 4 ＊

＊：$p<0.01$，＊＊：$p<0.05$ vs. the corresponding control.

図6　腹腔内ブドウ糖負荷試験による血糖およびインスリン反応とHbA$_{1c}$

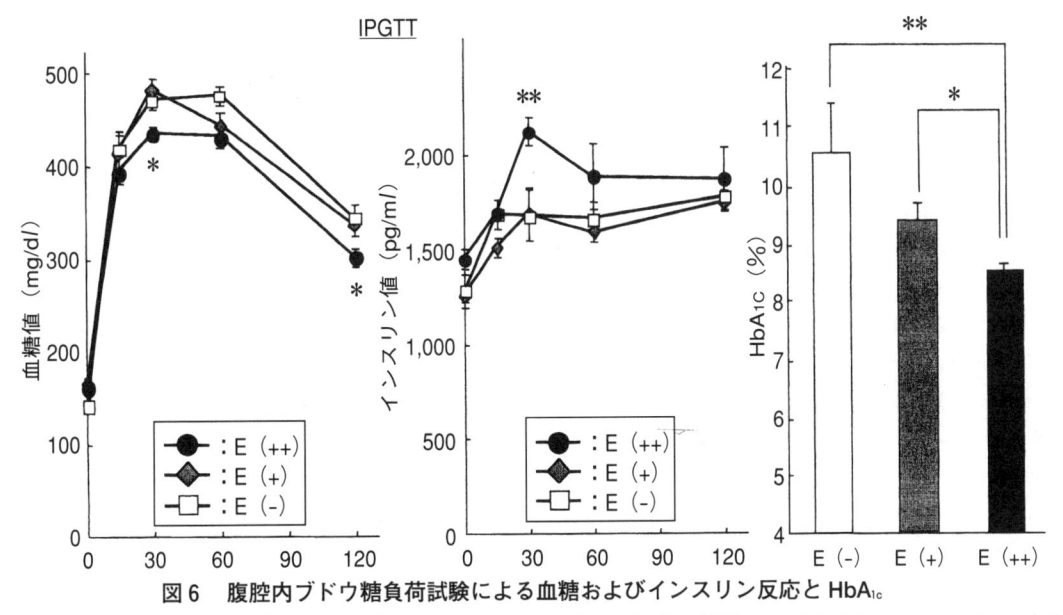

E(-)：α-tocopherol 未含有飼料により飼育された GK ラット，E(+)：飼料 1 kg 当たり20mgα-tocopherol 含有飼料により飼育された GK ラット，E(++)：飼料 1 kg 当たり500mgα-tocopherol 含有飼料により飼育された GK ラット，*$p<0.05$，**$p<0.01$ vs. E(-) and E(+) GK rats.

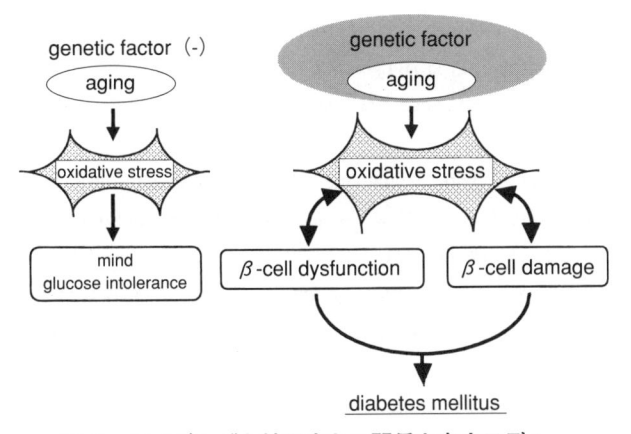

図7　エイジングと糖尿病との関係を表すモデル

いた。よって，α-tocopherol は酸化ストレスを軽減することにより，耐糖能の増悪を抑制すると考えられた。

(7) 結　語

これらの結果をまとめると（図7），GK ラットのような遺伝素因を持った個体は，老化による酸化ストレスの蓄積により膵β細胞の機能異常と細胞傷害を引き起こされ，その結果高血糖を惹起され2型糖尿病を発症する。また，高血糖の持続はさらに酸化ストレスを惹起するという悪循環に陥り，病態が増悪すると考えられた。一方，遺伝素因を持たない個体の場合は，軽度の耐糖能異常を来すにとどまると考えられた。よって，ビタミンEのような抗酸化物質の投与は酸化ストレスを抑制し，老化による2型糖尿病の発症を阻止できる可能性が示唆された。

第3章 食生活，運動と生活習慣病

文 献

(1) Halliwell, B. and Gutteridge, J. M .C.: Free Radicals in Biology and Medicine, 2nd ed. Oxford, Clarendon, 1989.
(2) Lenzen, S., Drinkgern, J. and Tiedge, M.: Low antioxidant enzyme gene expression in pancreatic islets compared with various other mouse tissues. Free Radic. Biol. Med., 20: 463-466, 1996.
(3) Tiedge, M., Lortz, S., Drinkgern, J., et al.: Relation between antioxidant enzyme gene expression and antioxidative defense status of insulin-producting β-cells. Deabetes, 46: 1733-1742, 1997.
(4) Goto, Y., Suzuki, K., Sasaki, M., et al.: Development of diabetes in the non-obese NIDDM rat (GK rat). Adv. Exp. Med. Biol., 246: 29-31, 1988.
(5) Bisbis, S., Bailbe, D., Tormo, M.A., et al.: Insulin resistance in the GK rat: decreased receptor number but normal kinase activity in liver. Am. J. Physiol., 265: E807-E813, 1993.
(6) Tsuura, Y., Ishida, H., Okamoto, Y. et al.: Glucose sensitivity of ATP-sensitive K^+ channels is impaired in β-cells of the GK rat: a new genetic model of NIDDM. Diabetes, 42: 1447-1453, 1993.
(7) Kato, S., Ishida H., Tsuura, Y., et al.: Alterations in basal and glucose-stimulated voltage-dependent Ca^{2+} channel activities in pancreatic β-cells of non-insulin-dependent diabetes mellitus GK rats. J. Clin. Invest., 97: 2417-2425, 1996.
(8) Kwon, G., Corbett, J. A., Rodi, C. P., et al.: Interleulin-1 beta-nitric oxide synthase expression by rat pancreatic beta-cells: evidence for the involvement of nuclear factor kappa B in the signaling mechanism. Endocrinology, 136; 4790-4795, 1995.
(9) Eizirik, D. L., Flodstrom, M., Karlsen, A. E., et al.: The harmony of the spheres: inducible nitric oxide synthase and related genes in pancreatic β-cells. Diabetologia, 39: 875-890, 1996.
(10) Mandrup, P. T.: The role of interleukin-1 in the pathogenesis of IDDM. Diabetologia, 39: 1005-1029, 1996.
(11) Rabinovitch, A. and Suarez, P. W.: Cytokines and their roles in pancreatic islet beta-cell destruction and insulin-dependent diabetes mellitus. Biochem. Pharmacol., 55: 1139-1149, 1998.
(12) Toyokuni, S.: Reactive oxygen species-induced molecular damage and its application in pathology. Pathol. Int., 49: 91-102, 1999.
(13) Dandona, P., Thusu, K., Cook S., et al.: Oxidative damage to DNA in diabetes mellitus. Lancet, 347: 444-445, 1996.
(14) Leinonen, J., Lehtimali, T., Toyokuni, S., et al.: New biomarker evidence of oxidative DNA damage in patients with non-insulin-dependent diabetes mellitus. FEBS Lett., 417: 150-152, 1997.
(15) Toyokuni, S., Tanaka, T., Hottori, Y. et al.: Quantitative immunohistochemical determination of 8-hydroxy-2'-deoxyguanosine by a monoclonal antibody N45.1: its application to ferric nitrilotriacetate-induced renal carcinogenesis model. Lab. Invest., 76: 365-374, 1997.
(16) Uchida, K., Szweda L. I., Chae, H. Z., et al.: Immunochemical detection of 4-hydroxynonenal protein adducts in oxidized hepatocytes. Proc. Natl. Acad. Sci. USA, 90: 8742-8746, 1993.
(17) Brownlee, M., Vlassara H., Cerami, A.: Nonenzymatic glycosylation and the pathogenesis of diabetic complications. Ann. Intern. Med., 101: 527-537, 1984.
(18) Sakurai, T. and Tsuchiya, S.: Superoxide production from nonenzymatically glycated protein. FEBS Lett., 236: 406-410, 1988.
(19) Njoroge, F. G. and Monnier, V.M.: The chemistry of the Maillard reaction under physiological conditions: a review. Prog. Clin. Biol. Res., 304: 85-107, 1989.
(20) Tsuura, Y., Ishida, H., Shinomura, T. et al.: Endogenous nitric oxide inhibits glucose-induced insulin secretion by suppression of phosphofructokinse activity in pancreatic islets. Biochem. Biophys. Res. Commun., 252: 34-38, 1998.

3. がん発生予防とフードファクター

津金昌一郎[*]

(1) 食事因子によるがん予防の科学的基盤

1) 食事によるがん予防の可能性

がんの発生に食事が関連していることを示す知見としては，①国や民族によって罹るがんの頻度が異なること，②時代と共に罹るがんの頻度が変化していること，③異なる国に移住すると罹るがんの頻度が変化することなどが挙げられる。例えば，日本は欧米諸国と比較すると胃がんが多く，乳がん，前立腺がん，大腸がんが少ないという特徴を有し，近年，前者が減少し，後者が増加する傾向にある。そして，米国やブラジルへ移民した日系人では，その変化が加速されて観察されている。つまり，生活習慣，おそらくは食習慣の変化により，がん罹患のリスクが変化しうる可能性を示している。

2) 食事因子によるがん予防に関するヒトでのエビデンスを得るための研究方法

"食（食品あるいは食品成分）によるがん予防"を具体的に実現させるためには，「どういう食品が，発がん抑制作用をもつのか」という，動物や試験管内の実験から示される知見に加えて，「どういう食品を摂っている人たちが，がんになる確率が低いのか」という，ヒト集団の観察から示される知見も必要である。すなわち，①食品成分Aの摂取量の多い地域・集団ほど，Xがんの罹患率が低いという知見（エコロジカル研究または地域相関研究），②Xがん患者の過去の食品成分Aの摂取量が，非がん対照のそれよりも少ないという知見（ケース・コントロール研究），③食品成分Aの摂取量が多い集団の将来のXがん罹患率が，食品成分Aの摂取量が少ない集団のXがん罹患率よりも低いという知見（コホート研究）などは，その生物学的妥当性や動物実験の成果などとの統合によって，食品成分AによるXがんの予防効果に関する重要な証拠を形成する。

しかしながら，このようなヒト集団の統計的観察（観察型疫学研究）においては，食品成分Aの摂取量が多い人達が，Xがん発症のリスクが低いことを示せても，Aが直接的にXがんの発生を予防することを示す証拠にはならない。なぜならば，Xがんの発生に直接関与しているのはAではなく，A摂取量が多い人たちが，同時に多く摂取する傾向のあるBである可能性を否定できないからである。したがって，食品成分Aが直接Xがんの発生を予防することを証明するためには，Aをたくさん摂ってもらうような介入を行い，Xがんの罹患率がコントロールに比較して減少することを示す必要がある（実験型疫学研究または介入研究）。この際，介入を行うグループと行わないグループを無作為に割り付けて，2グループ間の違いは，Aの摂取量の違いだけになるような研究，すなわち，無作為化比較試験によるがん発生予防の証明は，最も質の高いエビデンスとなる。近年では，β-カロテンの補給による肺がん予防，セレンの補給によるがん予防，脂肪摂取量の減少による乳がん予防など，予防的な無作為化比較試験が行われている。ただし，このような研究は容易には行えないことは推察できると思うが，重度喫煙者3万人を対象にβ-カロテンとビタミンEによる肺がんなどの予防効果を検証したフィンランドの研究は，約10年間で4,300万ドル，また一般住民3万人を対象とした4つの

[*]国立がんセンター研究所支所臨床疫学研究部

栄養素の組み合わせによる胃がんなどの予防効果を検証した中国の研究は，約8年間で1,000万ドルの研究費を投じている。

表1に疫学研究の種類について概説した。得られたエビデンスの質としては，無作為化比較試験，非無作為化比較試験，コホート研究，ケース・コントロール研究，エコロジカル研究の順に高いとされている。ある食品成分を摂っているヒトにがんが少ないという臨床経験や上記のエビデンスに基づかない権威の意見などは，最も質の低いエビデンスとされている。現実的には，無作為比較試験からのエビデンスは極めて限られているので，がん予防のための科学的基盤としては，多くの観察型疫学研究と実験室研究により得られた知見の統合によらざるをえない。特に，どの位の量が至適であるのかについての情報を得るためには，ヒトで観察された知見が有意義である。

3) 疫学研究における食習慣の把握方法[1]

食事とがんとの関連を疫学的に研究するためには，個人の日常の食物や栄養素の摂取状況を把握する必要があるが，多数の対象者に行えるような簡便で安価な方法が望ましい。また，長期間の平均的な摂取状況を把握できる方法が必要である。陰膳法，24時間思い出し法，秤量による食事記録は，最も一般的な食事調査法である。しかし，これらはいずれも短期間（1食分から数日分）の食事内容を調査するための方法であり，長期間（例えば1年間）の平均的な摂取の把握には適さない。そのため，これまでの疫学研究では，食物摂取頻度調査票（Food Frequency Questionnaire）が多く使用されてきた。この調査票には，さまざまな食物が列挙されており，個々の食物について摂取頻度の選択肢が用意されている。選択肢は，「食べない」，「月に1～3日」，「週に1～2日」，「週に3～4日」，「ほとんど毎日」などが一般的である。この調査票には，対象者が自分で回答できるという簡便さに加えて，短期間の食事ではなく長期間の習慣的な食物摂取の状態を把握できるという利点がある。その一方，個別の食物の摂取頻度がわかるのみで，栄養素の摂取量が把握できないという短所がある。これを補う意味で開発されたのが，半定量食物摂取頻度調査票（Semiquantitative Food Frequency Questionnaire）である。これは，食品のリストに摂取頻度の選択肢が付いている点では上の調査票と同じ形式だが，個々の食品項目に，典型的な1回当たりの目安量が記載されている点が異なっている。例えば，トマトに関する質問項目には「4分の1個（50g位）」という目安量が記載されている。そのため，各食品の目安量中に含まれる栄養成分と，摂取頻度に対する回答に基づいて，各種の栄養素の摂取量を計算することができる。その結果，これまでの調査票では，例えば緑黄色野菜を「ほとんど食べない」と回答した集団と「毎日食べる」と回答した集団でがんの罹患率を比較するような分析しかできなかったのに対して，カロテンを1日1mg程度摂取する集団と5mg程度摂取する集団で比較するというような，より定量的な研究が可能になる。また，この質問票から計算される栄養素摂取量の妥当性に関しても，例えば季節を変えて1年間に4回，合計28日間行った食事記録調査や血液中栄養素濃度などと比較され検討されている。ある特定個人の正確な栄養素摂取量を算出することはできないとしても，10万人の対象者をある栄養摂取量の多少について5～10のグループにランク分けする用には大きな支障がないことがわかっている。食事とがんとの関連についての近年の信頼できる知見の多くは，妥当性の評価された半定量食物摂取頻度調査票や血中栄養素濃度などを用いた，大規模な対象者を長期に追跡したコホート研究によりもたらされている。

4) がん発生における食事の寄与割合

Dollらは，多くの科学的知見をレビューして，米国人のがん死亡に対して食事が寄与する割合を35%と推定し，1981年に発表している[2]。近年では，ハーバード大学のがん予防センターも同様の推定を試み，成人期の食事や肥満の寄与割合を30%とし，1996年に発表している[3]。いずれも膨大な疫学データが刊行され，肺，大腸，乳房，前立腺などのがんが主要な死因である米国での推定値であり，日本人については，このような推計ができるほどには疫学データが揃っていないのが現状である。

第3章 食生活，運動と生活習慣病

表1　疫学研究の種類

	観察型疫学研究			実験型疫学研究（介入研究）	
	エコロジカル研究	ケース・コントロール研究	コホート研究	非無作為化比較試験	無作為化比較試験
概要	国や地域などの集団を対象に，曝露要因の平均値や保有率と，疾病の罹患率・死亡率との関連を調査する	疾病に罹患した患者（ケース）と健常人（コントロール）を選ぶ。過去の生活習慣を質問票などで調査し，曝露要因について症例と対照間で比較する	健常人の生活習慣を質問票などで調査する。曝露要因の多い集団と少ない集団で，その後の疾病の罹患率や死亡率を比較する	ある集団に対して特定の要因を曝露させ（介入群），曝露させなかった集団（非介入群）と，その後の疾病の罹患率や死亡率を比較する	無作為化により2つの集団を作り，一方に特定の要因を曝露させ（介入群），曝露させなかった集団（非介入群）と，その後の疾病の罹患率や死亡率を比較する
研究タイプ	観察型	観察型	観察型	実験型（介入研究）	実験型（介入研究）
研究の単位	集団	個人	個人	個人	個人
対象者数の目安	数集団～数十集団	百人～数百人	数万人～数十万人	数千人～数万人	数千人～数万人
長所	比較的簡単に調査ができる。追跡調査が不要	比較的簡単に調査ができる。追跡調査が不要	思い出しバイアスの影響を受けない。いろいろな疾病との関連を検討できる	因果関係を直接検証することができる	因果関係を直接検証することができる。交絡要因の影響を完全に制御できる
短所	疾病の罹患率・死亡率と曝露要因を同時に調べるので，両者の時間的前後関係を正しく評価できない。交絡要因の影響を受けやすい。集団調査の結果を個人に適用できるとは限らない	思い出しバイアスの影響を受ける。症例と比較可能な対照を選択することが困難な場合がある。交絡要因の影響を完全には制御できない	費用と手間がかかる。数年～十数年の追跡調査が必要。交絡要因の影響を完全には制御できない	費用と手間が非常にかかる。数年～十数年の追跡調査が必要。倫理的な制限がある。介入した要因およびその用いた量の影響しか検証できない。交絡要因の影響を完全には制御できない	費用と手間が非常にかかる。数年～十数年の追跡調査が必要。倫理的な制限がある。介入した要因およびその用いた量の影響しか検証できない

5）食事因子によるがん予防の実践

食事因子によるがん予防を実践に移すためには，上述したエビデンスの統合に加えて，予防効果のサイズ（相対的な大きさと恩恵を受ける人の絶対的な大きさ），経済的コスト，トータルな疾病予防効果（胃がんが減っても，大腸がんや心筋梗塞が増えても意味がない），食文化の楽しみなどの社会的な要因も考慮する必要があると考える．

（2）食事因子と胃がん予防

1）胃がん予防のサイズ

世界中で，胃がんは肺がんに続いて2番目に頻度の多い部位のがんであり，1996年1年間では100万人（全がんの10％）が胃がんに罹患し，84万人（同12％）が胃がんで亡くなっていると推定されている．日本では年間10万人（同23％，最頻，1993年推計）が罹患し，5万人（同18％，肺がんに続いて第2位，1998年統計）が死亡している．74歳までの累積罹患率は，男性で8％，女性で3％と推計されており（1993年推計），1割近くの男性が胃がんに罹患する現状である．我が国におけるがん予防における胃がん予防の占める割合は極めて大きい．

2）胃がんの空間的・時系列的特徴

我が国の胃がん罹患率は世界一高く，最も低い米国の白人のそれと比べても約10倍の高率である．他に，南米諸国や東ヨーロッパ諸国・ロシアなどが比較的高く，日本の半分程度の罹患率である．西ヨーロッパ諸国も米国に比べてはやや高率であるが，日本の約2割程度である．このような胃がん罹患率の国際的な地域較差は，日本国内においても認められており，秋田，山形，新潟などの東北日本海側地域に多く，西日本，特に，九州，沖縄で少なく，約3倍程度の国内地域較差が認められる．また，年齢構成を一定と考えた年齢調整罹患率，死亡率は，日本を含めて全世界的に減少傾向にある．さらに，日本より胃がんが低率な米国やブラジルへ移住した日系人については，同時代の日本在住者に比較して低値をとっている．日本人の遺伝子ではなく，おそらくは日本型，東北地方型の食習慣が，胃がんの発生に密接に関与していることを示唆する．

3）食事因子と胃がん——観察型疫学研究からのエビデンス[4]

① 果物・野菜：世界中で行われた6つのコホート研究のうちの3つ，そして，32のケース・コントロール研究のうちの27の研究で，野菜，果物の摂取量が多い人は，少ない人に比べて胃がんになる確率が統計学的有意に低いことが示されている．また，国内5地域でのエコロジカル研究でも，緑黄色野菜の摂取量が多い地域ほど，胃がん死亡率が低いという知見が得られている．特に，グループとしての生野菜，緑黄色野菜，ねぎ属の野菜，柑橘類，単一食品としてのニンジン，トマト，ニンニクなどでその傾向が強いことから，成分としてビタミンC，カロテノイド，含硫化合物，リコペンなどが，抗酸化作用や動物での発がん抑制などの実験室からの知見の裏付けを得て注目されている．特に，ビタミンCに関しては多くの疫学研究が報告されており，2つのコホート研究のうち1つ，13のケース・コントロール研究のうち12の研究（うち9つは統計的有意）で，食事からのビタミンCの摂取量が多い人ほど，胃がんのリスクが低いことが示されている．ビタミンCの持つ抗酸化作用に加えて，生体内の発がん性ニトロソ化合物の生成抑制作用などの実験室での知見と併せると，ビタミンCが胃がんの発生に対して抑制的に働いている可能性は高いと考えられる．カロテノイドに関しても，多くの疫学研究で，その胃がん抑制作用が示唆されている．胃がん診断以前の血清を用いた4つの研究では，いずれも血清β-カロテン濃度が高値であると胃がんになりにくいことが報告されているが（2つは統計的有意），胃がん予防に好ましい生活習慣のマーカーである可能性を否定できない．

② 塩分：2つのコホート研究や41のケースコントロール研究の半数以上が，食塩や塩蔵魚の摂取量，あるいは食卓塩の使用などの塩分摂取の多さが胃がんに関連していることを報告している．また，世界24ヵ国や国内5地域で行われたエコロジカル研究でも，塩分の摂取量が多い地域ほど，胃がん死亡率が高いという知見が得られている．塩分摂取とは関連がないとする研究も多いが，塩分摂取量を把握することの困難さに由来している

ものと考える。

　塩分自体には発がん性がなく，単独で胃がんを発生させることはできない。しかしながら，高濃度食塩水の投与により胃がんの発生が増強されることが，多くの動物を使った実験においても示されている。高い塩分濃度は胃粘膜を保護する粘液層を破壊し，胃液による粘膜細胞の障害を助長したり，炎症を励起することにより，発がん物質の作用を増強する機序が考えられている。高血圧の発症機序における塩分は，摂取・吸収されたナトリウムの総量が関連するのに対して，胃発がんにおける塩分は，胃粘膜に作用する際のナトリウム濃度の高さが関与しているものと解釈されている。

　③　**冷蔵保存**：10のケースコントロール研究が，冷蔵庫の使用との関連を検討しているが，9つの研究で予防的な知見が示されている。冷蔵庫の使用自体が直接胃がんを予防すると考えるよりも，新鮮な野菜，果物の摂取量の増加や塩蔵品の摂取量の減少による間接的な効果ではあろうが，全世界的な胃がん罹患率の減少に大きく貢献したことは疑いのない事実と考える。

　④　**嗜好飲料**：日本や中国で行われた5つのケースコントロール研究のうち4つで，緑茶の摂取が胃がんのリスクを低下させていることが観察されている。緑茶の中には多くの抗酸化物質が含まれていることが実験室からも報告されており，注目すべき胃がん予防因子であろう。一方，コーヒーや紅茶については，それぞれ約10の研究で関連が検討されているが，ほとんどの研究で関連は認められていない。

　4）　食事因子と胃がん──介入研究からのエビデンス

　食事因子と胃がんに関しては多くの観察型研究でのエビデンスは認められるが，「ある食事因子や成分を摂ったら，胃がんになる確率が減った」という介入研究からの知見はほとんどなく，わずかに，β-カロテン，ビタミンE，セレニウムの組み合わせを摂ったら，胃がんが20%減ったという，中国の栄養状態の良好でない地域での研究結果があるのみである[5]。この場合も，3つの栄養素のいずれが効果があったのか，あるいは，3つの組み合わせがあって初めて効果が出るのかは，現状では不明である。

　5）　食事因子による胃がん予防の実践

　以上の食事因子と胃がんとの関連についてのエビデンスを考慮すると，現状で胃がんのリスクを軽減するためには，新鮮な野菜や果物，特にカロテノイド類やビタミンCをたくさん摂り，塩蔵品や高塩分食品の摂取を控えることが推奨される。著者らは，胃がんの高率地域で，塩分摂取量が多く，緑黄色野菜の摂取量が少ない，秋田県HY地域において，"食事介入による胃がん予防効果の検証"という最終目標に到達するための第一歩として，"食事介入方法自体の効果の検証"を目的とした研究を実施している。

　対象は，秋田県HY地域の二村の住民（村の総合健診受診者で40〜59歳）のうち，研究への参加を承諾した者約500名で，対象者を無作為に2群に割り付けるクロスオーバーデザインで，1年間の介入期間と1年間の観察期間を設けている。介入は，個人の食事調査の結果に基づく栄養士の面接による直接的指導とニュースレターを用いた間接的な指導により行われ，食習慣改善の目標として，現状の集団としての平均値（①食塩：男性15g/day，女性13g/day，②カロテン：3mg/day，③ビタミンC：100mg/day）を個々に目標値（①食塩：男性10g/day，女性8g/day，②カロテン：5mg/day，③ビタミンC：200mg/day）にシフトさせることを掲げている。介入の効果は，食事調査に加えて，生体指標（尿中ナトリウム排泄量，血清ビタミンCおよびカロテノイド濃度）により評価を行う。本研究に先立ち，食事介入（指導）のための食事指導システムの開発と，その効果と問題点を検討するための短期介入（4週間）によるパイロット研究を実施し，介入の効果が期待できることを確認している。

　6）　食事因子とその他のがん

　米国ハーバード大学の研究者[6]と国際的な研究グループがそれぞれ独立に，世界中の疫学研究の成果に基づく詳細な分析を行い，食物・栄養素とがんとの関連についてまとめた結果を表2に示した。野菜・果物がほとんどの部位のがんに対して抑制的に働く一方，赤身肉，脂肪やアルコールの摂取がリスク要因となっている。カロリーを控え

表2 主要部位のがんと食物・栄養素との関連についての疫学研究のまとめ（上段は文献[6]，下段は文献[4]より引用）

	食道	胃	大腸	肝臓	膵臓	肺	乳房	前立腺
食物								
野菜	↓↓ ↓↓	↓↓ ↓↓	↓ ↓↓	↓? ↓?	↓?	↓↓ ↓↓	↓?	↓? ?
果物	↓↓ ↓↓	↓↓ ↓↓	↓	↓?	↓?	↓? ↓↓	↓?	
獣肉類			↑↑ ↑		↑? ?			↑?
栄養素								
繊維質			↓? ↓?		↓? ?			↓?
飽和脂肪酸／動物性脂肪			↑? ↑?			↑? ?	−	↑ ↑?
非栄養成分								
塩分		↑↑ ↑						
アルコール	↑↑ ↑↑		↑ ↑↑	↑↑	↑↑	↑?	↑↑ ↑↑	
栄養関連要因								
肥満			↑?				↑↓	
運動			↓↓ ↓			↓?	↓?	↓?

↑：リスクを上昇，↓：リスクを低下，−：関連なし。矢印2本：ほぼ確実(convincing)，?付き：示唆的(suggestive/possible)，
↑↓：閉経後発症乳がんに対してはリスクを上昇，閉経前発症乳がんに対してはリスクを低下。

運動をすることにより肥満を防ぐことも，複数の部位のがんを抑制することが期待される。また，これまで広く受け入れられていた大腸がんと食物繊維・脂肪，乳がんと脂肪との関連については，不確定な要因とされており，近年の妥当性が評価された調査票を用いた大規模なコホート研究では，否定的な結果が示されている。

(3) 今後の研究
1) 日本人についてのエビデンス

日本人についての食事因子とがんとの関連を検討した疫学研究は極めて乏しい。日本がん疫学研究会がん予防指針検討委員会[7]が，MEDLINE（1966〜1997年）などでケース・コントロール研究とコホート研究について調べたところでは，最も多い胃がんでも15論文にすぎない。しかも，ほとんどの研究では，いくつかの食品や食品群について摂取頻度が聞かれているだけで，栄養素レベルで定量的に把握されているものはない。妥当性が吟味された調査票を用いた研究は皆無であり，10万人以上のコホート研究も1つにすぎない。食道がん4論文，大腸がんは12論文，肺がんは4論文，乳がんは3論文が，食事との関連を検討しているにすぎない。

このような現状から脱皮すべく，1980年代に入って，環境庁（大気汚染との関連を調べるのが主目的），文部省，厚生省の研究費の補助を受けた3つの10万人規模のコホート研究が開始された。さらに，数万人規模のコホートもいくつか行われており，2000年代には，食事因子とがんに関する日本人のエビデンスが論文として発表されてゆくものと思われる。著者が主任研究者を務めている，厚生省がん研究助成金の補助を得た，通称「厚生省多目的コホート研究」(JPHC Study)の研究内容に関しては，インターネット上で公開している（http：//www.east.ncc.go.jp/epi/jphc/）。

2) 高危険度群に対する化学予防

一般の人たちに対しては，よりがんになる確率の低くなる食事を推奨することによるがん予防が望ましいと考えるが，C型肝炎ウイルス保有者，

大腸の多発腺腫保有者などの高発がん危険度群に対しては，特定栄養素や薬物などを用いた，いわゆるがん化学予防の開発が必要と考える。動物や試験管内実験で見出された知見，量反応関係を加味した観察型疫学研究からの知見，その双方を統合して可能性の高い栄養素や食品成分を絞り込む必要がある。そして，無作為化比較試験に基づく効果評価を必ず経た後に，臨床へ移行されるべきと考える。高危険度群は，一般の人たちと比べてがんになる確率が高いので，臨床試験に関しても数百人から数千人規模での実施が可能である。著者らが計画した，慢性萎縮性胃炎保有者に対する，栄養素補給による胃がん予防効果を評価することを目的とした無作為化比較試験においては，10年間の予測罹患率7％を4％に減少させる効果を評価するために，検出力80％と有意水準5％（両側検定）で設定した場合，1群900名，合計1,800名の研究参加者が必要と計算された[8]。罹患率がもっと高い高危険度群を設定し，より効果の期待できる予防物質があれば，数百人を対象に5年程度で結論を出すことは容易である（20％を10％に減少させる効果を評価するには1群200名程度）。発がん物質に関しては，少しでも発がんの可能性があれば排除するという対応をとることにより，その効果は別として，少なくとも排除された人に何ら害を及ぼさない。しかしながら，がん予防物質に関しては，その物質を負荷することによる害の可能性もあるので，害がないことに加えて，効果があるという無作為化比較試験からの最もレベルの高い科学的証拠が必須であると考える。

3）個人対応のがん予防

近年の分子生物学の急速な進歩は，化学物質の代謝酵素活性や遺伝子修復酵素活性などの個人差を遺伝子レベルで検出可能とした。著者らがブラジルで行った胃がんの症例対照研究では，ニトロソ化合物の代謝にかかわるチトクロームP450ⅡE1の特定の遺伝子多型が，非喫煙者においてリスクを上昇させるという知見を得た（Nishimoto, I. N., et al. in submitting）。症例数が充分ではなく，統計的有意な結果ではないが，喫煙者のように発がん物質に多く曝露している場合は，代謝酵素活性の高低は発がんリスクに影響を及ぼさないが，少ない量曝露している人においては，代謝酵素活性が発がんリスクを左右する可能性を示唆するものと考えている。すなわち，基本的には環境要因によって起こるがんであっても，遺伝的素因が関与していることを示す。

このような遺伝的素因や各個人が持つトータルな栄養素レベル（ある栄養素レベルが低い人には，その栄養素を負荷する価値があるかもしれないが，多い人にはかえって害を及ぼす可能性もある）なども考慮に入れながら，個人対応のがん予防処方を指向した研究が必要と考える。

文献

(1) Willett, W.C.: Nutritional Epidemiology. Oxford University Press, New York, 1990.
(2) Doll, R. and Peto, R.: The Causes of Cancer. Oxford University Press, Oxford-New York, 1981.
(3) Harvard Center for Cancer Prevention: Harvard Report on Cancer Prevention, Vol.1: Causes of Human Cancer, Cancer Causes Control, 7:S 3-S59, 1996.
(4) World Cancer Research Fund, American Institute for Cancer Research: Food, Nutrition and the Prevention of Cancer: a Global Perspective. Ameican Institute for Cancer Research, Washington, 1997.
(5) Blot, W. J., Li, J. Y., Taylor, P. R., et al.: Nutrition intervention trials in Linxian, China: supplementation with specific vitamin/mineral combinations, cancer incidence, and disease specific mortality in general population. J. Natl. Cancer Inst., 85: 1483-1492, 1993.
(6) Willett, W.C. and Trichopoulos, D.: Nutriton and cancer: A summary of the evidence. Cancer Causes Control, 7：178-180, 1996.
(7) 日本がん疫学研究会がん予防指針検討委員会（編）：生活習慣と主要部位のがん－世界がん研究基金／米国がん研究協会編「食物・栄養とがん予防」の日本人への適用性．九州大学出版会，福岡，1998．

(8) Tsunobo, Y., et al. : A randomized controlled trial for chemoprevention of gastric cancer in high-risk Japanese population ; study design, feasibility and protocol modification. Jpn. J. Cancer Res., 88：344-349, 1997.

第4章 ヘルスクレームに対する各国の対応

1. オーバービュー

細谷憲政*

　食品を用いて疾病を治療したり，予防することができると表示することは，いずれの国においても許可されなかった。しかしながら，現在では，健康に関連して人体の健康度を増大したり，あるいは疾病を誘発する危険要因を低減・除去したりして，疾病を予防したり，治療したりすることができると言い表せるようになってきた。これを健康強調表示（health claim）という。そのためには，人体を対象にして観察調査を行い，その事実が科学的根拠に基づいていることを証明して，認可される必要がある。

　食品表示に関する第27回コーデックス委員会（カナダ国オタワ市）the 27th Session of the Codex Committee on Food Labeling, Ottawa, Canada 4月27日～30日，1999年において，健康強調表示 health claim の定義，ならびに，これには高度機能強調表示（Enhanced Function Claim）と疾病危険要因（リスク）低減強調表示（Reduction of Disease Risk Claim）の2種類あることが討議された。

　この結果は，FAO/WHO合同食品規格計画の第23回食品規格委員会（ローマ）Joint FAO/WHO Food Standard Programme, Codex Alimentarius Commission, CAC, 23rd Session, Rome（6月28日～7月3日，1999年）に報告されている。

　健康強調表示制度については，米国はすでに，健康強調表示制度を実施している。1990（平成2）年10月に米国食品・医薬品・化粧品法（Federal Food, Drug and Cosmetic Act：FDC法）の一部を改正して，「栄養表示と栄養教育に関する法令」Nutrition Labeling and Education Act：NLEA1990を作成し，1994（平成6）年5月から実施している。健康強調表示は，この法令によって実施されるようになった。

　一方，日本においては，在来から，機能性食品（functional food）が提唱されてきた。食品には3つの機能があるとし，"三次機能"とする，生体調節機能体調の調節機能を持つものを機能性食品と呼んでいる。一方，特定保健用食（food for specified health uses：FOSHU）というものもあるが，これと機能性食品とは同一ではない。

　食生活において，特定の保健の目的で摂取するにあたり，人体を用いる観察実験を行い，当該保健の目的が期待できることを証明して，許可された食品が特定保健用食品である。現在，これは，米国の健康強調表示に通ずるものとみなされている。

　ところで現在，生活習慣病の一次予防が叫ばれている。この場合，国際的には医療（medical care）と保健（health care）は区別されて，病気の予防（prevention）は医療の一環ではあるが，生活習慣病の一次予防（primary care）は保健の領域とされている。

　生活習慣病の一次予防は，健康増進（health promotion）と慢性の非感染症（chronic non-communicable disease）の危険要因（リスク）の低

*東京大学名誉教授

減・除去（risk reduction）とされている。

　日常の生活活動の中で，健康増進して健康度を高め，また危険要因を低減したり除去したりして，慢性非感染症を回避することを，保健活動の中で実現するとしている。

　このひとつの指標，枠組みを示すものとして，日本や米国・カナダまた欧米先進国などで策定している食事摂取基準（Dietary Reference Intakes：DRI）がある。在来の栄養所要量（Recommended Dietary Allowances：RDA）は，栄養素欠乏症解消のための指標であった。この食事摂取基準は，栄養素欠乏症からも遠ざかり，栄養素過剰症からも遠ざかって，よりよい栄養状態（nutritional status）を維持して，健康増進，危険要因を低減・除去するための指標とされている。

　それゆえ，健康強調表示を活用する場合には，食事摂取基準をひとつの指標として，高度機能強調表示ならびに疾病危険要因低減強調表示を活用することになる。

　本シンポジウムにおいては，生活習慣病の一次予防に取り組むにあたり，健康強調表示をどのように考え，どのように活用しようとしているのか，それぞれの国の保健・医療の状況ならびに健康強調表示の活用状況を紹介していただくことにする。

　それに基づいて，いずれの国にも適用できる健康強調表示のあり方を討議することにする。また，生活習慣病に対して，薬物療法で対応するのではなく，食品を用いて，保健の領域として，対応していく健康教育が体系化されていくことができれば，と考えている。また，これらが実現できる法体系の確立についても討論していきたいと考えている。

2. 日本におけるヘルスクレーム

平原恒男*

　1980年代の初めに，日本の学界から機能性食品の概念が提唱され，そして特定保健用食品として，1991年に世界に先がけてその法制化が行われた。日本におけるヘルスクレームは，こういう歴史に端を発している。

(1) 機能性食品の概念の誕生

　機能性食品の概念が生まれた背景は，いくつか考えられる。
　他の国と同様に日本でも，生活習慣病の増加と長寿社会の到来のために，医療費の急増という国家財政の難問に直面している。厚生省の調査によれば，1993年の全国患者数は高血圧が最も多く，心疾患，糖尿病，心血管系疾患，と続いている。また，全人口に対する高齢者人口の比率は，1995年に7人に1人だったのが2025年には4人に1人に達するとみられている。したがって医療費は激増し，なかでも高齢者への支出の割合が大きくなっている。この傾向への対策は，よい食品の選択により我々の健康の維持・増進に努めることであろう。
　その上日本では，微生物の成育に適した気候のために，食品加工に昔から微生物が利用されてきた産業的背景がある。そのため豆腐，味噌，納豆をはじめ，日本人はいろいろな健康的発酵食品になじんできた。したがって，微生物の産生する酵素をオリゴ糖の生産に利用したり，学界での腸内細菌の研究も活発に行われてきた。これらの全ての要素が，日本における機能性食品の展開に寄与している。
　日本の学界が最初に機能性食品を提唱したのは，農学，医学，薬学など各分野から多くの研究者が参加して1984年から実施された，文部省特定研究「食品機能の系統的解析と展開」においてである。この時に「食品機能」という言葉が使われて，食品の3つの機能が定義された。三次機能は疾病の予防に関連する生理学的機能とされ，生理学的機能を強調した食品を，簡単に機能性食品と呼ぶようになった。

(2) 法制化と特定保健用食品の市場

　厚生省は行政の立場から機能性食品に強い関心を持っていたが，数年かけて法制化の検討を行った後に，「特定保健用食品」（特保）という表示制度を導入した。これは，栄養改善法第12条の「特別用途食品」の中に「特定保健用食品」を組み入れたものであって，その本質は医学・栄養学的に立証されていると国が認めた食品に，特定の保健の用途，その理由，適正摂取量などの表示を許可する制度である。
　特保の許可をとるのはそう難しいことではない。日本のメーカーは最寄りの保健所に書類を提出しなければならないが，海外のメーカーは直接厚生省に提出できる。日本健康・栄養食品協会では，最初の段階から誰にでも相談にのってアドバイスをしている。提出された書類の評価とサンプルの分析結果に基づいて，厚生大臣が許可証を発行する。許可は年3回から4回行われ，評価に要する時間も最近は短縮されつつある。
　当初は特保に関心を示す企業は少なかったが，今日では特保の市場は著しく拡大しつつある。表1に示すように，1999年6月現在，特保の品目数

*カルピス株式会社

第4章 ヘルスクレームに対する各国の対応

表1 特定保健用食品の分類 (1999年6月現在)

特定の保健の用途	許可品目数
お腹の調子を整える	109
コレステロールの抑制	10
ミネラルの吸収促進	8
血圧の抑制	5
血中脂質の抑制	5
虫歯の予防	4
血糖値の抑制	2
その他	6
計	149

は149にのぼる。保健の用途別にみると、その73％は整腸で食物繊維やオリゴ糖を含むものであり、7％はコレステロールを下げるもので、多くは大豆タンパクである。その他は、ミネラルの吸収促進、虫歯予防、血圧や血糖値の改善などである。

食品企業はこのところ進んでいる規制緩和の措置を歓迎しており、よく知られている既存ブランドのいくつかの商品が特保の許可を取って参入している。1997年末には推定市場規模がメーカー出荷額で480億円となり、これは1994年の6倍以上である。別の報告によれば、同時期に小売り価格ベースで1,300億円を超えている。市場規模の91％を整腸作用の特保が占めているが、そのうちの74％が乳酸菌製品である。市場の7％はミネラルの吸収関係で、1％が血圧調節である。

日本におけるヘルスクレームの実例として、特定保健用食品のカルピス酸乳「アミールーS」をとりあげると、厚生省許可特定保健用食品と明示し、許可内容である"「ラクトトリペプチド」(VPP, IPP) を含んでおり、血圧が高めの方に適した食品です。"という表示を行っている。以下、この許可表示の裏づけデータをいくつか紹介して表示内容と比較してみたい。

カルピス酸乳は、*Lactobacillus helveticus* と *Saccharomyces cerviciae* からなるカルピス菌で脱脂乳を乳酸発酵させて製造する。日本人に80年以上にわたり親しまれているカルピスは、これをさらに発酵させて殺菌して生産する。

マウスを2群に分けてこの酸乳を混ぜた餌と混ぜない餌で飼育すると、酸乳群のほうが有意に長生きすることが実証されたが、その実験の観察結果からカルピス酸乳が循環器系に何らかのよい影響を与えることが示唆された。

そこでこの凍結乾燥酸乳粉末を基礎飼料に混ぜて自然発症高血圧ラット（SHR）に長期にわたり摂取させ、収縮期血圧の変化を追ってみた[1]。酸乳群の血圧は摂取開始6週後から対照群に比して低下の傾向を示したが、特に2.5％添加群は有意に低下し、投与量依存性がみられた。

乳酸発酵の間にカゼインが多種類のペプチドに分解して、その中にアンジオテンシン転換酵素（ACE）の阻害作用を示すものがあるであろうという仮説をたて、ACE阻害活性を指標にしてカルピス酸乳のカラムクロマトグラフィーを繰り返した[2]。4段目でACE阻害作用のある2つのピークをえたので、アミノ酸シークエンサーにかけて varylprolylproline (VPP) と isoleucylprolylproline (IPP) であることが判明した。酸乳からのペプチドなので、これらを「ラクトトリペプチド」と呼んでいる。

次に2.5％酸乳粉末を混ぜた飼料と混ぜない飼料の2群のSHRについて、16週飼育した後、各臓器のACE活性を測定すると、大動脈上皮細胞においてのみ酸乳群で対照群に比し有意にACE活性の阻害がみられた[1]。そのサンプルをHPLCにかけるとVPPとIPPが検出された。

これらのことから、酸乳中のVPPとIPPは消化管から直接吸収されて作用部位に到達し、ACEの阻害作用を通して抗高血圧効果を示すものと考えられる。

そこで、血圧が高めの30人を対象にカルピス酸乳の血圧に対する効果を調べる比較臨床試験を行った。無作為に対象者を2群に分け、1群には95mlの試料を8週間毎日1本、他の群には未発酵乳で調整したプラセボを同様に摂取させた[3]。4週ごとに病院で血圧の測定を行った。4週目と8週目には、収縮期血圧は酸乳群で初期値に比し有意な低下を示し、拡張期血圧も同様な傾向を示した。これに対し対照群では血圧に有意な変化はみられなかった。この試験中にどの対象者にも何ら副作用がみられなかった。

これらの研究活動は、適切でわかりやすい言葉

で表現されたヘルスクレームにその成果が反映されて初めて報われるものであろう。カルピス酸乳「アミール-S」を例にとれば，"血圧の高めの方にこの製品を1日1本8週間以上続けて飲んでいただけば，血圧は統計的に有意に低下します"というような表現が望ましいであろう。しかし，現行の許可表示は "本品は血圧が高目の方に適した食品です。"というような表現に限られている。特定保健用食品の表示が国際的にヘルスクレームといえるかどうかが問われ始めており，この問題の行政における見直しが期待される。

(3) 解決すべき問題

機能性食品の本質は，科学的裏づけのあるヘルスクレームができる食品である。そのヘルスクレームを確立するには，表2にあげたようなかなり多くの前提条件がある。どれひとつとして簡単な問題ではないが，それらの解はすべて消費者の支持がなければ意味がない。これらを念頭において，科学的に正しく社会的合意に基づく適切な解を求め続ける必要があろう。

これらの中で，いわゆる食薬区分はヘルスクレームの極めて基本的な問題である。日本では「身体の構造と機能」という用語は，薬事法において医薬品の定義のひとつに（食品を除く）という除外規定なしに用いられている。そのため，「機能」という言葉は事実上，食品に使うことができない。一方，食品と医薬品の境界領域にはい

表2　ヘルスクレームの前提条件

- 効果の評価基準
- 科学的裏づけの立証または権威づけ
- 最小限の法規制
- メーカー，政府，消費者のそれぞれの責任
- 消費者の知る権利と企業の知的所有権
- ヘルスクレームのできる食品カテゴリー間の差異
- 食薬区分

くつかのカテゴリーがあって，行政は見直しを始めたが，複雑でわかりにくい状況が改善されるか微妙である。

いずれにせよ，ヘルスクレームや機能性食品の目的は，健康の維持・増進にある。これを達成するために，

第一に，充分な科学的裏づけがあり正確でわかりやすい言葉でつづった "ヘルスクレーム" をシステムとして確立する。

第二に，機能性食品科学に関する包括的な研究体制を，産・官・学の協力を強化して推進する。

第三に，食品産業が真に社会的ニーズに合致した特定保健用食品の開発に向かうような，動機付けの施策を実施する。

最後に，消費者が栄養と健康に関する最新の知識を理解できるように，産・官・学で啓蒙に努力する。

以上の諸点が重要と考えられる。

文　献

(1) Nakamura, Y., Masuda, O., et al. : Decrease of tissue angiotensin I-converting enzyme activity upon feeding sour milk in spontaneously hypertensive rats. Biosci. Biotech. Boichem., 60：488-489, 1996.

(2) Nakamura, Y., Yamamoto, N., et al. : Purification and characterization of angiotensin I-converting enzyme inhibitors from a sour milk. J. Dairy Sci., 78：777-783, 1995.

(3) Hata, Y., Yamamoto, M., et al. : A placebo-controlled study of the effect of sour milk on blood pressure in hypertensive subjects. Am. J. Clin. Nutr., 64：767-771, 1996.

3. 米国における健康表示

フレッド・L. シニック*

(1) 米国でのヘルスクレーム表示の歴史

1980年代に，慢性病に罹るリスクの逓減に対する食事の役割について新しいデータが出現し始めた。1980年代の後期には，ケロッグ社を先頭に米国の食品企業数社が，食品または食品の成分が循環器疾患や癌のような一定の病気の予防に役立つということを直接または間接的に主張した記述を，包装表示や広告に用い始めた。1938年に制定された食品・医薬品・化粧品法（FDCA）の下では，これらのヘルスクレームは医薬品表示とみなされており，食品製造業者がその製品の健康上の恩恵を消費者に表現する合法的な場はなかった。結局，米国議会は食事と健康／病気を結びつける証拠の蓄積に応えて，1990年に栄養表示教育法案（NFEA）を通過させた。この法律は医薬品を定義している規則の例外として，食品の表示でヘルスクレームをすることを許した。

ヘルスクレームは食品あるいは食品成分と病気または健康に関係する状態との関連を述べることができる[1]。ヘルスクレームは食品あるいは食品成分がある種の病気に罹るリスクを逓減する可能性があるという記述形式をとることが最も多い。栄養表示教育法は特定のヘルスクレームの記述の内容とその表現について厳密に規定している。栄養素と身体の正常な機能との関係に言及した，健康に関するその他の記述，例えば「タンパク質は強くて健康的な筋肉を造る」，あるいは一般的な食生活指針に関する記述は，栄養表示教育法でのヘルスクレームとはみなされない[2]。

1993年に食品医薬品局（FDA）は栄養表示教育法を実施に移すための規則を制定する過程で，7つのヘルスクレームを認めた。これらには特定の栄養素あるいは食品群の摂取と慢性疾患発症のリスクの逓減とを関連づける，次のヘルスクレームが含まれていた。

① カルシウムと骨粗鬆症
② ナトリウムと高血圧症
③ 脂肪と癌
④ 飽和脂肪酸，コレステロールと冠状動脈疾患
⑤ 繊維を含有する穀類製品，果物，野菜と癌
⑥ 可溶性繊維を含有する果物，野菜，穀類製品と冠状動脈疾患
⑦ 果物，野菜と癌

葉酸塩と先天性神経管欠損のリスクの逓減とを結びつけるヘルスクレームは1996年に許可された。

栄養表示教育法は，当事者会社であれば全ての会社がヘルスクレームに関する規則の発行をFDAに請願することを認めている。クエーカーオーツ社は1994年に特定食品のヘルスクレーム，すなわちオート麦の摂取量増加と循環器疾患リスク逓減のヘルスクレームを求めて，最初の請願を提出した。FDA は結局，オート麦を原料とする水溶性繊維含有食品に対してひとつのヘルスクレームを許可した。1998年後期にはサイリウムを含有する食品についてのケロッグ社の請願も「全オート麦から得られる水溶性繊維」に特定したヘルスクレームを「ある種の食品から得られる水溶性繊維」に修正することによって許可された。FDA が1992年にヘルスクレームを実施に移す最終規則を公布して以来，食品あるいは食品成分に関するヘルスクレームの請願は3件だけが許可さ

*Fred L. Shinnick : Manager, Nutrition and Consumer Regulatory Affairs, Monsanto Company, Skokie, Illinois, USA

れている。糖アルコールと虫歯に関する最終規則も承認された。大豆含有食品に関する規則案は最近発表された。

1997年のFDA近代化法（FDAMA）の一環として，議会は，食品はその表示において，特定の政府機関による公的な記述の使用もできることを決定した[3]。企業は，FDA近代化法に基づいたヘルスクレームをする際には，事前にFDAに対して届け出なければならない。FDAはこの公的な記述に基づいたヘルスクレームの提案を数件拒絶した。しかしながら，1999年の7月，ジェネラルミルズ社は公的な記述に基づいた全粒穀類食品と癌および循環器疾患に関するヘルスクレームの実行を意図している旨をFDAに届け出たこと，そしてFDAが定められたレビュー期間内に反対しなかったことを発表した。これがFDA近代化法に基づいて初めて認可されるヘルスクレームであるかもしれない。

(2) 食品と医薬品の区分

1938年の食品・医薬品・化粧品法は食品と医薬品の法的定義を定めている。同法は食品を食品あるいは飲料に使用されるものと定義し，医薬品を疾病の診断，治癒，緩和，治療または予防を意図するもの，あるいは身体の構造または機能に影響を及ぼすものと定義している。行われる主張の性質が，ある食品が食品としての規則，あるいは医薬品としての規則のいずれに従わなければならないかを区別するのに役立つ。もしある食品が病気を治療し，予防することを主張したら，FDAはその食品を医薬品とみなすことができ，その結果，新医薬品承認申請の提出を含め，医薬品規則の遵守を要求されるだろう。食品または食品の成分が疾病を治療または予防することができることを直接または間接的に主張する記述は，その食品が医薬品として承認されていない限り，いかなる記述も厳しく禁止されている。医薬品としての立場の取得は，それをサポートする相当量の臨床データ，薬理学データとおよび毒性データが要求される，非常に長期間にわたり，かつ高額の費用がかかるプロセスである。

食品・医薬品・化粧品法の下では，食品は食品の表示や広告に構造／機能クレームをすることが許可されている。これらのクレームは「カルシウムは強い骨格を形成するのに役立つ」のような一般的によく受け入れられている，栄養に基づくクレームである。1994年の栄養補助食品健康教育法（DSHEA）も，栄養補助食品に対して，構造／機能クレームを含め，栄養の補助の記述を明確に認めている。

(3) ヘルスクレームを持つ食品カテゴリー相互の相違点

伝統的な食品に加えて，"特別な食事用途のための食品"もヘルスクレームをすることができる[4]。特別な食事用途のための食品とは，身体的，生理学的状態，病理学あるいは授乳，妊娠，病後の回復期，アレルギー性過敏症，痩せすぎ，肥満のようなその他の状態による，特別な食事要求を満たす食品である。これらの食品も伝統的食品と同じヘルスクレームの規則に従わなければならない。

栄養表示教育法が1990年に制定された時，医療食は栄養表示とヘルスクレーム規則から免除されていた[4]。医療食は医師の監督下で投与されなければならず，また明確な栄養要求を伴う疾病条件の管理を目的とした，特別に処方された食品である[4]。医療食の例としては，経口摂取またはチューブによる腸内投与によって患者の給食の，一部または全部を提供する製品があげられる[4]。現在，医療食の場合は，主張が真実であり，誤解を与えない限り，FDAの事前承認なしに，ヘルスクレームをすることができる[4]。しかしながら，医療食が市場で増えてきたため，FDAは医療食に関する規則を再評価している。FDAはかつて医療食に対するヘルスクレームの科学的基準は伝統的食品に求められるよりも緩やかにすべきではないと提案した。現在，FDAはこの提案に対する意見を評価中である[4]。

栄養補助食品もヘルスクレームをすることが認められている[1]。栄養補助食品はビタミン，ミネラル，ハーブ，植物，その他植物由来物質，アミノ酸，およびこれら物質の濃縮物，代謝物，構成成分や抽出物を含んでいる[5]。伝統的食品と同様，

FDAは栄養補助食品のヘルスクレームが使用される前に，それを正式に許可しなければならない。

(4) 有効性評価の基準

FDAは科学的基準を用いてヘルスクレームを許可する。「公然と入手できる証拠の全体」が主張を支持し，そしてその主張が正当であることに，その資格がある専門家の間で「有意の科学的合意」がある場合にのみ，そのヘルスクレームは許可される[6]。FDAは有意の科学的合意の意味を定義していないが，最近この問題を再吟味するために食品諮問委員会を召集した。1999年6月に発表されたその報告書には，データを評価し，有意の科学的合意を査定するプロセスが概説されている[7]。食品諮問委員会の報告書の要約は以下の通りである。

1) レビューに用いるデータの確認

ヘルスクレームをサポートするとみなされる研究はヒトを用いた研究から試験管内研究にわたって考えられる。介入的研究と観察的研究がヒトを用いた研究の2つの主要なカテゴリーを成す。介入的研究では，研究者は研究が対象としている処理を受ける，程度と範囲を操作できるが，観察的研究では，研究者はこれをコントロールすることは全くできない。

介入的研究の中では，ヘルスクレームを最も協力にサポートする研究は，無作為対照比較臨床試験である。この種類の研究が，ヘルスクレームを認めるための絶対的必要条件ではないが，それらに最高の重み付けがなされることがしばしばある。理論的には，単一の，大規模で，よく設計され，対照と比較されたひとつの臨床試験は，物質と疾病との関連について，十分な証拠を与えることができる。しかしながら，食品の介入的研究は医薬品の研究とは異なり，可能性がある混同要因の全てをコントロールすること，プラセボを対照とすること，または介入に対して，被験者を盲検状態に保つことはできないという課題を持っていることに留意すべきである。

介入的研究は，一部の疾病，特に長期の潜伏期間を持つ疾病の評価には，実行が可能ではなく，観察的研究が，ヘルスクレームをサポートするために利用できる唯一の証明であることもありうる。観察的研究から得られるデータは，以下の順位で，下に行くほど軽く重みづけられよう。

① コホート（時系列的）研究
② ケースコントロール研究
③ 横断的（クロスセクショナル）研究
④ 患者を対象とする，無対照のシリーズ研究またはコホート研究
⑤ 経時観察研究
⑥ 生態学的研究または横断的集団比較研究
⑦ 記述疫学研究
⑧ 症例報告

メタアナリシスを含む，多数の研究を統合して分析する研究はまだ標準化された方法論を持っていない。それゆえ，補助的証拠を提供するのにとどまる。現在のところ，メタアナリシスだけに基づいて認められたヘルスクレームはない。

ヒトを用いた研究のほうがより高い価値を与えられているとはいえ，動物を用いた研究や試験管内での研究もヘルスクレームのサポートに使用されてもよいだろう。ただし，ヒトでのデータがない場合，動物での研究や試験管内研究だけでは食事と疾病の相関を適切にサポートするには十分ではないだろう。

2) 信頼性の高い測定の実施

大部分の慢性病は数年間の経過を経て発症する。それゆえ疾病のリスクの増大を証明するには，冠状動脈疾患のリスクの増大のバイオマーカーとしての血清コレステロール高値，骨粗鬆症のリスクの増大のバイオマーカーとしての骨量低値のような信頼性の高いマーカーの使用が必要である。

また，ヘルスクレームをサポートするために用いられる研究は，クレーム対象となる物質が，問題としている疾病状態に対して，独自に効果を示すことも証明しなければならない。食品の特定物質の効果を，他の食品成分，他の食品，あるいは食事全体の効果と分離することはしばしば困難である。その上，食事の有意な変化をもたらす研究は，体重を変化させ，そのことが病気のリスクに独自の影響を及ぼし，被験物質の真の効果を曖昧にする。研究デザイン，食事の摂取量測定および統計解析に関連する研究の主要点を評価して，被

験物質の効果が首尾よく確認されたかどうかを決定しなければならない。

3) 個々の研究の評価

各々の研究の質は，用いられた研究のデザインやプロトコール，測定手順，統計技術を評価することにより決定される。それには次のような問題があげられる。

- 十分な統計解析力を得るための必要を満たすサンプル数であったか。
- 試験で使用した集団はヘルスクレームが標的としている集団を代表するものであったか。
- 被験者はランダマイズされていたか。
- 被験者の脱落減数は考慮されていたか。
- バイアスと潜在的混同因子は評価され，コントロールされたか。
- 試験期間は効果の検出に十分な長さであったか。
- 被験物質は十分定義され，適切に計量されたか。
- 背景をなす食事が適切に記載され，測定されたか。
- 食事は介入が行われるのに先だって安定化されていたか（すなわち導入部期間の設置）。
- 使用されたバイオマーカーは十分定義されていたか。
- 使用された統計解析は適切であったか。

4) 証明の全体的評価

個々の研究が評価された後，証明全体の包括的再吟味が行われる。物質と疾病状態の関係の度合いの決定に当たっては，いくつかの要因が考慮される。まず，その第一は大部分の証拠が，より強い説得力のクラスの研究デザインから得られたものかどうかである。個々の研究の質を考慮することなく，肯定的結果を示した研究の数を単純に数えるのは不適切なアプローチである。異なった集団とセッティングで行われた，よいデザインの研究の間で，相関がより高い一貫性をもって示されるほど，クレーム内容が許可される可能性が大きい。また，もし効果が大きく，統計的有意性も強ければこれもまた相関を支持する。

物質と疾病との相関の証明に加えて，因果関係の証拠の強さを測ることが必要である。ある物質の摂取により特定の疾病あるいは健康に関連した状態の発生または非発生の蓋然性が増加または減少することをデータが示すなら，この因果関係は存在する。

因果関係の推論は，相関の強さ，相関の一貫性，相関の独立性，用量－反応の関係，時間的関係，作用させたときに現れる効果，および理に適った生物学的機序の説明を集合的に評価することによって行うことができる。

証拠を全体として評価する際に答える必要がある基本的な問いは，証拠が物質と疾病との間の因果関係の存在を支持するものであるのか，また，クレームを支持する証拠がクレームに反する証拠を上回るかどうかである。

5) 有意の科学的合意の評価

FDA がヘルスクレームを許可できるためには，その前に，その資格がある専門家の間で，その物質と疾病状態との間に関係が存在することの，有意な科学的合意がなければならない。合意の程度と性質は，ケースバイケースで評価されなければならない。科学的合意の評価に，「格別に定量的な基準，または厳格に定義された基準を用いると，評価プロセスを杓子定規にし，いくつかの正当なクレームを否定する結果を招くことがある。

有意な科学的合意はコンセンサスを必要とはしないが，効果を初めて明らかにした最初期の証拠よりもさらに多い証拠に基づいたものでなければならない。β-カロテンと癌のリスクに関するヘルスクレームのレビューはその一例であった。レビュー時には臨床データは得られていなかったが，疫学研究からは，カロテノイドに富む果物や野菜の多量摂取は，癌発症のリスクの減少と相関することを示す強力な証拠があった。動物実験の結果も，β-カロテンが実験的に引き起こした癌の発生頻度やその重篤度を低下させることを一致して証明していた。しかしながら，ヘルスクレームのレビューでは，クレームを許可するに足る有意の科学的合意が成立していないと結論された。この決定は後に，β-カロテンを補給された人々，癌のリスクが上昇したことを証明したフィンランドの無作為化対照比較試験によって支持された。

典型的には，クレームを支持するデータは，編

集委員会の吟味の結果，掲載が認められる学術雑誌に発表される。しかしながら，FDAは，学術雑誌に発表されていなかったデータも，ヘルスクレームの請願がファイルされた時点で，公知にされているならば，評価するだろう。

　有意の科学的合意の決定に当たっては，FDAは部外でその資格がある専門家の見解も考慮に入れる。したがって，有意の科学的合意は次のものによってサポートされる。

　①　結果が一貫してかつ強力にクレーム内容を支持している場合の，さまざまな研究者により実施された，多数のよくデザインされた研究。
　②　権威ある総説，論文，教科書，概論のような，科学的二次文献の，論評的にデータ，情報をまとめた刊行物。
　③　信頼ある公正な組織により，この目的のために特別に召集された専門家パネルの意見を訳した文書。
　④　全米科学協会，全米小児科学会の栄養委員会，全米心臓病協会，NIHタスクフォースその他の権威ある組織の意見または勧告。

　さらなる議論が必要な論点は以下の通りである。
・クレームの取得に利害関係を持つ当事者が偏らない専門家パネルを召集することが可能か，または専門家パネルはFDAまたは申請者とは独立した組織によって召集されるべきなのか。
・クレームはヒトを用いた臨床試験データなしでも許可できるのか。

(5) 証拠を評価し，重みづけするプロセス

　ILSI北米支部も，食品と食品成分の健康上の恩恵を評価するための，一般的に受け入れられる科学的基準を明確にすることを先導してきた[8]。ILSI北米支部の草案は，同様な基準を採用して，FDAの報告書を補完し，ヘルスクレームと構造／機能クレームを含めた健康関連クレームを支持する十分なデータがあるかどうか一歩ずつ進める手順を提供している。評価プロセスでのステップは次の通りである。

　①　前提仮説：物質と健康上の恩恵との間に設定した仮説を記述する。
　②　データの収集と分類：試験物質と健康上の恩恵の可能性の関係に関する全ての利用可能な情報源（ヒト，動物，試験管内）からデータを集める。そのデータは主としてオリジナル研究のものから成るべきであるが，総説，メタアナリシス，その他の関連情報も含めることができる。総説とメタアナリシスを個々の研究と分離し，個々の研究を，a）臨床研究，b）疫学的研究，c）動物研究，d）試験管内研究のカテゴリーに分類する。
　③　各カテゴリーの個々の研究を評価する：それぞれのカテゴリー（臨床研究，疫学的研究，動物研究，試験管内研究）に分類した個々の研究は，方法論的健全性について評価すべきである。デザインに大きい欠点がある研究や要約の形でしか報告されていない研究は解析から除外すべきである。個々の研究の科学的メリットの評価に当たっては，FDAが大要を示している基準を使用する。それぞれのカテゴリー内で，研究を，a）十分に対照比較がなされた研究，b）部分的に対照比較がなされた研究，c）対照比較がなされていない研究に分類する。
　④　総説，サマリー・レポート，メタアナリシスを評価する：尊重されている科学情報源および公衆衛生情報源からの総説，サマリー・レポートは，データを集合的に評価するときに重要な助けになりうる。メタアナリシス，総説，サマリー・レポートからの結論は，解析や吟味の対象にされた個々の研究の方法論的健全性に左右される。
　⑤　証拠を重み付けし，カテゴリーごとの結論を導き出す：総説とメタアナリシスから得られた証拠と共に，各カテゴリーごとの結果の一貫性を評価する。カテゴリーごとに，証拠はどのくらい強力であるのか？
　　相関性はどれだけ特異的か？用量－反応の関係はあるのか？証拠は生物学的にもっともらしいのか？といった問いかけをすることによって，証拠の質と量を総括する。
　⑥　全体の証拠の価値を測る：ヒトによる臨床

研究に一番高い重み付けをし，続いて疫学的研究，動物研究，試験管内研究とするような階層構造を定めて，全体としての結論を導き出す。

⑦ 全体としての証拠に基づいて，物質と健康上の恩恵についての結論的記述を導き出す：導き出された記述のタイプは利用可能なデータの量と質によって変わる。必要とされる実証の度合いは，なされる記述内容，すなわち栄養上の恩恵に関する一般的記述，身体の構造や機能への効果に関する記述，疾病リスクの逓減に関する記述，ある物質が病気を治療したり，予防したり，癒したり，和らげたりする記述，によって変わる。

⑧ 選択した結論を支持するデータが不十分な場合：選択した記述を支持するデータが不十分な場合には，実証のために追加研究が必要となる。

問われるべき残された問題は，構造／機能クレームのための実証の基準は，ヘルスクレームよりも厳密でなくてよいのか？ということである。

(6) FDAへの請願プロセス

だれでもFDAにヘルスクレームの規則を発行するよう請願できる。請願のプロセスにはいくつかの要求事項がある。請願は，当該食品または食品成分がヘルスクレームをする資格があることを証明しなければならない[1]。もし製品が，FDAが不適格と定めているレベルを超える総脂肪，飽和脂肪，コレステロールおよびナトリウムを含有しているならば，ヘルスクレームをすることはできない。食品または食品成分は味，香りあるいは栄養価に資するものであらねばならない。もし当該食品物質がひとつの配合成分である場合には，その使用が安全であると一般に認められているか，食品添加物としてリストに掲載されているか，あるいはFDAの事前の許可により使用が認められている（GRAS）ことを証明することが必要である。ヘルスクレームの資格を満たすには，その食品または食品成分が米国人をリスクにさらしている病気または健康状態と相関していなくてはならない。

請願には，科学的データの要約をつけなければならない。今までに述べてきたように，要約は，証拠の全体に基づき，クレームがそのような証拠によって支持されていることについて，その資格がある専門家の間で有意の科学的合意があることを証明しなければならない。その要約には，そのクレームの使用がもたらす公衆の健康上の恩恵も記述しなければならない。加えて，その要約は以下の問いに答えなければならない。

・摂取することになる物質にその量を超えると恩恵を期待できないような至適量が存在するか。
・いかなる人口セグメントに対してであれ，不利益な影響を及ぼす消費量がその物質に存在するか。
・特別な配慮をしなけれなければならない人口セグメントが存在するか。
・他のどのような栄養上または健康上の要因（正の要因と負の要因）に配慮することが重要か。

提案されたクレームの使用が，食習慣の変化や，それに応じて起きる栄養素摂取量の変化を含めた，食物摂取に及ぼす影響の可能性の解析も科学的要約の中に含めなければならない。これらの影響の有益な結果と否定的な結果の両者に言及しなければならない[6]。

請願に含まれていなければならないその他の情報には，次のものがある。

・そのクレームを内包する代表的食品中の，当該物質の量を示す分析値
・食品の表示に使用されるモデル的クレームの例
・コンピュータによる文献検索結果のコピー
・引用文献のコピー[6]

請願がファイルされたら，15日以内にFDAは請願の受理をした後，請願者に通知する[9]。ファイリングの日から90日以内にFDAは請願が拒絶されたかどうか，あるいはそのヘルスクレームの使用修正する提案を連邦政府官報に公布するかどうかを，請願者に通知する[9]。その新規則の提案の中で，FDAはそのレビューと結論を公布する。

利害関係者なら誰でもその提案新規則の検討と修正に関して，FDAに意見を提出できる。提案新規則が公布されてから270日以内に，FDAはヘルスクレームを許可する最終的規制を公布するか，あるいはなぜFDAはその請願を許可しないと決定したかを説明する[9]。正当な理由があれば，FDAは最終規則が公布されるまでの期間を延長できるが，請願の受理日より540日を超えることはできない[9]。

(7) 広告で使用されるヘルスクレーム

ヘルスクレームは広告にも使用することができる。連邦取引委員会（FTC）が，FDAとの合意文書により，広告で使用するクレームについて規制する。連邦取引委員会は，広告での使用されるクレームについて事前承認の要求はしないが，クレームは真実であり，かつ，誤解を与えないものであり，そして実証された情報に基づくものでなければならない[10]。もし連邦取引委員会がそのデータを要求した場合は，データを提出しなければならない。もしFDAがあるクレームに対して，その中の特定のヘルスクレームを許す，または許さないのどちらかの立場を取った場合には，連邦取引委員会も，あるクレームが真実であり，誤解を与えないものであるかどうか判定する基礎として，その立場を採用することを表明した。政府機関が正式に評価したことのないクレームの場合は，連邦取引委員会は「要求にかなう，信頼できる科学的証拠」の独自の科学的基準を適用する[10]。この基準はFDAの「有意の科学的合意」の基準よりも緩やかであるようにみえる。

(8) 消費者の知る権利と産業界の知的工業所有権

現在提案されているヘルスクレームの規則が公布されると，FDAに提出されたヘルスクレームの請願およびそれに添付されたすべての情報は，公知となる。FDAが請願を拒絶した場合には，請願そのものも，またそれをサポートするデータも公知にはされない。また，ヘルスクレームが一度許可になったら，そのクレームの使用は請願者だけに限定されず，製品がそのクレームの基準に合致していれば，どんな食品製品でも使用することができる。ヘルスクレームそのものやそれを支持するデータの一部を独占的所有権とする取り組みが，健康上の恩恵を証明する研究実施にインセンティブを与える方法として，米国で現在，議論されている。

謝辞：この報告書作成にあたり，Rebecca Mathewsの助力を得た。

文献

(1) Food and Drug Administration. Health claims: general requirements. 21CFR101.14, revised April 1, pp.63-66, 1999.
(2) Kurtzwell, P.: Staking a claim to good health: FDA and science stand behind health claims. FDA Consumer, Nov-Dec, 1998.
(3) Food and Drug Administration: Guidance for Industry. Notification of a Health Claim or Nutrient Content Claim based on an Authoritative Statement of a Scientific Body, June11, 1998.
(4) Food and Drug Administration: Regulation of medical foods. Advanced notice of proposed rule making. Fed. Reg. 61 (231): 60661-60671, Nov. 29, 1996.
(5) Kurtzwell, P.: An FDA guide to dietary supplements. FDA Consumer, Sept.-Oct, 1998.
(6) Food and Drug Administration. Petitions for health claims. 21CFR101.70, revised April 1, pp.119-142, 1999.
(7) Food and Drug Administration: Working Group Final Report: Interpretation of Significant Scientific Agreement in the Review of Health Claims. June1999.
(8) ILSI N.A. Technical Committee on Food Components for Health Promotion: Scientific Criteria for Evaluating Health Benefits of Food Components. Background Document, June1999.
(9) Food and Drug Administration: Petitions for Nutrient Content and Health Claims: General Provisions. Final rule. Fed. Reg. 63 (93): 26717-26719, May14, 1998.
(10) Federal Trade Commission: Enforcement policy statement on Food Advertising, FTC, Washington, D.C., May, 1994.

4. 欧州のヘルスクレームに関する考察

ミッシエル・J. アントワーヌ[*], ブリジット・フラミオン[**]

ヨーロッパ連合（EU）は15の国々から成る連合体であり，法規については未だハーモナイゼーション（調和）の途上にある。ほとんどの法規（Common Law）は全メンバー国で同一であるが，未だ調和が取られていないものもいくつかあり，特に健康と安全性の領域のものは，国によって異なる。ヘルスクレームの規則は未だ調和化が終了していない。一方，欧州の機能性食品に関するコンセンサスは，ILSI ヨーロッパの主導の下，EUの財政支援を得て達成されている。これがFUFOSE プロジェクトと名づけられたものである。

ここでは，ヘルスクレームの2つの異なる側面について，最初に法規制，次にFUFOSE プロジェクトについて述べる。

(1) 法規制における欧州の調和化

表示に関する3基本原則が調和化されている：このルールは，ヘルスクレームに限らず，表示の目的が何であっても通用する。

① 表示は真実でなければならない。
② 表示は消費者の誤解を招くものであってはならない。
③ ヒトの病気の予防，治療または治癒すると表示してはならない。

1) 表示は真実でなければならない

食品または食品材料の生産者は表示の真実性を評価する責任がある。評価はデータが十分あれば文献に基づいたものでもよい（例：「牛乳はカルシウムを含んでいる」）。

必要な場合には，表示の真実性を評価するために特別にデータを採って解析しなければならない（例：「この飲料はカルシウムを含んでいる」）。

前者の場合，生産者はデータ収集の責任があり，後者の場合には必要な解析を行わなければならない。表示は科学的に正当でなければならない。

2) 表示は消費者の誤解を招くものであってはならない

営業の人間は書かれた以上のことを言う術を心得ている。それはメッセージの暗示的な部分である。例えば，普通の牛乳に「この牛乳はカルシウムを豊富に含んでいる」と表示する場合，普通の牛乳はカルシウムを豊富に含んでいるから，それは真実である。しかし，それは他の牛乳がカルシウムを豊富には含んでいないことを暗示する。これが誤解を招く。

もうひとつの一般的な間違いは，製品による利益を誇張することである（例：「この牛乳を飲めば，骨が強くなります）。

牛乳が骨の強化に役立つ各種栄養素を含んでいることは真実であるが，それは唯一の要因ではない。それ故，このメッセージは誤解を招く。

消費者による正確な理解が重要な点である。平均的な理解力の消費者がひとつの表示を読んでどのように理解するかについての調査を，取締当局はますます頻繁に要求するようになっている。

3) ヒトの病気の予防，治療または治癒すると表示してはならない

どんな食品についても，ヒトの病気の予防，治療または治癒に役立つと言ったり，その効果があったと表示してはならない。

これは，医薬品と食品が厳密に2分野に区分さ

[*]Michel J. Antoine[1] and [**]Brigitte Flamion[2]：[1]Danone Research Center, FR 92350 LE Plessis Robinson,[2]Danone Headquater, FR 75381 Paris, Cedex 08

れている欧州での特殊事情のひとつである。病気に関連する製品はすべて医薬品とみなされる。外観も誤解を招くようなものであってはならない。例えば，錠剤型やカプセル型で包装された飲料は，たとえオレンジジュースであっても，医薬品とみなされる。その一方で，食物と病気予防が相互に関連していることを指摘する情報は多く，食事の改善によって心血管系疾患のリスク改善，または肥満の予防に役立つというコンセンサスもある。それにもかかわらず，現在のところ，食品は疾病リスク予防の分野には立ち入ることができない。食品には，健康と病気との間に2つの中立分野がある。それは規定食と機能性食品である。規定食は，妊婦，スポーツマン，減量中の人，腎機能の不十分な人，慢性消化障害の人などの，特定の栄養要求を満足するようデザインされた食品である。規定食は病気の治療を目的としないが，特別な要求に合わせてある。しかしながら，慢性消化障害やフェニルケトン尿症のような場合，規定食の目的は病気の悪化を防ぎ，合併症を予防することである。機能性食品はもうひとつの境界分野である。これを定義しようとは思わないが，われわれはトレーニングにより筋肉の機能を改善することができ，また食事によっていくつかの生理学的機能を改善できることを知っている。その最もよく知られている例は食物繊維による腸通過時間の改善である。

欧州のいくつかの国ではヘルスクレームに関する規制を変えつつある。

スウェーデン栄養財団（Swedish Nutrition Foundation）は1996年に「食品の表示と販売におけるヘルスクレーム（Health claims in labelling and marketing of food products）－食品産業界の規定（自主規制プログラム）」という青表紙の報告書を出版した。3種類の表示について次のように説明されている。ヘルスクレームは食品材料が健康に及ぼすプラスの影響の評価，すなわち，食品の栄養組成が食事に関連する病気の予防効果またはリスク低減につながる可能性があるという表示である。栄養表示は製品の栄養価について，健康上プラスの効果に結びつけないままの情報を含むものである。栄養素機能表示は，栄養表示が広く容認される栄養学的・生理学的な機能に結びつけられている場合を意味する。ヘルスクレームは食事と健康の間の広く容認され，文献的にも十分に調った関係に基づくものでなければならないと述べられている。

表示は2つの部分で構成されていなければならない。すなわち，食事と健康についての情報と，製品の組成についての情報である。

食品の販売において，食事と健康の結びつきに十分な根拠があり，広く容認されているとみなされたものは次の8項目である。①肥満，②血中コレステロール濃度，③血圧，④アテローム性動脈硬化症，⑤便秘，⑥骨粗鬆症，⑦う蝕，⑧鉄欠乏。

カルシウムと骨に関して容認されるヘルスクレームを次に記す：「老後の骨粗鬆症を予防するためには，カルシウムの豊富な食品を食べることと，運動することが大切です。Xは最もカルシウムが豊富な食品です」。

容認されないヘルスクレームを次に記す：「Xは骨を強くします。この表示は「規定食取締規則」（the dietetic food regulation）特別用途食品，（Food for Particular Use）または医薬品局（Medical Products Agency）の自然療法取締規則に従ってつくったものです」。

オランダは1998年にヘルスクレームで述べられている健康上の利益についての科学的証拠を評価するための実行規約を発布した。その目的は次の通りである。

① 1 ヘルスクレームに述べられた健康上の利益についての科学的証拠を評価する効果的な方法を販売会社に提供すること。
② 食品および飲料のヘルスクレームによって提供される情報を消費者が信用できるようにすること。

健康上の利益についての科学的証拠を評価するための3つの基準があげられている。
・科学的証拠の質：ヒトによる試験データ，製品に適用した証拠，証拠の再現性。
・販売対象層の妥当性。
・食事指針と衝突してはならない。

これには2つの主要な規定がある。

- 表示に対応した科学的根拠に基づいた証拠を用意すること。
- 利害関係のない専門委員会により評価を受けること。

表示の分野についての制限は述べられていない。科学的証拠が提供されれば食品についての表示を作ることができる。表示が強いほど有効性のより高い説得用データファイルが必要となる。

フランスでは，1997～98年にかけて規定食評価委員会（the ommittee for Evaluation of Dietetic Food），国家食品評議会(the National Council for Food)および薬品局科学諮問委員会(the Scientific Council for Drug Agency)が，別々にではあるが同じような内容の勧告を提示した。

表示を支持する科学的な証拠が必要である。このとき，利害関係のない専門家の評価と，次の3分類の表示のどれに属するかの鑑定を必要とする。

① **治療的表示**：病気の治療。医薬品の領域であり，食品については禁止されている。
② **疾病リスクの低減**：証拠についてのコンセンサスがあれば，認可される。最も一般的な例は小麦ふすまであり，その消化管での輸送時間に対する効果と便秘予防である。
③ **機能的な表示**：認可される。始めてのものはフラクトオリゴ糖と腸内菌叢のビフィズス菌増加効果であった。ビフィズス因子的な効果は表示できる。しかしながら，それ以上の利益については未だ証明されていない。それ故，それ以上の表示を作ることはできない。

要約すると，現時点で欧州には，各国共通のヘルスクレームの規制はない。国レベルでの移行期にある。疾病リスクの予防および機能改善はいくつかの国々ではもう禁止されていないが，これは国レベルの政策上の問題である。表示を支持するためには確実な科学的証拠が必要である。

(2) FUFOSE プロジェクト

ILSI ヨーロッパは機能性食品に関する協同事業を計画し，1995年から1998年8月まで活動した。Marcel Robertfroid 教授はこの活動のコーディネーターであり，Gerard Pascal 教授はローマにおける活動の生みの親の一人である。専門家50名以上がこの活動に協力した。彼らは小グループに分かれて作業し，毎年全員の総会を開いて結果を詳細に検討した。論文はすべて British Jounal of Nutrition に掲載された。そして最近，コンセンサスの得られた報告書が同誌に掲載された。FUFOSE プロジェクトの目的は，特定の栄養素が機能にプラスの影響を与えるという証拠を提供するために必要な科学的基礎を厳密に評価することであった。議論のために作業定義を用いた。食品は，良好な健康状態を保つこと，または病気のリスク低減に関連して，妥当な栄養的効果を超えて，1つまたはそれ以上の身体機能に有益に作用することが十分に証明されれば"機能性食品"であるとみなすことができる。

次の6種類の機能が調査された。
① 生育，発生と分化
② 基質代謝
③ 反応性酸化物に対する防御
④ 心血管系
⑤ 消化管の生理学と機能
⑥ 行動的・心理学的機能

科学的根拠に基づく研究という概念が，推進された。それは普遍的に食品，目的とする身体機能，良好な健康との関係に適用することができる。すべての論文は British Jounal of Nutrition, 80：S1-S193, 1998に掲載され，まとめられた報告書は，同じ雑誌の81：S1-S27, 1998 に掲載された。その結論を次にあげる。

① いかなる表示も，確実で目的に合った適正な証拠に基づくものでなければならない。それは実証的に真実であり，誤解を招かず，科学的に確かなものでなければならない。

食品規格委員会（Codex Alimentarius）は次のように分類・定義をしている。

タイプ1：食事指針または健康的な食事に関連する（例：飽和脂肪の低含量の食事は……であるので推奨される）。

タイプ2：栄養素含有量表示（例：カルシウム源，食物繊維が多い，脂肪が少ない）。

タイプ3：比較表示（例：コレステロール低減，……よりコレステロールが低い，…

…よりカルシウムを多く含む)。
　タイプ4：栄養素機能表示（例：カルシウムは強い骨と歯を作るのを助けます)。
② ILSI ヨーロッパの FUFOSE プロジェクトのとりまとめ作業中に，表示にはさらに次の2つのタイプがあることがわかり追加された。
　タイプA：機能強化表示（例：カフェインは認識力を改善できます)。
　タイプB：疾病リスク低減表示（例：カルシウムの適切な摂取は老後の骨粗鬆症のリスクを低減します)。
③ 科学的に証拠だてるためにはマーカーが必要であり，それらは有効性が確認されたものでなければならない。次の3種類のマーカーが明らかにされた。
　・食品成分に対する曝露のマーカー
　・目的とする身体機能のマーカー
　・最終結果の中間のマーカー（markers of intermediate end-point）
④ 機能性食品はヒトの健康に寄与するであろう。

(3) まとめ

　ヘルスクレームについての欧州の規制は調和していない。しかしながら，欧州の科学者と取締当局は同様の観点に立っている。科学的根拠に基づいたアプローチを利害関係のない専門家によって確認してもらい，それを消費者にわかりやすい方法で伝達することは達成可能である。暮らし，健康，生理学的機能の改善および食事に関係する疾病のリスク低減のどれかに関連するヘルスクレームは，すでに欧州のいくつかの国々で可能になっている。このことは栄養，食品科学，保健当局，そして特に消費者の関心事である。そして，消費者は高齢者であったり，東京に住んでいたりする。

5. 英国におけるヘルスクレーム

ディビッド・P. リチャードソン*

(1) はじめに

　安全で，品質のよい，栄養分に富んだ製品の開発，生産，販売および販売促進においては，栄養に関する科学と伝達（NUTRITION SCIENCE & COMMUNICATION）の研究を効果的に応用することが極めて重要である。しかしながら，栄養素供給を超えた利益を供与し，知力や体力を向上させたり，老後の慢性疾患に対する保護を提供するような食品は，医薬と食品の間の伝統的な境界に問題を投げかけている。公正な取引，商品の自由流通，クレームの妥当性を確かなものにするための取り締まり規則の調和化，および消費者保護を助長するような法的環境の創出は，ヘルスクレームのある食品が将来その役割を果たすための基礎である[1],[2]。

　英国を含め，多くの国々では人口における老齢者の割合がかなり上昇してきており，現時点での平均余命は従前よりも長い[3]。重要な問題は，どうすれば私たちがより長生きできるかということだけではなく，どうすれば生存中，老齢期を通じて，最良の健康を維持できるかということである。個々人にとっても，社会経済的な観点からも，長寿であると同時に，人生を価値あるものにすることが大切なのである。

　加齢に伴って，身体的，精神的，社会的および環境的に多くの変化が起きる。生理学的な問題は，低摂食量，消化問題，味やにおいの感受性の低下，および精神的機能の低下に関係する。関節炎，高血圧と卒中，心臓の不調，呼吸器障害，糖尿病，癌，および骨粗鬆症のような慢性病や身体の不調は，すべて高齢者の生活の質に影響を及ぼす可能性がある[4],[5]。

　これらの疾病の進行，易感染性および転帰における栄養の重要性は，それを指摘する証拠によってしだいに明らかにされてきている。よい健康状態を維持するための栄養の役割は，若年期と中年期における健康的な食事に始まり，また，良好な栄養は老人の疾病からの回復力を高めるのに役立つとも言えよう。加齢中の生理学的変化は各栄養素の必要量に影響を与えるし，また，エネルギー必要量が齢と共に減少して，食欲が減る傾向があるので，食物摂取の適正さを確認することがますます必要になる。エネルギーと栄養素の摂取の改善は栄養状態を改良し，免疫応答をよりよくして，人の情緒や健康感によい影響を与えるだろう。

　健康を良好に保ち，疾病のリスクを減らすための食事の役割についての認識が高まったため，いわゆる「機能性食品」の市場の成長に活気がついた。ヘルスクレーム推進協議会（Joint Health Claims Initiative：JHCI）は消費者団体，行政当局，および業界同業者団体の間の協力事業であり，食品に対するヘルスクレームの使用を目指している。すでに作り上げられている自主的な実行規約には，定義，ヘルスクレーム作成の原則，およびクレームの科学的実証に関する指針が提示されている。この規約は，以前，英国の食品諮問委員会（Food Advisory Committee：FAC）が創ったものを基礎にしている。FACの目的は，虚偽のクレーム，誇張されたクレーム，または実証されていないクレームによって消費者の誤解をまねかないこと，消費者が健康的な食事を考える際に，詳しい情報に基づく選択を行うのに十分な情報を入

---

*David P. Richardson : Professor, BSc., PhD., FRSM., FIFST, Head of Nutrition Science and Communication, Nestlé UK Ltd., Visiting Professor of Food and Nutrition Science, University of Newcastle upon Tyne

手できることの保証であった。

(2) 食品のクレームに関する実行規約

JHCIは1997年6月に設立され，食品，飲料または健康補助食品を摂るとある特定の健康上の利益があることを明示または暗示するクレームを行う場合，食品の供給，広告，販売促進または表示にかかわるすべての業者，原材料供給者，製造者，飲食店経営者，代理店，小売業者，および輸入業者に利用される。この自主的な実行規約は立法化されていないが，現存の法律を明確にし，拡大することをねらっており，現存の規約と指針を補足するものであって，それと置き換えようとするものではない。この規約はヘルスクレームと薬効クレームとの区別を明確にし，クレームを行ったことが1990年の食品安全法（Food Safety Act）[6]または他の適用法規に基づいて提訴された場合，企業を援助してあらゆる遵守義務に関する防衛を確立することをねらっている。

1) 定義

この規約には次の定義が適用される。ヘルスクレームとは，食品を摂ると特定の健康上の利益が得られるとか，特定の健康上の障害が避けられるという，食品ラベル，広告および販売促進における直接的，間接的または暗示的なクレームである。これは，身体の成長，発育および正常な機能における栄養素の生理学的な役割を記述した栄養素の機能性に関するクレームを含むが，栄養素の含有量に関するクレームは含まない。この規約では2つの形式のヘルスクレーム，すなわち，一般的な既知の，十分証のある科学的な事実に基づくものと，革新的な先駆的な研究に基づき，新しい製品の開発をもたらすもの，があることを認めている。「革新的な」クレームを望む企業にはそのクレームの科学的な実証に必要な事項についての助言が提供される。

2) 法的な枠組み

食品において薬効をクレームすることは，クレームの正確さにかかわりなく，1996年の食品表示取締規則[7]によって禁止されている。食品と医薬品は，明確な，別々の，そして互いに相容れない法的枠組みを有しており，この意味で，ヒトが摂取することを意図した製品は，食品または医薬のいずれかとして取り扱われ，両方であることはない。ある食品が疾病，感染，体調不調などを予防，緩和または治療する可能性があるという暗示は，食品における薬効クレームの禁止に抵触する。食品に関する法律によると，ある食品を摂ると生理学的な機能が回復または正常になるというクレームは薬効クレームの定義の範疇に入るので，食品では禁止されている。しかしながら，ある食品が生理学的な機能を変えることができるというクレームは，必ずしも薬効クレームを構成しない[8]。

JHCI規約の作成中に，クレームを取り締まる現在の法的で強制力のある枠組みは共に不完全で硬直的であり，新しい科学的研究成果にてらせば，特に疾病予防をするという食品クレームの禁止が，よい健康状態の維持や，疾病のリスクの低減における健康的な食事の役割についてのコミュニケーションを妨げている可能性があるという，強いコンセンサスが生まれた。その結果，消費者に対し有用な科学的に確かな情報を，消費者が理解できる言葉で，伝達することを容易にするため，既存の法律とその解釈を再検討すべきであるとの勧告が行われている。

3) ヘルスクレーム作成の一般原則

ヘルスクレームは消費者の十分な情報に基づく選択に役立つものでなければならないので，この規約では，ヘルスクレームの直接的，間接的および暗示的な意味に対する，消費者の認識への配慮の必要性を詳細に取り決めることにより，販売イメージ，絵，ロゴ，言葉の使用，包装形態，ラベル上の表示および販売促進などが直接的または暗示的に，消費者を誤解させたり，過大視させたり，欺いたりしないようになっている。

この規約では重要な栄養原則を確認しており，それによると，ヘルスクレームはある食品の過剰摂取の奨励や黙認，またはよい食習慣の蔑視を行ってはならないし，また食事全体や他の生活習慣因子と関連した食品の役割を考慮して作成しなければならない。ヘルスクレームには，その対象となる利用者層が一般の健常者なのか，それとも一部の人々，例えば子供，青年，妊婦，あるいは

老人なのかを明示しなければならない。

(3) ヘルスクレームの実証

一般的なヘルスクレームの場合には，特に実証する必要はない。しかし，ヘルスクレームのある食品は，クレームされた効果を生み出すのに十分な量の原料を含んでいなければならない。あるいは，一般的なヘルスクレームが適用できる食品分類の中に入っていなければならない。

革新的なクレームに関しては科学的な評価と実証は必須である。食品を市場に出す企業は，食品の市場性の評価に必要なあらゆる検討事項と一緒に，必ず評価と実証の確認を行わなければならない。この検討事項にはあらゆる安全性など1990年の食品安全法（the Food Safety Act）[6]，1968年の商品説明書法（the Trade Description Act）[9]および1996年の食品表示取締規則（the Food Labeling Regulations）[7]に対応する項目が含まれる。ヘルスクレームを使用する場合，企業は，その食品（または成分）が，対象利用者層の通常の食事の一部として摂取された場合，有意に明確な生理学的利益の原因になるか，またはそれに寄与していること，またクレームした効果が，普通に考えて合理的な量の食品を摂取し続けるか，あるいは食事に対して合理的に寄与する食品により達成できることを証明できなければならない。

この規約は，ヘルスクレームの正当性に関係する科学的証拠の出所や性質についてかなり詳細に踏み込んでいる。科学的な調査からの結論は証拠全体に基づくものでなければならない。情報は科学文献，生化学的および細胞学的研究，動物モデル，臨床学的研究，疫学的証拠，疾病状態での食品利用からの推定，および他の適当な出所からのものでもよい。ヘルスクレームのある食品の効能は，その作用，どれだけの量必要か（現実的な摂取パターンを考慮しての量と回数），どんな人に効くのか，どのように作用するのかの実証を含んでいる。

付属書にはヒトによる試験のデザインに関してさらに詳しい指針が提供されており，被験者の人数，試験期間，結果の測定項目，混乱を引き起こす可能性のある変動要因，生理学的な有意性および統計学的な有意性について記載されている。

(4) 証拠の実証と企業秘密

革新的なヘルスクレームは，特定の生理学的効果を実証する科学的な証拠に関する文書によって支持されていなければならない。新しい科学的な証拠は公開して，外部の自由な立場の専門家による公正な科学的評価にさらさなければならないし，また要求があれば政府の執行機関へも提出しなければならない。文書には証拠についての素人向け解説書，製品の名称と説明，ラベルと広告のコピー，意図する用途についての記述，禁忌に関する事項，完備した科学的な証拠を審査してもらった自由な立場の専門科学者との契約の詳細，および企業の名称，住所，電話番号，ファックス番号を含めておくことが提案されている。

ヘルスクレームのある食品の証拠と情報の入手方法，およびそのデータの企業秘密と市場感受性に関して配慮が示されている。革新的なクレームに対する販売前の助言を求めるにはJHCIの「規約管理機関」（Code Administration Body：CAB）に証拠を提出すればよく，企業が完璧な関係書類を用意することができれば，ヘルスクレームが科学的に実証されているかどうか，およびヘルスクレームが規約に適合しているかについて，評価を得ることができる。多くの場合，データと証拠の開示は全部となろう。しかし，このようなデータが開示によりその企業の営業活動に有害な影響を及ぼすような市場感受性を持つ場合は，その秘密と知的所有権は尊重されなければならない。法的な手続き上証拠が必要な場合には，企業秘密データも完全に入手できるようになろう。

(5) 規約管理機関

規約の目的を達成するために，JHCIは，理事会，事務局，および自由な立場の科学的専門家の供給源－専門審議会－の利用によって構成される規約管理機関の設立を提案している。理事会は，食品製造業，食品小売業，および健康補助食品分野から3名，消費者団体から3名，ならびに行政当局から3名の合計9名で構成される3者間機関となることが予想される。さらに，オブザーバー

として，農林水産食品省(Ministry of Agriculture, Fisheries and Food: MAFF)，食品規格安全性協議会 (Joint Food Standards and Safety Group: JFSSG)，医薬品管理局 (Medicines Control Agency: MCA)，広告基準審議会(Advertising Standard Authority: ASA)およびテレビジョン自主規制委員会 (Independent Television Commition: ITC) といった行政の取締機関や民間の自主規制機関の代表が選出されるかもしれない。理事会の役割は，この規約の運用を監視すること，適切な専門審議会を選ぶこと，修正と批評を検討すること，事務局と専門審議会のサービスと手続きについての協約を作ること，利害関係者やこの規約のどの面かに関心のある関係者と連絡を取ること，そして請願を聴くことである。

事務局は科学的および法規的な観点から有効な管理上のサービスを用意し，理事会に報告する。また，事務局は専門審議会を管理し，製品にヘルスクレームをすることを望む企業に助言と援助を与え，行政および自主規制機関および事業者団体にヘルスクレームの妥当性に関して助言と援助を与え，承認された革新的および一般的クレームのデータベースを維持管理し，そして行政および自主規制機関への苦情をすべて引き受ける。

専門審議会は食品および健康に関連する分野の専門家より構成され，科学分野の広範な多様性を反映してメンバーは必要に応じて変更される。常任メンバーによる小人数のコアが作られ，ヘルスクレームの妥当性についての見解を求める者は誰でもこのグループの専門的意見を入手できるようになることが予想される。

(6) 最新化および次の段階

JHCIの実行規約の裁可は1999年6月に食品飲料連合 (Food and Drinks Federation: FDF)，消費者協会 (Consumers Association: CA)，維持する会 (Sustain＝以前は National Food Alliance として知られていた消費者組織)，食品と通商規格に関する地方行政調整機関 (Local Authorities Coordinating Body on Food and Trading Standards: LACOTS)，および英国専売協会(Proprietary Association of Great Britain: PAGB)に

よって完了した。事務局はレザーヘッド食品調査協会 (Leatherhead Food Research Association) となる見込みで，CABの理事会に出席する代表者の指名が行われている。先導性を維持するための財源確保についても討議されている。また，この規約は，あるメンバー国が貿易上の障害になると考える場合の技術的基準に関する指令 (Technical Standards Directive) に従って，EC (European Commission)にも通報されるだろう。MAFF, JFSSGは英国の公的機関であってその通報手続きを行うが，手続きには申請後3〜4カ月を要するものと予想される。したがって，この規約の発布は2000年の初めになりそうである。

(7) 今後の実際的な方法

よい健康状態の維持と疾病のリスクの低減におけるある食品の役割を明確な言葉で知らされることは消費者にとって有益である。しかし，疾病を予防したり，治療したりする食品だということを印象づけないで，ある食品や食事が疾病のリスクを低減する可能性があるという基本的なメッセージを伝えることを，JHCIが企業に対し要求することはジレンマである。

規約が行おうと意図していることは，科学的な証拠が妥当であるとして，どうすればこのようなクレームを合法的に行うことができるかを見定めることである。疾病のリスクをする食品にどのようにヘルスクレームを行ってよいか，についての手引きが用意されている。疾病の予防や治療を意味しうる単語や成句には「回復する (restore)，修復する (repair)，除去する (eliminate)，抑制する (control)，拮抗する (counteract)，闘う (combat)，取り除く (clear)，止める (stop)，緩和する (alleviate)，生き返る (revive)，いやす (heal)，改善する (remedy)，避ける (avoid)，防ぐ (protect)，和らげる (relieve)，生き返らせる (regenerate)，正常化する (normalize)，強化する (strengthen)，くい止める (check)，終わる (end)，鎮める (calm)，解毒する (detoxify)，低減する (reduce)，または小さくする (lower)」が含まれ，文脈が製品に医薬品的な効能があることを意味しないよう，細心の注意を払

表1 英国におけるヘルスクレームについての関心（回答者の%）

	1993	1998
エネルギー補給	40	73
骨と歯の健康増進	59	71
心臓病のリスクの低減	67	65
乳癌のリスクの低減	－	59
コレステロールの低下	45	57
免疫システムの増強	26	56
骨粗鬆症の予防	22	55
疾病に対する抵抗力の強化	28	50
胃腸の健康増進	19	35

わなければならない。疾病の治療や予防を意味しそうもない単語や成句が，一般に健康な身体機能，身体の器官，または健康状態の維持と関連する[8]。

例えば，ある製品が疾病のリスクを低減しうる健康上の利益を与えることが証明された場合，規約の要求は，疾病そのものを明示または暗示しない限り，疾病のリスクの低減によって利益を受ける身体部位に言及することを容認することであり，その例は，製品Aは「健康な心臓のために健康なコレステロールレベルの維持を助ける」である。消化，健康な心臓の維持，および健康な免疫システムを保証する栄養素の供給は容認される単語と成句の例である。

(8) **健康に関する消費者の認識**

レザーヘッド食品調査協会は，健康に関する認識，意識，およびヘルスクレームの理解に関する広範な調査を1993年と1998年に実施した[10]。機能性成分に関する知識，その成分が提供しうる利益および機能性食品に関する総合的な関心に重点をおいて，将来の機能性食品の販売の成功のチャンスを最大化するかもしれない要素を明らかにしようとした。この調査は英国，フランス，およびドイツで1ヵ国当たり200人の女性回答者を対象に行われた。これらの回答者は，家庭で消費する食品の購入と調理を主に担当しており，健康に関心のある者の中から選ばれた。ヘルスクレームについての関心は表1に示されている。この5年の間に関心が有意に増大したことが，疾病に対する抵抗の強化，胃腸の健康増進，および免疫システムの増強に関する関心の増大によって表されている。エネルギーとバイタリティ，骨と歯の健康増進，心臓病のリスク低減とコレステロールレベルの関連性に関心を持つ者は相変わらず多数を占める。総合的にみて，回答者は，機能性食品，包装上または広告のヘルスクレームの管理された利用，および有益な成分により日常的に摂取する食品を強化するアイデアに積極的なようである。

(9) **むすび**

世界的に人口が高齢化し，一般的な健康状態を改良し，命を脅かす疾病の発病を予防する医学的・経済的な必要性が増大している。食品製造業者は証明しうる健康上の利益を持ったより広い範囲の製品を開発する可能性に気付いており，既存の製品との置換を考慮している[11]。市場活性は増大し始め，研究と製品の革新に対する投資を誘導する確固とした法的枠組みを創り出すために積極的な努力がなされている。機能性食品には強いヘルスクレームが必要であるが，重要な判断基準は依然として，製品が安全で，便利で，優れた品質のものであること，その健康提案が消費者に理解されること，そして価格が妥当であることを含んでいる。

謝辞：この論文は，工業界，消費者団体および行政当局の代表者の仕事の所産であるJHCIの実行規約に基づくものである。これらの各位，ならびに事務局のLynn Insall氏（Food and Drink Fedration, 6 Catherine Street, London WC 2 B 5 JJ）と維持する会（Sustain, 94 White Lion Street, London N19PF）のPeta Cottee氏に謝意を表する。なお，規約全体のコピーはCottee氏から入手できる。

文 献

(1) Richardson, D. P.: Functional Foods—Shades of Gray: An industry perspective. Nutr. Rev., 54 (11): S174–S185, 1996.
(2) Richardson, D. P.: Scientific and Regulatory Issues about foods which claim to have a positive effect on health. In: Functional Foods. The consumer, the products and the evidence (ed. by Sadler, M. J. and Saltmarsh, M.). The Royal Society of

第4章 ヘルスクレームに対する各国の対応

　　　Chemistry Information Services. pp. 196-208, 1998.
(3)　Butler, R. N. : Population ageing and Health. Br. Med. J., 315：1082-1084, 1997.
(4)　McWhirter, J. P. and Pennington, C. R. : Incidence and recognition of malnutrition in hospital. Br. Med. J., 308：945-948, 1994.
(5)　Gariballa, S. E. and Sinclair, A. J. : Nutrition, ageng and ill health. Br. J. Nutr., 80：7-23, 1998.
(6)　Ministry of Agriculture, Fisheries and Food : Food Safety Directorate. The Food Safery Act1990. Statutory Instrument no. 1383. Food Law. : H. M. Stationery Office, London, 1996.
(7)　Ministry of Agriculture, Fisheries and Food : Food Safety Directorate. The Food Labelling Regulations. Statutory Instrument no. 1499. Food Law. H. M. Stationery Office. London, 1998.
(8)　LACOTS：Local Authorities Co-ordinating Body on Food and Trading Standards. Medical Claims Applied to Foods. Guidance on status and enforcement responsibilities in relation to foods and medical products. P. O. Box6, Robert Street, Croydon, CR9 1LG. 1998.
(9)　Trade Descriptions Act 1068.
(10)　Leatherhead Food RA : Multi-client atudy. Functional foods and the consumer. Implications for European and market development. Leatherhead International Ltd., Randalls Road, Leatherhead, Surrey, KT22 7RY. 1998.
(11)　Young, J. : Functional Foods. Strategies for successful product development. Finnancial Times Management. Pearson Professional Ltd., Maple House, 149Tottenham Court Road, London, W 1 P 9 LL. 1996.

6. 中国の機能性食品の管理規定

ジュンシ・チェン*

中国の機能性食品の現行の管理規定を紹介する前に、伝統的な中国医学における機能性食品の概念を簡潔に説明する。

(1) 伝統的な中国医学における機能性食品の概念

伝統的な中国医学の概念に基づくと、食品は健康の維持増進、疾患予防および疾患治療補助、リハビリテーション促進などの機能を持っている。伝統的な中国医学においては、食品と薬品は同源とされ、同じ理論に基づき、同じように利用される。

各々の食品は、本来の味（酸味、苦味、甘味、塩味）と本来の性質（涼、冷、温、熱、平）を持っている。例えば涼・冷の食品は、大麦、キビ、リンゴ、インゲン豆、セロリ、オレンジ、レタス、トマト、カニ、カブ、キュウリなどである。涼・冷の食品は"熱症"の治療に使われる。例えば、キュウリは発熱、喉の渇き、軽症の躁病の治療に用いられる。温・熱の食品は、トウモロコシ、カボチャ、ショウガ、トウガラシ、タマネギ、アサツキ、クルミ、もち米、モモ、コーヒー、羊肉、朝鮮人参などがある。温の食品は、"冷症"の治療に使われる。例えば、タマネギやショウガは感冒に用いられ、また、ショウガは嘔吐、下痢、胃痛、食欲不振に利用される。

(2) 中国での機能性食品の管理規定

機能性食品（中国では健康食品と呼ばれる）の法的地位は、法律上は中華人民共和国食品衛生法（1995）で初めて定められた。

第22条において、「特殊な健康機能を持つことが主張される食品に関しては、製品やそれについて記述した資材を、評価と承認のために、国務院に属する公衆衛生行政部に提出しなければならない。そして、その製造や販売を管理するための衛生の基準と管理規定は、公衆衛生行政部で条文化される」と規定している。

また、第23条では、「特殊な健康機能を持つことが主張される食品は、ヒトの健康に対して有害であってはならない。製品について記述した資材の内容は真実でなければならず、製品の機能や成分は製品について記述した資材に記された情報と全く同じでなければならず、また、情報に偽りがあってはいけない」と規定されている。

健康食品管理法は衛生部から1996年3月15日に公布された。その中で、健康食品は特殊な健康機能を持つ食品と定義されており、特定の人々の消費に適し、ヒトの生体機能を調節する機能を持つが、治療目的には用いられないものである。

健康食品は次の条件を満たさなければならない
・製品が明確で安定した健康機能を持つことが動物やヒトによる、必要な試験によって証明されていなければならない。
・すべての原材料やそれらから作られた製品は食品の衛生上の必要条件を満たさねばならない。また、それらは、人体に対して、いかなる急性、亜急性、慢性の有害な効果も引き起こしてはならない。
・製剤化、および製剤に配合された成分の量を支持する科学的な証明がなければならない。機能性成分は同定されなければならない。も

*Junshi Chen : M. D., Institute of Nutrition and Food Hygiene, Chinese Academy of Preventive Medicine, Beijing, China

第4章　ヘルスクレームに対する各国の対応

表1　中国の健康食品の許可例

名前	主な成分	主張されている機能
001	花粉	血中脂質調節，免疫機能調節
004	γ－リノレン酸，モノグリセリド，茶ポリフェノール	血中脂質調節
005	クコ，蜂蜜	老化抑制，免疫機能調節
012	ミルク，グリシン，グルタミン酸，クロム塩，	血糖値低下
013	大豆レシチン	抗酸化作用
016	鮫スクワラン，水素添加油	持久力，低酸素状態における持久力の改善
017	ロイヤルゼリー，大豆油，なたね油	免疫機能調節
018	中国ヤム芋，ポリア	記憶力改善，成長・発育改善
033	大豆，オレンジの皮，フカヒレ	肥満調節
038	カメ，はちみつ，ナツメ	持久力
051	ブタの脳エキス，リン脂質	記憶力改善，抗酸化作用
052	蛇粉	免疫機能改善
053	スピルリナ	免疫機能改善

し機能性成分が現状では同定できない場合は，健康機能に関与する主原材料の名前を示す必要がある。

・ラベル，使用説明書，または広告に示された情報は治療効果を主張してはならない。

健康機能を主張する製品は衛生部によって吟味され，承認されなければならない。

衛生部は，適格とされ，承認された健康食品に，管理番号と共に健康食品許可証を発行する。健康食品許可証を与えられた食品は衛生部によって規定された健康食品の特殊マークを表示することができる（第5条）。

健康食品許可証の発行を申請するに当たっては，次の情報を提出しなければならない（第6条）。

・健康食品の申請書
・製品の処方，製造技術，および規格仕様書
・毒性学的安全性評価報告書
・健康機能の評価報告書
・機能性成分の一覧表，定性または定量試験方法ならびに機能性成分の安全性試験報告書
・製品サンプルと実験室試験結果報告書
・表示ラベルと使用説明書（吟味を受けるための草案）
・国内，海外の関連情報
・関係規則の要求および製品の特質に基づく他の必要な情報

健康食品を輸入する時には，輸入者や代行者は衛生部に許可を申請をしなければならない（第12条）。提出する資料には，第6条で必要と定めた情報に加え，その起源国（地域）の製品基準，または関連する国際基準，ならびに製造および販売している国（地域）が発行した製造と販売の証明書を提出しなければならない。

衛生部は，承認され，輸入される健康食品について，輸入健康食品証明書を発行する（第13条）。輸入者は証明書番号と衛生部が規定した健康食品マークを許可された輸入製品のパッケージに表示する。通関港の輸入食品安全性管理・検査機関は，輸入健康食品証明書に従って製品の検査を行う。商品は適格とされた場合に通関を許される。健康食品のラベルと使用説明書は関連した国の基準や条件に適合し，かつ以下に表示する情報が記載されていなければならない（第21条）。

・貯蔵方法と貯蔵条件
・機能性成分の名前と量
・承認された健康食品に与えられた管理番号
・健康食品マーク
・関連基準および公文書によって必要とされる他の情報

健康食品の機能性評価と試験，および毒性評価

6. 中国の機能性食品の管理規定

表2 中国の健康食品の成分の主なカテゴリー

成　分	国産品	輸入品
伝統食品	935　(71.5%)	59　(58.4%)
生理活性物質 （動物／植物）	550　(42.0%)	13　(12.9%)
食品・薬品両用	601　(45.9%)	6　(5.9%)
新起源	260　(45.9%)	33　(32.7%)
栄養素	236　(18.0%)	36　(35.6%)
n	1,308	101

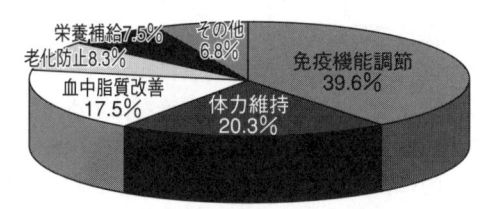

図1　中国産健康食品の機能

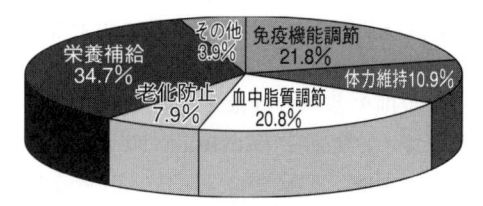

図2　輸入健康食品の機能

などは，衛生部が指定した機関によって実施されなければならない（第33条）。現在までは，約20機関が指名されている。

衛生部は申請と承認の対象となりうる健康機能のリストを2つ公布している。最初のリスト（1996）には，免疫機能調節，老化抑制，記憶力改善，成長・発育改善，持久力，肥満調節，低酸素状態における持久力改善，放射線防御，抗突然変異作用，発癌予防，血中脂質調節，性欲改善が含まれている。2番目のリスト（1997）には，血糖値調節，消化管機能改善（対象機能をさらに特定すること），睡眠改善，栄養性貧血症の改善，化学物質による肝障害からの保護，乳汁分泌向上，美容機能，視力改善，鉛排泄促進，喉を潤す作用，血圧調節，骨粗鬆症改善などが含まれる。他の機能表示については，機能性試験が衛生部が指定した機関によってなされ，試験手順と方法の詳細が試験前に衛生部に提出され許可されておれば，許可される場合がある。

(3) 承認された健康食品の例

承認された健康食品の例を表1に示す。表2には1,308個の国産健康食品と101個の輸入健康食品の成分の主なカテゴリーを示す。また，これらの国産および輸入健康食品で主張されている主な機能を図1，図2に示す。

文　献

(1) The Food Hygiene Law of the People's Republic of China, the Standing Committee of the People's Congress, 1995. （全人代常務委員会）

(2) The Regulation for the Control of Health Food, Ministry of Health（衛生部），March15, 1996.

7. オーストラリアにおける健康表示の展望

リチャード・J. ヘッド*

(1) オーストラリアの背景

オーストラリアでの食品と医薬品に関する現行の法制上の取り決めは，非常に明瞭である。食品に関する規則の基本方針はオーストラリア・ニュージーランド食品局（Australia New Zealand Food Authority：ANZFA）によって作成されている。医薬品および治療用薬品の法制上の取り決めは，治療用商品局（Therapeutic Goods Administration：TGA）により管理されている。オーストラリアでは，現在の食品基準規則（Food Standards Code）に基づき，食品の表示に食品が病気の治療や予防に効果があると主張することは許可されておらず，また食品の表示中でいかなる疾病または生理学的状態についても言及することが許されていない。さらに，この基準は食品名に健康という言葉が含まれることも，ラベルや広告に食品の医学的性質を帯びた助言を述べることも許可していない。この立場を採用している理由は，食事が関与する病気が多面的で複雑な性質を持つことに大いに関係している。

(2) 変化の時？

現在全く別個の2組の問題がある。第一に，だれもが入手可能な食生活に関するアドバイスについて，公衆の不満や混乱が増加し，この分野での国際的展開に関する認識が高まっており，また栄養科学の実証能力が進歩した。このような状況の下でヘルスクレームの概念に対しては，比較的強い懐疑や疑念が存在している。

ヘルスクレームに関するオーストラリアの立場を再吟味する場合，重要な問題は，科学，産業界および政府が消費者を誤った方向に導かないような，妥当で信頼できる情報を提供することであり，その実行は大いに科学的実証にかかっている。このような関係から，課題と定義をはっきりさせることが重要となる。栄養に関するメッセージは，全般的に言えば，食品中の栄養素の摂取と相関した，健康をもたらす正常な生理学的結果を記述するものである。

ヘルスクレームは，食物や食物中の栄養素摂取と疾病リスクの逓減とを直接結びつけるメッセージである。

(3) 葉酸塩のパイロットプロジェクト

このプロジェクトの目的は，食品の表示とその関連広告に1つのヘルスクレームを導入することによって，このやり方に伴うプロセスを評価し，加工食品部門や園芸部門のマーケティングや販促戦略をテストし，公衆の健康に対する成果を示すことである。ヘルスクレームは，母親の葉酸塩の摂取量増加と胎児の神経管欠損の発生の減少とを結びつけるものである。ヘルスクレームのフレームワークによるこのアプローチを支える主要原則は，健康的な食生活を犠牲にすることなく，公衆の健康を増進し，個人個人の健康管理と健康増進のための能力を向上させ，同時に食事に関連した病気のリスクの増加を避けさせることであり，そして政策と適用の一致を保証するために，全政府・全産業界的アプローチによって開発され，管理されることである。

提案されたヘルスクレームの管理フレームワークを表1に示す。その範囲は，広範囲の食品に適

---

*Richard J. Head：Professor, CSIRO Health Sciences and Nutrition, Australia

表1 提案されているヘルスクレームの管理フレームワーク

ヘルスクレーム基準	異なった種類のヘルスクレームを包含する基準とそれをサポートするデータ解釈上の指針
実証と資格付与	実証を確立するシステム，栄養上の資格付与や不付与の判断基準，およびクレームの伝達の有効性
監視と評価	監視および評価のための現在進行中の計画を含む，ヘルスクレーム管理システム
教育の枠組み	ヘルスクレームを支持する国の協調的な栄養教育運動
監視と施行	監視および施行のための，全国的に調和のとれた法制上のシステム

用できる，全食生活的な場におけるさまざまな種類の一般的なヘルスクレームと，特定の栄養素と特別の状態に関する特定のクレーム（例：葉酸塩と神経管欠損）および高度に特定の独占的製品（例：機能性食品）に関する特定のクレームを包含するものでなければならない。

(4) 重要な課題

主要課題は，科学的実証の問題であり，また強固で独立したアセスメントの枠組みを開発することである。各種クレームのための証明のレベルを明らかに示すことが必要であり，食生活に対する影響の可能性を評価することが必要である。規則遵守実行は政府機関の間の共同の法規的アプローチと Code of Practice（実行規則）に強くリンクしている。この枠組み開発にとって特に重要なことは，教育情報の問題，特に公衆にとってよいこと，公衆の教育，および公衆の認識の問題である。葉酸塩プロジェクトが，食品産業界，政府部局，地域社会，健康に関する専門家や小売業者を含めた協同の取組みであることを言及することを承知しておくことは大切である。

(5) なぜ葉酸塩のパイロットプロジェクトなのか

葉酸塩の摂取は胎児の神経管欠損の減少と相関している。それゆえ消費者と産業界両者にとって，この相関は関心事であり，利益を享受できる可能性がある。実証された科学的証拠があり，そして程々の期間内に健康上の成果を測定できる可能性がある。モニターと評価する範囲には，ターゲットとしているヒトの間でのヘルスクレームの認知度，葉酸塩のクレームによって示さている栄養上の助言の理解，および購入決定におけるヘルスクレームの役割が含まれている。生物医学的な観点からは，リスクにさらされている人々において葉酸塩の摂取量の変化が健康上の利益に役立っているかどうかを判断するために，諸変化と神経管欠損発生の長期間の追跡が行われることだろう。市場データや食品の成分組成もモニタリング評価の一部である。

(6) 今後は？

今後は，パイロットプロジェクトの成果分析や，ローリングプログラム中で，製品のさらなる検討，そして最終的には，葉酸塩パイロットプロジェクトで使用した暫定規則に基づく食品製品の，健康に対する利益を伝達するための実行規則が開発されることになるであろう。

索　引

〈欧文〉

α-tocopherol……………………114
ADL………………………64, 92, 96
AIDS………………………………29
ANOVA……………………………86
BMD………………………………104
BMI…………………48, 66, 79, 86
Ca…………………………………48
Candida albicans………30, 32
CHD………………………………100
common disease………………25
ConA………………………………29
DNA…………………………33, 33, 112
Eimeria tenella………………34
FAO………………………………43
Food Based Dietary Guideline
　…………………………………43
FTC………………………………136
genomics 診断…………………11
geriatric depression scale……96
HDL-コレステロール……………66
health claim……………………125
healthy aging…………………10
healthy dying…………………10
HIV…………………………………29
IL-2………………………………28
IL-6………………………………32
leptin……………………………20
Linxian……………………………34
Na…………………………………48
neuropeptide……………………22
nitric oxide（NO）………………114
NK……………………………30, 31
NSI…………………………………78
O₂⁻イオン…………………………30
OA……………………………100, 103
ob/ob マウス……………………22
orexins A…………………………23
PGE₂………………………………31
QOL………………………………86
RDA………………………………29
SOD………………………………69
sodium nitroprusside…………114
tight junction……………………21
TNF…………………………24, 32
Trichophyton…………………32
Turkey's 法………………………86

VDR 遺伝子………………………103
VO₂max……………………………18
WHO………………………………43

〈あ行〉

亜鉛…………………………………12
秋田…………………………………94
悪性腫瘍…………………………101
悪性新生物………………………31
悪性乳腺腫………………………33
悪性メラノーマ…………………33
握力…………………………………96
アテローム形成性食品…………100
アテローム性動脈硬化症………80
アポトーシス……………………110
甘味…………………………………50
アミロイドーシス………………31
アリール化合物…………………12
アルコール依存症………………67
アルコール類……………………58
アルツハイマー病………………27
アルデヒド…………………12, 113
α-トコフェロール………………29
アレルギー………………………59
アレルギー性過敏症……………131
アンジオテンシン転換酵素……128
胃癌……………………………34, 101
萎縮性胃炎………………………81
イソフラボノイド……………12, 69
遺伝子診断………………………11
遺伝性肥満動物…………………22
遺伝の要因………………………47
胃内飽満感………………………77
医療………………………………125
医療食……………………………131
医療費……………………………49
飲酒者比率………………………61
飲水行動…………………………21
インスリン感受性………………50
インスリン刺激…………………105
インスリン値……………………111
インスリン非依存性糖尿病……72
インスリン分泌障害……………111
インターロイキン………………28
インドネシア……………………64
インドメタシン…………………29
院内致死…………………………66
インフルエンザウイルスワクチン
　…………………………………31
ウイルス感染……………………28
ウエイトトレーニング…………17
動きの範囲………………………15
うっ血性心不全…………………66
うつ状態…………………………96
運動…………………………………24
運動介入………………………15, 18
運動習慣…………………………52
運動トレーニング……………15, 17, 18
運動誘導性………………………32
エイジング………………………31
栄養・健康政策…………………50
栄養改善…………………………43
栄養学的因子……………………66
栄養過多…………………………54
栄養指導プログラム……………52
栄養所要量………………………126
栄養スクリーニング指標………78
栄養摂取量………………………54
栄養素摂取状況…………………43
栄養表示教育法…………………130
栄養不良…………………………54
栄養補助食品………………50, 87
易感染性…………………………141
X 症候群…………………………11
エネルギー………1, 15, 21, 24, 50, 89
エネルギーターンオーバー……15
エネルギーバランス……………17
エネルギー必要量……………15-17
炎症…………………………………32
塩蔵………………………………101
塩分…………………………………59
欧州の調和化……………………137
欧米型食生活……………………43
オーストラリア・ニュージーラン
　ド食品局………………………150
オート麦…………………………130
沖縄…………………………………94
屋内運動…………………………18
オゾン………………………………28
オランダ…………………………88
オリゴ糖…………………………127

〈か行〉

外因的老化………………………65
介護……………………………47, 65
外在性情報………………………20

海産貝類	12	
外食	48	
階層	43	
海藻類	93	
改訂食事調査表	85	
概日リズム	21, 24	
科学技術	3	
化学発光	31	
架橋形成抑制作用	12	
核酸傷害	112	
拡張期血圧	101	
過酸化指標値	34	
過酸化水素	30, 36, 113	
荷重負荷スポーツ	103	
過食	88	
家族形態	49	
家族福祉	65	
過体重	65	
褐色脂肪組織	23	
活動的細胞	15	
活動度レベル	15	
過敏反応	28	
カフェイン	140	
カプセル型	138	
カルシウム摂取中央値	87	
加齢	20, 77	
渇き	78	
感覚受容	21	
環境汚染	35	
環境的要因	47	
肝酵素	30	
韓国	44, 47	
癌細胞	12	
干渉作用	36	
冠状動脈疾患	80	
関節疾患	64	
関節損傷	103	
感染症	11, 34, 45	
肝臓病	47	
冠動脈性心疾患	100	
がん発生予防	102, 117	
管理規定	147	
含硫化合物	120	
飢餓	24	
義歯	64	
基礎代謝率	16, 18	
喫煙	33, 61, 72	
規定食	138	
気道疾患	59	
機能障害	89	
機能性食品	69, 125, 147	
機能性評価	148	
機能性物質	12	
機能的低下	50	
キャッサバ	56	
嗅覚	21, 48	
吸収促進	128	
教育水準	50, 65	
競技運動	16	
凝集反応	29	
共同体	54	
魚介類	48	
虚血後再潅流障害	110	
魚醤	56	
ギリシャ	88	
起立困難	78	
筋障害	29	
筋肉質量減少症	78	
空腹感	21	
果物類	48	
暮らしの環境	43	
クラスター分析	86	
グリケーション	113	
グルコース	21, 102	
クレアチニンキナーゼ	32	
クレアチニンレベル	30	
経口糖負荷試験	111	
経済発展	44	
憩室炎	81	
血液－脳関門	21	
血液検査	66	
血縁者	72	
結核	45	
血小板凝集抑制作用	12	
血小板の膜流動性	35	
血清抗体価	32	
血清コレステロール	66	
血流量	102	
下痢	89	
原因別死亡率	45	
嫌悪刺激	21	
健康	43	
健康意識	45	
健康強調表示	125	
健康計画	65	
健康状況	43	
健康増進	65	
健康長寿食	11	
健康的老化	10	
健康度	125	
健康リスク	103	
健康老死	10	
抗ＤＮＡ抗体	32	
降圧剤	12	
抗アテローム化作用	12	
高栄養食品	81	
抗癌作用	33	
口腔	78	
口腔癌腫	33	
口腔嚢状癌モデル	33	
高血圧	59, 63, 101	
抗酸化剤	27	
公衆衛生	10, 54	
甲状腺機能不全	80	
甲状腺ホルモン	24, 30	
抗生物質	11	
好中球増加症	32	
好中球の殺菌活性	28	
好中球の貪食能	28	
行動能力	89	
行動パターン	43	
高度機能強調表示	125	
抗突然変異作用	149	
高度不飽和脂肪酸	33	
高尿酸血症	67	
高齢者介護	65	
高齢者福祉	65	
高齢者用食品ガイドピラミッド	80	
コーデックス委員会	125	
呼吸困難症	64	
国際基準	148	
穀類	44	
固形脂肪	87	
個人差	16	
孤束核	22	
骨格筋	102	
骨関節炎	100	
骨関節症	100, 103	
骨質量減少症	79	
骨折	64	
骨粗鬆症	50, 103	
骨損失	104	
骨軟化症	61	
骨ミネラル密度	104	
固有感覚	24	
コレシストキニン	77	
コンカナバリンＡ	28	
＜さ行＞		
災害	11	

最大骨量 ……………104	腫瘍原性 ……………33	腎機能低下 ……………80
在宅高齢者 ……………95	腫瘍細胞 ……………33	心筋梗塞 ……………66
サイトカイン ……………24	主要食物 ……………56	神経回路 ……………20
細胞性免疫 ……………29	主要組織適合分子 ……………27	神経管欠損 ……………150
細胞溶融 ……………36	循環リンパ球 ……………32	神経投射 ……………22
サイリウム ……………130	消化管機能改善 ……………149	神経ペプチド ……………78
砂糖 ……………56	消化剤 ……………92	新生児 ……………28
サプレッサーT細胞 ……………33	錠剤型 ……………138	心臓病 ……………45
サルコペニア ……………78, 104	上皮癌腫 ……………33	身体機能低下 ……………78
酸化傷害 ……………27	消費者 ……………145	シンドロームX ……………11
酸化ストレス ……………28, 111, 113	商品説明書法 ……………143	心肥大 ……………66
C型肝炎ウイルス ……………122	情報通信 ……………1	推奨食事許容量 ……………29
塩味 ……………50	食塩 ……………94	推奨範囲 ……………79
視覚 ……………21	食環境 ……………20	スイス ……………87
閾値 ……………50	食間のスナック ……………87	水分摂取 ……………50
持久力 ……………15, 149	食行動 ……………22, 24	膵β細胞 ……………111, 113
視交叉上核 ……………21	食事介入 ……………121	睡眠改善 ……………149
自己管理能力 ……………99	食事指導システム ……………121	スーパーオキシドアニオン ……30
自己抗体 ……………30	食事性抗酸化剤 ……………31	スーパーオキシドジスムターゼ
歯根膜 ……………24	食事メニュー ……………52	……………69
脂質過酸化 ……………35	食習慣 ……………20, 47, 54	頭痛 ……………59
思春期 ……………102	食事誘導性熱産生 ……………23	スポーツマン ……………138
視床下部 ……………20, 21	食事歴調査 ……………89	生活機能 ……………92
視床下部内レセプター ……………22	食生活パターン ……………43	生活習慣病 ……………46
システチオン-β-合成酵素 ……80	食調節系 ……………20	生活スタイル ……………65
自然死 ……………12	食道癌 ……………34	生活の質 ……………86
疾患治療補助 ……………147	食パターンの変遷 ……………43	生活様式 ……………47
疾患予防 ……………147	食品安全法 ……………142	性行動 ……………21
疾病危険要因低減強調表示 ……125	食品ガイドピラミッド ……………80	生産性 ……………65
疾病パターン ……………45	食品規格委員会 ……………139	生殖年齢 ……………54
疾病予防 ……………65	食品基準規則 ……………150	成人期後期 ……………103
疾病率 ……………66	食品選択 ……………89	精神錯乱 ……………78
自発的身体活動 ……………19	食品表示取締規則 ……………143	成人初期 ……………102
ジフテリア毒素 ……………32	植物性食品 ……………44	生態学的地域特性 ……………54
ジフテリアワクチン ……………32	植物性非栄養素機能物質 ……………12	生体指標 ……………121
脂肪血症 ……………72	植物油 ……………58	生体調節機能 ……………125
脂肪細胞 ……………20	食物供給 ……………48	生体防御機能 ……………29
脂肪蓄積分布 ……………102	食物摂取頻度 ……………57	生体膜 ……………27
脂肪の過酸化 ……………28	食物摂取頻度調査表 ……………118	生物学的妥当性 ……………117
市民食堂 ……………52	食物繊維 ……………48	生物学的弾道曲線 ……………10
社会心理的適合 ……………103	食物報酬 ……………21	生命力 ……………50
社会政策 ……………65	食薬区分 ……………129	性欲改善 ……………149
習慣的活動 ……………15, 18	食養生 ……………97	摂取パターン ……………43
就業 ……………65	食欲 ……………20, 77	摂取歴 ……………89
収縮期血圧 ……………101	食糧 ……………1	摂食行動 ……………20
柔軟性 ……………15	食糧需給表 ……………92	摂食障害 ……………72, 89
主観的幸福感 ……………92	除脂肪体重 ……………16	摂食促進物質 ……………20
主食 ……………59	除脂肪体成分 ……………17	摂食中枢 ……………21
授乳婦 ……………16	視力 ……………50, 64, 149	摂食抑制物質 ……………20
寿命 ……………50	シルバーマンション ……………92	セルロース ……………61

セレン……………………34, 101	中年者層………………………60	内因的老化……………………65
喘息発作………………………30	中風……………………………64	内臓感覚情報…………………20
先天性神経管欠損 …………130	腸疾患…………………………59	内臓脂肪………………………77
前方視的研究…………………34	腸チフスワクチン……………29	ナチュラルキラー……………30
前立腺肥大……………………65	腸通過時間…………………138	納豆…………………………127
総カロリー……………………48	腸内細菌………………127, 139	鉛排泄促進…………………149
総死亡率………………………45	調理法…………………………64	軟骨…………………………103
層状分類………………………68	聴力……………………………64	南北間差異……………………88
相対的体重…………………102	地理病理学……………………94	肉…………………………45, 48
咀嚼筋…………………………24	治療……………………………65	二重標識水法…………………15
咀嚼力…………………………64	治療用薬品…………………150	24時間食事記録………………94
卒中……………………………64	T細胞応答……………………28	日常生活活動……………50, 99
ソフトドリンク………………59	低カロリー摂取………………78	日常生活動作………64, 92, 96
＜た行＞	低血漿25(OH)ビタミンD ……79	日光照射……………………102
タイ……………………………71	低血中アルブミン……………78	入院加療………………………78
体液性情報……………………20	低酸素状態における持久力改善	乳癌…………………………102
体液性免疫……………………29	………………………………149	乳癌腫瘍細胞…………………33
体温の調節系…………………24	低食物繊維…………………102	乳汁分泌向上………………149
退行性疾病……………………66	低炭水化物食………………102	乳製品…………………………48
体指数…………………………86	テストステロン…………77, 78	ニューラーゼ…………………97
代謝産物………………………35	鉄欠乏性貧血症………………57	認知調節系………………21, 22
大豆発酵食品…………………68	転移能力………………………33	認知力…………………………50
体性感覚情報…………………20	天寿……………………………10	妊婦……………………………16
体調調節機能………………125	転倒………………………64, 75	寝たきり老人…………………12
耐糖能……………………110, 111	伝統食…………………………67	年齢補正………………………45
大脳皮質連合野………………21	テンペ…………………………68	脳血管疾患……………………47
ダイノルフィン………………78	デンマーク……………………88	農村部…………………………48
タウリン………………………12	糖化タンパク終末産物………12	脳内情報伝達系………………20
多価不飽和脂肪酸……………27	道具的日常生活動作…………64	脳内ヒスタミン神経系………24
多形核白血球…………………30	統合的生命力…………………10	喉を潤す作用 ………………149
多重回帰分析…………………75	糖脂質…………………………33	＜は行＞
脱共役タンパク………………23	糖代謝………………………110	歯………………………………50
脱水……………………………78	動的統合生命力曲線…………10	肺炎……………………………11
脱分極…………………………21	糖尿病……………24, 102, 111	バイオマーカー……………132
多発性憩室症…………………81	糖尿病ラット…………………22	肺癌発症率……………………34
卵………………………………57	豆腐……………………………59	肺結核…………………………64
胆汁分泌不全…………………29	動物性機能物質………………12	敗血症…………………………11
タンパク質・エネルギー欠乏…78	動物性食品摂取パターン……43	バイタリティ………………145
チアミン………………………60	毒性評価……………………148	肺胞マクロファージ…………30
致死率…………………………66	特定保健用食………………125	白内障……………………65, 110
乳………………………………48	特別用途食品………………127	破傷風…………………………32
地中海料理……………………87	独立性…………………………65	発育改善……………………149
痴呆老人………………………12	トコフェロールキノン………29	発育阻害………………………54
茶葉ポリフェノール…………12	都市化…………………………24	発がん性ニトロソ化合物 ……120
中高年層………………………45	都市部…………………………48	発癌プロモーション…………12
中国医学……………………147	トリグリセリド………………66	白血病レトロウイルス………34
中枢神経系……………………20	トレーニング…………………18	発展途上国……………………65
中枢制御………………………23	＜な行＞	バランスコントロール………15
中性脂肪………………………20	ナイアシン……………………60	半定量食物摂取頻度調査票 …118
中年期…………………………103	内因性酸化反応基……………33	B型肝炎ウイルス……………32

非栄養素機能成分…………12	…………………………33	有害化学物質…………………11
非感染症……………………125	変性疾患……………………66	有酸素運動……………………18
鼻腔気管支炎ウイルス………34	扁桃体………………………21	有病率…………………………10
非酵素触媒……………………35	胞子虫症……………………34	幽門……………………………77
脾細胞…………………………30	放射線防御…………………149	遊離脂肪酸……………………24
非識字率………………………72	飽食ホルモン………………77	ユーロコード…………………86
ヒスタミン合成酵素…………24	飽和脂肪酸…………………79	油脂……………………………45
ヒスタミン神経系………22, 24	保健………………………125	輸入健康食品証明書…………148
微生物………………………127	保健所………………………52	輸入製品……………………148
ビタミンB$_2$……………………60	保存食……………………101	油糧種子………………………56
ビタミンB$_{12}$……………………79	補聴器………………………64	要介護老人……………………12
ビタミンC……………………48	ホメオスタシス……………10	葉酸……………………………79
ビタミンD受容体遺伝子……103	ホモシステイン……………80	葉酸塩………………………150
ビタミンE……………………27	ポリフェノール……………12	幼若化反応……………………28
ビタミンK……………………12	ポルトガル…………………86	養生訓…………………………11
必須栄養素……………………15	〈ま行〉	ヨーロッパ最低推奨値………89
ビフィズス菌………………139	マイトジェン………………29	ヨーロッパ連合……………137
非ふるえ熱産生………………23	マイトジェン応答性………28	予防……………………………50
肥満…………………20, 23, 99	膜……………………………33	予防ガイドライン……………50
病原微生物……………………11	膜関連分子…………………33	〈ら行〉
病理的過程……………………66	膜溶解系……………………36	ラクトトリペプチド………128
ピリミジン……………………33	マクロ栄養素………………66	リウマチ………………………64
微量栄養素……………………87	末梢血単核球………………31	リグナン………………………12
貧困……………………………78	慢性高血糖…………………113	リコペン……………………120
ファーストフード……………56	慢性疾患……………………94	リパーゼ………………………97
フィットネス………………102	慢性消化障害………………138	リハビリ活動…………………65
フードファクター…………117	満腹感………………………21	リポキシゲナーゼ活性………36
フェニルケトン尿症………138	満腹中枢……………………21	リポ多糖………………………29
不快感…………………………21	ミエロペルオキシダーゼ…36	リポタンパク…………28, 100
腹囲……………………………61	ミオパシー…………………29	リボフラビン…………………60
物理的傷害因子………………11	味覚……………………21, 48	流行食…………………………68
ブドウ球菌……………………29	味覚障害……………………89	料理方法………………………87
不飽和脂質……………………87	未熟児………………………28	緑葉野菜………………………56
フラクトオリゴ糖…………139	ミニ栄養評価………………78	リン……………………………60
フランス南部…………………87	ミュー・オピオイド受容体…78	林県……………………………34
フリーラジカル………………31	無作為抽出…………………68	リンパ球…………28, 32, 33
文化的伝統……………………43	虫歯予防……………………128	レジスタンス運動……………18
分子生物学の研究……………12	無症候性ＨＩＶ……………29	レチノール…………………48, 60
平均1日代謝率………………18	無症候性梗塞………………66	レトロウイルス誘導性………34
平均余命…………………54, 64	メイラード反応……………113	連邦取引委員会……………136
閉経……………………………34	眼鏡…………………………64	老化過程………………………71
平衡調節能力…………………81	メタン・ハイドレート………4	老化機構………………………10
β-カロテン……………34, 133	免疫応答……………………27	老化現象………………………65
β-リポタンパク血症…………29	免疫機能………………29, 31	老研式活動能力指標…………96
ペプチドホルモン……………77	免疫系保護作用……………12	老人介護者……………………65
ヘルスクレーム	免疫細胞……………………27	老人学…………………………65
…………125, 136, 137, 141	免疫賦活効果………………36	老人福祉法……………………65
ヘルスクレーム推進協議会…141	〈や行〉	老人ホーム……………49, 65
ヘルスケア……………………65	薬事法………………………129	
ヘルパー・インデューサーＴ細胞	野菜…………………………45	

☆監修者
　木村　修一　　日本国際生命科学協会会長，昭和女子大学大学院，東北大学名誉教授
　小林　修平　　和洋女子大学，国立健康・栄養研究所名誉所員

☆執筆者〔執筆順〕
　西澤　潤一　　岩手県立大学学長
　星　　猛　　　しずおか県立長寿財団理事長，東京大学・東北大学・静岡県立大学名誉教授
　クラース・ヴェステルターブ　　マーストリヒト大学（オランダ）
　坂田　利家　　大分医科大学医学部第一内科学教室
　シミン・ニクビン・メイダニ　　タフツ大学（米国）
　アリソン・A. ビハーカ　　タフツ大学（米国）
　小林　修平　　和洋女子大学
　ヤンジャ・リー・キム　　ヨンセイ大学（韓国）
　ヨン・ジュン・チュン　　カンナム大学（韓国）
　ミー・キュン・キム　　ヨンセイ大学（韓国）
　ハー・ヒュー・コイ　　国立栄養研究所（ベトナム）
　グエン・ティー・ラム　　国立栄養研究所（ベトナム）
　R. ボエディ・ダーモジョ　　ディポネゴロ大学医学部老人医学講座（インドネシア）
　プラニー・ポンパウ　　マヒドン大学（タイ）
　エディン・A. カーキック　　セントルイス大学（米国）
　ジョン・E. モーリー　　老人研究・教育・臨床センター（米国）
　ウィジャ・A. ファン・スタヴェレン　　ワーゲニンゲン大学（オランダ）
　リセット・(C)P.G.M. デ・グルート　　ワーゲニンゲン大学（オランダ）
　アネミーン・ハーヴェマン・ニース　　ワーゲニンゲン大学（オランダ）
　柴田　博　　　東京都老人総合研究所副所長
　ナンバール・ゾフーリ　　ノースカロライナ大学（米国）
　沈　　鎮平　　京都大学大学院医学研究科病態代謝栄養学
　井原　裕　　　京都大学大学院医学研究科病態代謝栄養学
　津浦　佳之　　京都大学大学院医学研究科病態代謝栄養学
　山田　祐一郎　京都大学大学院医学研究科病態代謝栄養学
　清野　裕　　　京都大学大学院医学研究科病態代謝栄養学
　津金昌一郎　　国立がんセンター研究所支所臨床疫学研究部
　細谷　憲政　　東京大学名誉教授
　平原　恒男　　カルピス（株）
　フレッド・L. シニック　　モンサント社（米国）
　ミッシェル・J. アントワーヌ　　ダノンリサーチセンター（フランス）
　ブリジット・フラミオン　　ダノン（フランス）
　ディビッド・P. リチャードソン　　ネスレUK社（英国）
　ジュンシ・チェン　　中国予防医学科学院（中国）
　リチャード・J. ヘッド　　CSIRO（オーストラリア）

第3回『栄養とエイジング』国際会議〈組織委員会〉

委員長	木村　修一	日本国際生命科学協会会長，昭和女子大学大学院教授，東北大学名誉教授
委　員	桑田　　有	明治乳業（株）取締役研究本部長兼栄養科学研究所長
	粟飯原景昭	日本国際生命科学協会副会長，前大妻女子大学教授
	福場　博保	昭和女子大学短期大学部学長
	スザンヌ・ハリス	ILSIヒューマンニュートリション研究所長
	細谷　憲政	東京大学名誉教授
	五十嵐　脩	お茶の水女子大学教授
	井上　修二	共立女子大学教授
	貝沼　圭二	生物系特定産業技術研究推進機構理事
	上野川修一	東京大学大学院教授
	小林　修平	和洋女子大学教授，国立健康・栄養研究所名誉所員
	長尾美奈子	東京農業大学教授
	野口　　忠	東京大学大学院教授
	柴田　　博	東京都老人総合研究所副所長
	末木　一夫	ロシュ・ビタミン・ジャパン（株）ビタミン広報センター長
	矢田　純一	東京医科歯科大学教授
事務局	福冨　文武	日本国際生命科学協会

『長寿と食生活』〈編集委員会〉

代　表	桑田　　有	明治乳業（株）
	町田千恵子	ネスレ日本（株）
委　員	梅木陽一郎	三菱化学フーズ（株）
	落合　信之	三菱マテリアル（株）
	粕谷　優子	アサヒ飲料（株）
	加藤　和昭	東和化成工業（株）
	崎山　淳子	ダニスコカルタージャパン（株）
	清水　俊雄	旭化成工業（株）
	末木　一夫	ロシュ・ビタミン・ジャパン（株）
	田嶋　　修	キリンビール（株）
	土田　　博	明治乳業（株）
	中島　良和	三井製糖（株）
	仲野　隆久	理研ビタミン（株）
	原　　耕三	横浜国際バイオ研究所（株）
	原　　征彦	三井農林（株）
	三原　　智	小川香料（株）
	森　　将人	味の素（株）
	森口　盛雄	カルピス（株）
	横山　　晃	日本油脂（株）
	渡辺　　孝	味の素ゼネラルフーズ（株）
編集協力	西村　　博	

第 3 回「栄養とエイジング」国際会議
長寿と食生活　　　　　定価（4,800円＋税）
平成12年 5 月10日　初版発行

監　修　木　村　修　一
　　　　小　林　修　平
編　集　日本国際生命科学協会
発行者　筑　紫　恒　男
発行所　株式会社 建帛社 KENPAKUSHA

112-0011　東京都文京区千石 4 丁目 2 番15号
電　話　(03) 3944-2611
FAX　(03) 3946-4377
ホームページ　http://www.kenpakusha.co.jp/

ISBN 4-7679-6086-X　C3077　　　　　　　　亜細亜印刷
©ILSI-JAPAN, 2000　　　　　　　　　　Printed in Japan
Ⓡ〈日本複写権センター委託出版物・特別扱い〉

本書の無断転載は，著作権法上での例外を除き，禁じられています。本書は，日本複写権センターへの特別委託出版物です。本書を複写される場合は，そのつど日本複写権センター（03-3401-2382）を通して当社の許諾を得てください。